誤嚥性肺
主治医力

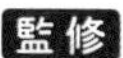

飯塚病院 呼吸器内科 飛野 和則 監修
飯塚病院 呼吸器内科 吉松 由貴 著

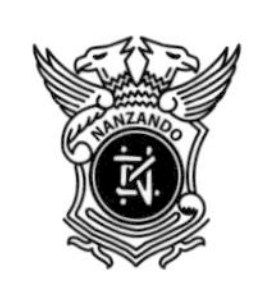

南山堂

インタビューにご協力いただいた達人の先生方（掲載順，敬称略）

寺本信嗣	東京医科大学 八王子医療センター 呼吸器内科
飛野和則	飯塚病院 呼吸器内科
谷口　洋	東京慈恵医科大学附属柏病院 脳神経内科
越久仁敬	兵庫医科大学 生理学講座 生体機能部門
朝野和典	独立行政法人大阪健康安全基盤研究所
Alicia Costa	マタロ病院
岩田綾由美	千葉県済生会習志野病院 リハビリテーション室
相良亜木子	木村病院 診療部 リハビリテーション科
梅本丈二	福岡大学病院 摂食嚥下センター
倉田なおみ	昭和大学薬学部 社会健康薬学講座 社会薬学部門／ 昭和大学薬学部 臨床薬学講座 臨床栄養代謝部門
金沢英哲	Swallowish Clinic
藤島一郎	浜松市リハビリテーション病院
池永昌之	淀川キリスト教病院 緩和医療内科
内田明子	淀川キリスト教病院 看護部
Pere Clavé	バルセロナ自治大学 外科学

御　礼

現場の声をお寄せいただいた皆さま

監修の序

本書は，筆者である吉松医師の「旅の記録」です．

筆者は常日頃，とても多くの患者さんの診療にあたっています．
そして臨床の中で悩みやアイデアが溜まると，国内外を問わず多くの人々に会いに行き，対話を通じて診療技術を磨き上げてきました．
その成果はすでに，ケースレポートや研究論文として数多く発表されています．

本書には非常に幅広い分野のエキスパートが数多く登場しますが，全て筆者が直接対話してきた方々です．誤嚥性肺炎に興味がある方であれば，一度は直接話をしてみたい，そんなラインナップです．
読み進めていく事で，筆者の旅の追体験をしながら，誤嚥性肺炎についての知識を深めることができるでしょう．また，単なる読み物だけに留まらず，日常臨床で使用できるように多くの付録もついています．是非日常診療にご活用ください．

近年誤嚥性肺炎の注目度が高まり同様の書籍が多く出版されていますが，私の知る限り同じような書籍はありません．

多くの皆様のお手元に届きますように．

2021 年 3 月

飛野和則

はじめに

皆さまはこの本を，どのような思いで手に取られたのでしょうか．誤嚥性肺炎の診療に，悩みを抱えておられるかもしれません．あるいは，やりがいをもてずにいるかもしれません．誤嚥性肺炎はなかなか治らない，再発しやすい，よくわからない……あまり良くない印象をもっている方も多いように思います．

私はというと，誤嚥性肺炎の患者さんを初めて受けもったとき，任されたものの大きさに，身の引き締まる思いでした．誤嚥性肺炎の抗菌薬治療以外の部分は，まだガイドラインにうまく表現されていません．だからこそ，立場や専門性によらず，観察力と思慮に長けた者こそが質の高い診療を行えるのです．患者さんは，実に多くのことを教えてくれています．主治医が患者さんの元へいかに足しげく通い，患者さんが出すサインに気づき，本人の生き方に添う医療を一緒に考えられるか．ご家族と良い関係を築き，他職種と連携できるか．これが誤嚥性肺炎の診療であり，主治医の役割なのです．知っているだけで疾患のとらえ方が変わり，少しの工夫で，大きな違いをもたらすことができる知恵にあふれています．何ができるかと考えるほど，そして関係する人たちと協力しあうほど，良い診療につながります．まさに，主治医力が求められています．

なぜそんなに誤嚥性肺炎の診療が好きなのかと，よく聞かれます．答えはいたって簡単です．食べることが大好きなのです．自他ともに認める食いしん坊です．食べることを通じて広がる会話や，共有する思い，わかちあう笑顔．食べることは，人として生きていく上で，計り知れない意味合いをもちます．誤嚥性肺炎になると，これが一気に奪われてしまうことがあります．それも，工夫をすれば食べられるかもしれない場合でも，念のため絶食や制限食となっていることもあります．誤嚥は気がかりですが，食べる楽しみを奪ってしまうことは，もっと恐ろしいことかもしれません．この天秤をとことん考え，患者さんが願う道をともに歩むことこそ，主治医力の問われるところと感じています．

私自身，主治医としてまだまだ修行の道半ばです．多くの患者さんやご家族，各科の先生や他職種の方々に毎日たくさんのことを教わり，支えられています．教わったことを独り占めするより，もっと多くの方々と共有させていただきたいと思っていたところ，こうして一冊の本にまとめる機会に恵まれました．時期尚早ではありますが，いただいたご恩を分かち合えればと，執筆をお受けすることとしました．私が特にお世話になっている，多方面の専門家のお声を直接お届けする「達人に聞く」や「現場の声」から，ぜひお読みください．

ところで皆さまは，aspirationという言葉の意味をご存じでしょうか．誤嚥性肺炎を意味するaspiration pneumoniaや，穿刺吸引細胞診などでなじみがあり，誤嚥や吸引といった負の印象があるのではと思います．実はもともとは，「大切にしている熱望」という意味の，私の好きな言葉の一つです．

誤嚥性肺炎の患者さんが，一人でも多く，安心して自分らしく過ごせるように．誤嚥性肺炎に悩む先生方が，一人でも多く，主治医としてやりがいを感じられるように．私の大切な願いを込めて，この本を書かせていただきました．

幼少期，持病のため食べたいものを食べられず，悔しくてたまらないことや，息苦しい思いをすることもたびたびありました．そんなときいつも両親が，食べられるものを工夫して作り，お友達と一緒に過ごせるように考え，呼吸が楽になるまでずっと背中をさすって絵本を読み聞かせてくれました．転勤族だった私たち家族にとって，どこの地でも良い主治医に巡り会えたことが，大きな安心につながりました．おかげでたくましく育ち，当時から目標であった医師として駆け回る今，気づけば誤嚥性肺炎の診療にたどり着いていたことは，不思議ではありません．

そういえば小学生の頃，よくこう言っていたのを，先日ふと思い出しました．「月火水曜日はお医者さん，木金は本を書いて，土日はレストランをする」．欲張り娘の夢がこうして叶うに至るまで，私を育ててくださったすべての職種の方々，いつも導いてくださる飛野先生，私の真意を描き表してくれる幼なじみのイラストレーターYurika Hirano，そして南山堂の佃さんと古賀さんに，心より御礼申し上げます．

2021年3月

吉松由貴

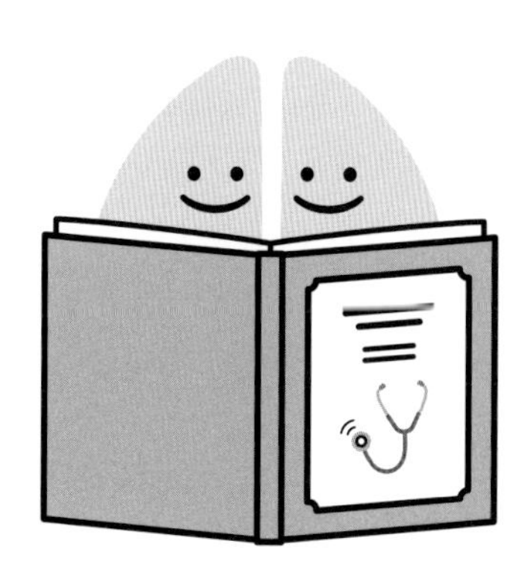

目 次

誤嚥性肺炎の便利帖

付録 1　誤嚥性肺炎の患者さんの主治医になったら：診療の流れ

	受診時 「誤嚥性肺炎かも」	治療開始時 「誤嚥性肺炎だ」	安定時 「峠を越えた」
問　診	・症状の詳細な経過 ・認知機能，意識レベル，活気，歩行機能などの経過 ・誤嚥のリスク因子（付録3） ・薬剤歴，内服状況（付録5） ・食事時の状況（付録7）	・息苦しさ，倦怠感 ・痰の回数や性状 ・食欲，便通，睡眠 ・嚥下困難感，むせこみ	
身体所見	意識レベル，口腔内，呼吸様式，呼吸音，腹部，四肢浮腫，神経学的所見（付録8）	・意識レベル，活気，声の性状，口腔内 ・呼吸様式，回数，呼吸音（背部も） ・離床や歩行の様子（リハビリの見学）	
検　査	・採血，X線，喀痰培養 ・必要時：頭部/胸部CT	・採血，X線を数日ごとに ・誤嚥の原因精査（付録3～5）	
治　療	・抗菌薬の必要性を判断 ・抗菌薬の選択（第4章）	・抗菌薬の継続 ・適切な排痰法を検討 ・常用薬の選別	・抗菌薬の終了を検討 ・排痰を修正 ・原疾患の治療を再考
嚥下評価	・随意的な嚥下の有無 ・痰の自己喀出の可否 ・質問紙（付録9）	・反復唾液嚥下試験 ・改訂水飲みテストなど（付録10）	・フードテスト ・食事変更時に食事場面を観察（付録6）
栄　養	・体重の変化の聴取 ・体格，褥瘡の確認	・栄養状態の評価 ・安全に配慮した経口摂取の継続 ・栄養に配慮した輸液	・経口摂取量の増量 ↓ 不可時 ・経管栄養(中心静脈栄養)の開始(付録11)
看護ケア	・呼吸状態の安定化 ・気道浄化（第4章） ・病歴，生活状況の聴取	・気道浄化 ・口腔ケア ・せん妄，廃用の予防	・気道浄化，口腔ケア ・食事摂取の介助 ・生活の中でリハビリ
リハビリ	・入院前の身体状況，ADLを把握	・早期のPT介入 ・気道浄化，呼吸リハ ・廃用予防 ・リラクゼーション	・PT：早期の離床，活動範囲の拡大，気道浄化 ・必要時：STも検討
社会調整	・家族関係，現在の生活環境，介護保険の有無，介護サービス利用を把握	・ソーシャルワーカーの介入依頼 ・ケアマネと情報共有	・介護保険の申請，区分変更 ・退院先検討（付録2）
面　談 （付録13）	・病状の説明 ・用意する物の依頼 ・家族内での検討事項の依頼		・経過の説明 ・急変時の方針の決定 ・治療方針の相談

	リハビリ期 「体調は上向き」	退院決定期 「もうすぐ退院」	退院後 「お大事に」
	・退院への意向や懸念事項 ・アクションプランの確認		・アクションプランや日誌を利用し，状態変化の早期発見を目指す
	・採血，X線を週1～2回 ・改善しない：病歴，診察，薬剤，食事を見直す（付録3～8）		・必要時：採血，X線，喀痰培養
	・誤嚥の予防策を検討 ・ワクチン接種 ・薬剤調整		・予防策を継続
	・食事場面の観察 ・多職種で目標設定 ・嚥下造影，内視鏡を検討	・食事場面の観察 ・介護者と共有 （食事時の同席を依頼）	・食事摂取状況（内容，摂取時間，むせこみ）の変化を確認（付録7）
	・栄養状態の推移を評価 ・栄養摂取量の増量 ・退院後の生活に配慮した調整	・介護者への調理指導 ・とろみを使っている場合は必要性を再評価 ・適切な情報共有	・摂取量や摂取方法の変化の確認 ・体重測定
		・口腔ケア，食事摂取の自律の可否評価，介護者への指導	・退院後訪問 ・食事摂取や口腔ケアの状況確認 ・介護者の支援/指導
	・退院後の生活動作に即した訓練（階段昇降，入浴など）	・退院前訪問（動作確認，適切な福祉用具の選定）	・退院後訪問 ・状態の確認，自宅での訓練指導 ・地域のリハへの移行
	・退院前カンファの調整 ・途中経過の診療情報提供書を送付	・退院前カンファの開催 ・診療情報提供書が完成（生活面，面談内容も記載）	・住宅改修，リハビリ，訪問介護/看護などの調整
		・今後の見通しの共有 ・退院後の通院先の決定 ・アクションプランの作成，周知	

付録 2　診療の場に応じた誤嚥性肺炎の診療

診療の場	病　院		
	診療所，訪問診療		
	自宅，施設，デイケア		
肺炎の診断	症状，触診，検温	聴 診，X線，採 血，痰培養	CT
治　療	排痰，食事の工夫	抗菌薬，去痰剤，吸入	痰吸引，酸素投与
原因診断	病歴，身体所見	採血，X線	CT，MRI，専門医相談
嚥下訓練	嚥下体操，運動	ST,PTによるリハビリ	EMS，TESS
再発予防	口腔ケア，食事，運動	リハビリ，ワクチン	誤嚥防止術
嚥下の評価	RSST，WST，フードテスト，質問紙	聴 診，SSPT，エコー，VE	VF
栄　養	経口の工夫，胃ろう	末梢点滴，CVポート	経鼻胃管，CV/PICC
投　薬	内服，坐薬，貼付	点滴（間欠），吸入	点滴（持続）

	退　院		転　院		
	自　宅	施　設	療養病棟	回復期病棟	急性期病棟
点　滴	△ 訪問診療，訪問看護，家族の協力が必要	△～× 一部の状況に限られる	◎	◎	◎
酸素投与	○ 手技習得が必要	○ 自己管理となることも	◎	◎	◎
食形態	△ 調理指導や宅配食	△ 形態が限られたり追加料金のことも	○ 形態が限られることも	◎	◎
食事介助	○ 手技習得が必要	△ 人手が足りないことも	○ 人手が足りないことも	◎	◎
痰吸引	△ 手技習得が必要	△～× 不可または日勤のみ，食後のみなど	○	○	◎

付録3　誤嚥性肺炎の原因チェックリスト（第2章10ページ）

リスク因子	なし	既知 / 慢性	新規に出現している可能性
意識障害	□	□ 原因：	□ 原因精査を（低活動性せん妄，薬剤性，てんかんなど）
衰弱，長期臥床	□	□ 原因：	□ 原因を検討（骨折，サルコペニア，神経疾患など念頭に）
脳血管障害 / 腫瘍など	□	□	□ 顔面左右差/四肢麻痺/しびれ/構音障害→新規にあればCT/MRI
慢性神経疾患	□	□ 病名：	□ 他では説明困難な筋力低下などの症状 → コンサルト検討
認知症	□	□ 病名：	□ Mini-Cog（下記）→ 3点未満で介入検討（ACPを含めた対応を） ① 次の言葉を復唱し，覚えておいてください「バナナ，日の出，椅子」 ②（円を描いた紙を渡す）時計の時間を示す数字を書いてください ③ 11時10分を指す時計の針を描いてください（0点または2点） ④ 覚えておくようにお願いした3つの言葉は何ですか（各1点）
パーキンソン病など	□	□	□ 安静時振戦/緩慢/固縮/姿勢反射障害 → 介入検討
口腔・咽喉頭の異常	□	□ 原因：	□ 嗄声，湿性嗄声，Stridor，残留感，腫瘍 → 専門医に相談
顎関節脱臼	□	□ 歯科受診検討	□ 繰り返す→歯科受診検討
口腔内の乾燥・不衛生，歯牙欠損，義歯不適合	□	□ 歯科受診検討	□ 歯科受診検討
嘔吐	□	□ 原因：	□ 原因精査を（腹部エコー/CT/上部消化管内視鏡検査など）
嘔気，胸焼け，つかえ感	□	□ 原因：	□ GERD，ヘルニア，腫瘍，カンジダなど念頭に：PPIを試す，または上部消化管内視鏡検査検討
慢性気道炎症性疾患	□	□ 病名：	□ COPD，NTM，DPB，気管支拡張症など → 診断，治療検討
低栄養	□	□ 原因：	□ 原因精査や介入検討（栄養士に相談）

医原性（薬剤以外）		なし	あり（既往も含む）
異物留置	気切チューブ	□	□ チューブ変更や管理方法の再考
	経鼻胃管	□	□ 抜去，細くする，注入中止，内容/量/速度の変更を検討
	胃ろう	□	□ 注入中止，内容/量/速度の変更を検討
処置 / 治療	手術	□	□ 部位：口腔，咽頭，喉頭，胃，食道，その他
	放射線	□	□ 部位：口腔，唾液腺，咽頭，喉頭，食道

薬剤性	なし	あり：種類に丸をつける → 減量，中止を検討
ドパミン拮抗	□	□ 抗精神病薬，制吐剤，他 ＿＿＿＿＿
鎮静，筋弛緩	□	□ 睡眠薬，抗不安薬，筋弛緩薬，抗てんかん薬，他 ＿＿＿＿＿
鎮咳薬	□	□ とくに中枢性鎮咳薬は中止を
口腔乾燥	□	□ 抗うつ薬，利尿薬，排尿障害治療薬，抗アレルギー薬，抗コリン薬 （※喘息/COPDの場合は減量により誤嚥悪化リスクあり）
制酸薬	□	□ PPI，H_2ブロッカー（※難治性GERDの場合は減量により誤嚥悪化リスクあり）

ワクチン歴	あり	なし
肺炎球菌	□5年以内に接種済み：時期 ＿＿＿＿	□ 5年以上前または未接種 → 接種検討（自費説明）
インフルエンザウイルス	□今季，接種済み	□ 今季，未接種 → 接種検討（自費説明）
新型コロナウイルス	□今季，接種済み	□ 今季，未接種 → 対応を確認

付録 4　誤嚥性肺炎の原因（第 2 章 10 ページ，第 3 章 42 ページ）

神　経
- 認知症
- 神経変性疾患
- 脳卒中（急性期，後遺症）
- 脳炎，脳症
- 脳腫瘍
- てんかん，痙攣
- 精神疾患

頭頸部
- 声帯萎縮，麻痺
- 反回神経麻痺
- 腫瘍（口腔，舌，咽頭，喉頭）
- 頭頸部癌術後，放射線照射後の晩期障害
- 慢性顎関節脱臼
- 口蓋裂

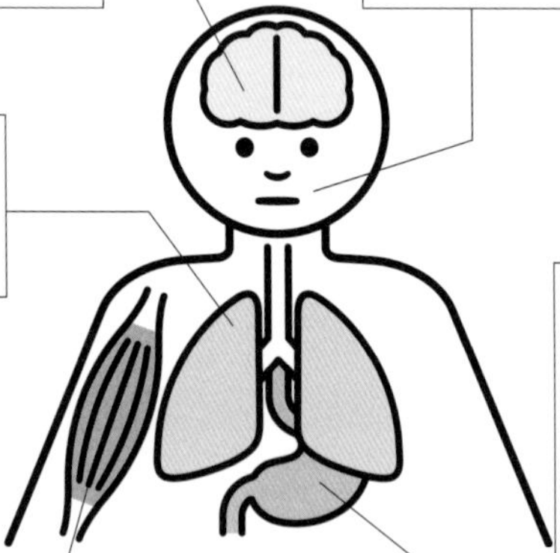

呼吸器
- 慢性閉塞性肺疾患
- 慢性呼吸不全
- 慢性気道炎症性疾患

消化器
- 逆流性食道炎
- 食道裂孔ヘルニア
- イレウス
- 全身性強皮症
- アカラシア
- カンジダ食道炎
- 腫瘍（食道，胃，十二指腸）

筋骨格系
- サルコペニア
- 骨折
- 頸髄症
- びまん性特発性骨増殖症
- 炎症性筋疾患

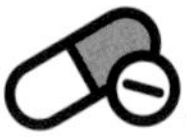

薬剤性
- 鎮静（鎮静剤，向精神薬，抗ヒスタミン薬，抗てんかん薬，抗不安薬，麻薬）
- 口渇（利尿薬，抗コリン薬）
- 鎮咳（麻薬，鎮咳薬）
- 易感染（免疫抑制剤）
- 筋力低下（ステロイド）
- パーキンソニズム
- 電解質異常（利尿薬，骨粗鬆症治療薬）
- 悪性症候群（向精神薬）
- せん妄

その他
- 胸部大動脈瘤
- 副腎不全
- 心因性

付録5　誤嚥性肺炎の原因になる薬剤（第3章42ページ）

嚥下障害をきたす原因	薬剤例
口腔内乾燥	抗うつ薬（アナフラニール®）
	消化性潰瘍治療薬（ブスコパン®）
	排尿障害治療薬（バップフォー®，ベシケア®）
	抗アレルギー薬（ポララミン®）
	気管支拡張薬（スピリーバ®，シーブリ®）
	抗癌剤
	利尿薬
錐体外路症状	抗精神病薬（メジャートランキライザー）
	制吐剤（プリンペラン®，ナウゼリン®）
	抗てんかん薬，抗パーキンソン病薬
筋弛緩作用	睡眠薬，抗不安薬
	筋弛緩薬
	抗てんかん薬
鎮咳作用	中枢性鎮咳薬（コデイン®）
	オピオイド
易感染性	ステロイド（吸入，内服，点滴）
	免疫抑制剤
口腔や消化管の粘膜傷害	非ステロイド性抗炎症薬
	ビスホスホネート
	抗癌剤
Bacterial translocation	制酸薬（PPI，H_2阻害薬）
	抗菌薬
食欲低下	ジギタリス
	テオフィリン薬
	メマンチン（メマリー®）
	プレガバリン（リリカ®）
	睡眠薬，抗不安薬，抑肝散
	ビスホスホネート
	鉄剤
	コリンエステラーゼ阻害薬
	経口糖尿病薬

付録6　食事場面の見どころと対策（第5章92ページ）

	観察項目	見どころ	考えられること
先行期	環　境	部屋の明るさ，匂い，テレビや音楽，周囲の患者や職員の動き，面会者との関わり	食事がみえにくい，活気や食欲が湧きにくい，食事に集中しにくい
	食卓や椅子	位置関係，高さ，足底が床に接地しているか，手が届きやすいか	机が高く食事が見えない，手が疲れやすい，足がついていないため体幹がずれやすい
	食器，食具	柄が多い，数が多い	柄が虫などにみえて混乱を起こす，食具の使い方がわからず動きが止まってしまう
	食物の認識	覚醒度，食べ物を認知して食べようという意思がみられる	認知機能障害，意識障害，睡眠障害，食思不振
	食べ方	しゃべりながら，テレビをみながら	注意散漫（特に認知機能障害の場合）
	食器の使用	持ち方，口への運び方，振戦	麻痺，パーキンソニズム，巧緻運動障害
	食べる速度	早すぎる，遅すぎる	認知機能障害や精神疾患，習慣，疲労
	食事内容	形態，物性，均一さ，とろみの程度，温度	食事の性質は日により，食材により異なる
	特定のものを食べない	食べないものの性状，味付け	嗜好，認知機能，特定のものの取り込み・咀嚼・嚥下が困難，口腔粘膜障害
	一口量	多すぎる，少なすぎる	習性，巧緻運動障害，認知機能障害
	食事時間	食事時間が30分以上かかっていないか	取り込み障害，口腔内・咽頭残留
	食欲不振，疲労	終盤の活気や速度の低下	姿勢保持困難，耐久性低下
準備期	食べこぼし	こぼしやすい物性，タイミング	手指の巧緻運動障害，顔面神経麻痺，咀嚼中の開口，口腔内の残留，振戦
	咀　嚼	歯牙の状態，義歯を装着しているか，義歯の適合，噛み合わせ，顎関節脱臼がないか	歯牙欠損や義歯不適合，易疲労性
口腔期	嚥下するまで時間がかかる	嚥下しようという動作がみられるか，嚥下をしにくいものの性状	咽頭への送り込みの障害，咽喉頭感覚の低下，咽頭収縮力の低下，認知機能障害
	残　留	歯の間，歯と頬の間，舌の裏など	口腔内乾燥，舌運動障害，感覚低下
咽頭期	咳，むせこみ	むせるもの（水，固いもの，水気の混じったもの，一口量が多いとき），むせる状況（嚥下前，嚥下時，嚥下後，食事の後半）	口腔期や咽頭期の異常，早期咽頭流入，喉頭侵入，誤嚥，咽頭残留
	痰絡み	痰が絡むきっかけ	唾液嚥下の問題，喀出能力の低下
	声の変化	湿性嗄声（ゴロゴロ湿った声）	喉頭侵入，咽頭残留，誤嚥
	呼吸様式	頻呼吸，呼吸音，努力呼吸（肩呼吸）	喉頭侵入，誤嚥，呼吸器疾患の併発
食道期	胃食道逆流	摂取不良，食後の嘔気や嘔吐，胸焼け	胃食道逆流症，通過障害，咽頭収縮力や食道の障害

検討する検査	対　策
認知機能検査	換気，部屋を明るくする，集中できる環境作り（テレビを消す，話しかけない，カーテン）
	椅子を近づける，机を下げる，足元に台を置く
認知機能検査，視力検査	無地の食器にする，食事に不要なものは食卓に置かない
意識や認知機能の精査，味覚障害の精査（口腔粘膜障害，カンジダ，亜鉛欠乏など）	鎮静作用や食欲・消化管に作用する薬剤の減量・中止，口腔内の保湿，亜鉛補充
認知機能検査	集中できる環境作り（上述）
神経学的な所見の再確認，神経学的精査	食器やスプーンの変更，自助具の使用，パーキンソニズムをきたす薬剤の調整
認知機能検査，疲労の原因の検討	適切な速度を伝える，スプーンを小さくする，介助する，衝動性をきたす薬剤の減量・中止，疲労の対応
栄養課や病棟と相談	食事提供方法や形態の見直し
味覚障害，咀嚼力の精査	摂取を介助してみる，嗜好への配慮，形態の変更，食具の変更
咀嚼力や口腔内の状態評価	適切な量の指導（口頭，実演，図示），食具の変更
栄養状態，咀嚼力の評価	食事介助，食形態の再考
栄養状態の評価	理学療法，栄養状態の改善，安楽なポジショニング，食事を小分けに摂る，食形態の調整
手指や口腔機能・認知機能の評価	自助具，摂取介助，抗パーキンソン病薬の調整
歯科医の診察	義歯調整，疲労の改善（食直前の入浴や運動を控える），食前の嚥下体操，咀嚼しにくい食材を避ける
嚥下内視鏡，嚥下造影	感覚の改善（アイスマッサージ，干渉波刺激装置），食形態の変更，嚥下をしてから次の一口を介助する
歯科医の診察，舌圧測定	口腔内保湿，口腔や舌の訓練，健側で食べる
嚥下内視鏡，嚥下造影	食形態の変更，摂取量や方法の検討，薬剤調整，息こらえ嚥下（大きく息を吸って，息をこらえて食べ物を入れて嚥下してから息を吐く）
嚥下内視鏡，嚥下造影，胸部X線/CT，喀痰培養	呼吸リハ，吸引，去痰剤，吸入薬，原因となる食物を避ける，とろみの使用
嚥下内視鏡，嚥下造影	数口ごとに咳払いと空嚥下，交互嚥下の指導，咽喉頭感覚の改善（アイスマッサージ），薬物調整
胸部X線/CT，嚥下造影	安全な形態への変更，気道感染の治療，薬物調整
上部消化管内視鏡，嚥下造影，胸部CT	粘度の少ない食事，摂取時の姿勢を起こす，食後の坐位保持，上部消化管運動を改善する薬剤や制酸薬

付録７　食事に関する病歴聴取のポイント（食事場面を観察できないとき）

項　目	質問のポイント	例	障害の原因例
むせこみ（嚥下時の咳）	誤嚥の重要な徴候，頻度，原因を聞く	「水分だけむせる」「水はむせるが牛乳はむせない」	口腔内の食塊保持不良，嚥下時の喉頭閉鎖の遅れや減弱
		「途中からむせる」	嚥下筋の易疲労性，筋力低下，咽頭残留
		「続けて飲もうとするとむせる」	咽頭残留，嚥下反射の減弱
咳	他疾患と思われた症状が実は誤嚥かもしれないと認識する	「食事の途中から咳が出始め，食後1～2時間に咳が集中」	咽頭への残留，誤嚥
		「食後，横になると咳が出る」	胃食道逆流による誤嚥
痰	性状，食物の混在，痰が出るかどうかだけでなく，絡むかどうかも	「食事開始後に痰が増える」	誤嚥，咽頭期障害
		「痰がよく絡む」	誤嚥，喀出力の低下
咽頭違和感，食物残留感	感覚障害，頸椎症，腫瘍，炎症，異物など鑑別が多岐にわたる	「食後，喉に残った感じがする」	咽頭残留，胃食道逆流，食道入口部開大不全
		「喉に違和感/痛みがある」「喉にひっかかる感じ」	腫瘍，異物（薬，食塊，誤飲物など），炎症，外傷
声	食前後の変化が特徴的	「食事中や食後にガラガラ声や，痰が絡んだような声になる」	誤嚥，喉頭侵入，咽頭残留
食欲低下	原因を見極める（味覚障害，食欲，歯牙や義歯の問題，麻痺，疲労など）	「途中で疲れる」	義歯不適合，食物残留，手指の麻痺・筋力低下や，全身疾患による疲労，呼吸困難
		「食べたくない，すぐ満腹になる」	味覚障害，消化器疾患
		「自分で食べないので介助が必要になった」	麻痺の出現や進行，サルコペニア，姿勢保持困難，呼吸器疾患
食事内容の変化	単なる嗜好の変化ではなく障害を反映していることがある	「汁物をとらなくなった」「お茶をあまり飲まない」	軽度の嚥下障害，口腔内の食塊保持不良，喉頭閉鎖の遅れや減弱，口唇閉鎖不良
		「パサパサしたものは飲めない」	唾液の分泌不良，口腔期の障害
		「やわらかいものばかり食べる」	咀嚼機能低下，舌の機能低下，義歯不適合
食事時間，食べ方	長時間かかるときは，その原因を探る（食べ方の変化など）	「上を向かないと飲み込めない」	口腔期不良による咽頭への送り込み障害
		「口からこぼれる」	口唇閉鎖不全（顔面神経麻痺），舌根への送り込み障害
		「口の中に残る」	口腔期の感覚障害，舌の運動障害
体重の変化	計測値を聞く，衣服の緩さの変化をみる	「服が緩くなった」	摂取量不足，エネルギー消費量の増加，吸収障害
熱，喘鳴	咳がなくても不顕性誤嚥のことがある	「食後や夕方に微熱や喘鳴が出やすい」	不顕性誤嚥，びまん性嚥下性細気管支炎

付録 8　診察のポイント

	診察のポイント	嚥下に及ぼす影響や考えられる病態
口　腔	義歯，歯列	咀嚼
	口臭，舌苔，残渣	細菌増殖による肺炎
	流涎	嚥下困難，感覚障害，自律神経障害，閉口不全，認知症
	乾燥	知覚低下，水分摂取困難，シェーグレン症候群，脱水
	挺舌（左右差），不随意運動，萎縮	食塊形成不全，送り込み障害，口腔内残留
咽喉頭	腫脹，発赤，疼痛	感染，炎症，腫瘍
	嗄声，湿性嗄声	喉頭侵入，残留，誤嚥，反回神経麻痺
胸　部	聴診（背部も）	気道分泌物，肺炎，無気肺
	随意的な咳嗽	誤嚥物や気道分泌物の喀出力
	呼吸数，努力呼吸	呼吸と嚥下の同調能
	強制換気能力	呼吸機能，呼吸と嚥下の同調能，喀出力などの指標
神　経	意識，認知機能	誤嚥，窒息
	脳神経系	三叉神経（顎関節の開閉と左右運動，咬合，口腔感覚），顔面神経（口唇の突き出しや閉鎖，流涎），舌咽神経（咽頭反射），迷走神経（軟口蓋の動き，喉頭・舌骨の動き），舌下神経（舌の運動）
姿　勢	頸部の位置	軽度屈曲位を保てるかどうか（伸展位→誤嚥のリスク）
	体幹	坐位保持能，亀背や円背がないか
嚥下運動	安静時の唾液嚥下	咽頭感覚
	随意的な唾液嚥下	喉頭挙上の速度や程度（甲状軟骨や輪状軟骨の触診）
全身状態	浮腫，るい痩	栄養状態，筋力の指標

付録 9-1　EAT-10（第 6 章 132 ページ）

A. 指　示

各質問で，0=問題なし，4=ひどく問題あり，として0〜4の中で当てはまる点数を四角の中に記入してください.
問い：以下の問題について，あなたはどの程度経験されていますか？

質問1：飲み込みの問題が原因で，体重が減少した	□	質問6：読み込むことが苦痛だ	□
質問2：飲み込みの問題が外食に行くための障害になっている	□	質問7：食べる喜びが飲み込みによって影響を受けている	□
質問3：液体を飲み込むときに，余分な努力が必要だ	□	質問8：飲み込むときに食べ物がのどに引っかかる	□
質問4：固形物を飲み込むときに，余分な努力が必要だ	□	質問9：食べるときに咳が出る	□
質問5：錠剤を飲み込むときに，余分な努力が必要だ	□	質問10：飲み込むことはストレスが多い	□

B. 採　点

上記の点数を足して，合計点数を四角の中に記入してください.　　合計点数（最大40点） □

C. 次にすべきこと

EAT-10の合計点数が3点以上の場合，嚥下の効率や安全性について専門医に相談することをお勧めします.

付録 9-2　聖隷式嚥下質問紙（第 6 章 132 ページ）

身長	cm	体重	kg	記入者	本人／家族／その他（　　　　）

あなたの嚥下（飲み込み，食べ物を口から食べて胃まで運ぶこと）の状態について，いくつかの質問をいたします．いずれも大切な症状です．この2，3年から最近についての状態を教えてください．

A，B，Cのいずれかにチェックを付けてください．

		A	B	C
1	肺炎と診断されたことがありますか？	□繰り返す	□一度だけ	□なし
2	やせてきましたか？	□明らかに	□わずかに	□なし
		（　　ヵ月前		kg）
3	物が飲み込みにくいと感じることがありますか？	□しばしば	□ときどき	□なし
4	食事中にむせることがありますか？	□しばしば	□ときどき	□なし
5	お茶を飲むときにむせることがありますか？	□しばしば	□ときどき	□なし
6	食事中や食後，それ以外のときにものどがゴロゴロ（痰がからんだ感じ）することがありますか？	□しばしば	□ときどき	□なし
7	のどに食べ物が残る感じがすることがありますか？	□しばしば	□ときどき	□なし
8	食べるのが遅くなりましたか？	□たいへん	□わずかに	□なし
9	硬いものが食べにくくなりましたか？	□たいへん	□わずかに	□なし
10	口から食べ物がこぼれることがありますか？	□しばしば	□ときどき	□なし
11	口の中に食べ物が残ることがありますか？	□しばしば	□ときどき	□なし
12	食物や酸っぱい液が胃からのどに戻ってくることがありますか？	□しばしば	□ときどき	□なし
13	胸に食べ物が残ったり，詰まった感じがすることがありますか？	□しばしば	□ときどき	□なし
14	夜，咳で眠れなかったり目覚めることがありますか？	□しばしば	□ときどき	□なし
15	声がかすれてきましたか？（がらがら声，かすれ声など）	□たいへん	□わずかに	□なし

現在の嚥下の状態で一番困っていることはなんですか？　以下の項目より選択してチェックをしてください．

□よくむせることがある　※むせる食材：ごはん，おかず，水分，食べるものすべて，その他（　　　　）

□食事にとても時間が掛かる　※1回の食事時間（約　　　　分）

□摂取量が少ない　※約　　　　割程度しか摂取できず

□頻繁に高熱が出る，痰が多い

□その他（　　　　　　　　　　　　　　　　　　　　　　　）

（大熊るり・他：摂食・嚥下障害スクリーニングの為の質問紙の開発　日本摂食嚥下障害リハビリテーション会誌6（1）：3-8，2002　一部改変）

付録10　嚥下のスクリーニング法（第6章132ページ）

食べ物を用いない評価

	反復唾液嚥下テスト (RSST)	簡易嚥下誘発テスト (SSPT)	摂食嚥下障害スクリーニング質問票 (EAT-10)
概　要	随意的な嚥下の反復能力をみる	咽頭感覚，嚥下反射の評価	嚥下の自覚症状を問う
長　所	侵襲がない，準備が不要	・不顕性誤嚥の可能性も評価可能 ・指示理解困難でも評価可能	国際的に利用されている
短　所	指示理解を要する	・患者の苦痛を伴う ・手技習得や準備を要する	問診の理解を要する
方　法	・口腔内を湿らせる ・空嚥下を繰り返してもらう ・喉頭の触診で数える	・鼻腔から8Fr以下の胃管を挿入 ・先端を中咽頭に留置 ・常温蒸留水0.4mL，2mLを注入し，嚥下までの時間を計測する	付録9-1を利用
判　定	30秒以内に3回未満は異常	3秒以上や，むせるときは異常	3点以上で誤嚥の感度0.758，特異度0.749

水飲みテスト，フードテスト

概　要	水やゼリー用いて嚥下様式を観察する
長　所	実際に近い評価が行える
短　所	誤嚥や窒息のリスクがある
判　定	下記の基準を用いる

	改訂水飲みテスト (mWST)	水飲みテスト (WST)	とろみ水の水飲みテスト	フードテスト
方法	・冷水3mLを口腔底に注ぎ嚥下を命じる ・嚥下後，反復嚥下を2回行わせる ・4点以上なら最大2回繰り返す ・最も悪い点を記録	常温の水30mLをコップで飲む．下記および全量飲めるかを評価	とろみ水でmWST同様に行う	・小スプーン1杯のプリンやゼリーを舌背に置く ・重度嚥下障害の際には糖質の少ないものを選択
判定	1.　嚥下なし，むせるまたは呼吸切迫 2.　嚥下あり，呼吸切迫 3.　嚥下あり，呼吸良好，むせるまたは湿性嗄声 4.　嚥下あり，呼吸良好，むせない 5.　4に加え，反復唾液嚥下が30秒以内に2回可能			左記同様 （口腔内残留も確認）

付録 11　非経口の栄養療法（第 5 章 92 ページ）

消化管機能が良好 → **半消化態栄養剤**

対処を要する病態がある／ない／胃ろう

病態別の栄養剤
- 慢性腎不全：
  リーナレン LP
  レナジー
- 維持透析：
  レナウェル
  リーナレン MP/D
- 肝疾患：
  ヘパス
- 糖尿病：
  インスロー
  グルセルナ
- 呼吸器疾患：
  プルモケア
- 癌：
  プロシュア
- 免疫調整栄養剤：
  インパクト

一般的な栄養剤
- 1kcal/mL：
  アイソカル 1K
  CZ-Hi（高蛋白）
- 1.5kcal/mL：
  テルミールミニ
  メイバランス HP1.5
  （高蛋白）
- 2kcal/mL：
  アイソカル 2K Neo

※水分や注入量を制限したいときは濃いものを選択．ただし下痢に注意．

半固形栄養剤
- ラコール NF 半固形剤（医）
- PG ソフト EJ

※逆流防止が期待できる．投与時間短縮により介護負担も軽減．チューブは 20Fr 以上．

※疾患があっても必ずしも病態別栄養剤を使う必要はない．

消化管機能が不十分

術後，短腸症候群／炎症性腸疾患など

消化態栄養剤
- ツインライン（医）
- ペプタメン
- ペプチーノ
- ハイネイーゲル
- 肝疾患：
  アミノレバン（医）

成分栄養剤
- エレンタール（医）
- 肝疾患：
  ヘパン（医）

※脂質を含有しない．単独で 2 週間以上投与する場合は脂肪乳剤の静脈投与を（例：イントラリポス）

消化管が使用不可（あるいは CV 留置済み） → **中心静脈栄養（TPN）**

- 糖＋電解質：基本液
  ハイカリック，リハビックス
- ＋アミノ酸：ビタミンの補充が必要
  ピーエスツイン
- ＋アミノ酸＋ビタミン：
  ネオパレン，フルカリック
- ＋アミノ酸＋ビタミン＋微量元素：
  エルネオパ
- ＋アミノ酸＋脂肪乳剤：
  ミキシッド

※高血糖や電解質異常に注意する．

※経管栄養の（医）は医薬品（そのほかは食品），製品名は一例です．使用に際しては自施設の採用品や成分を栄養士や薬剤師に確認してください．

付録12　面談のポイント（第10章240ページ）

	入院時	安定後	リハビリ期	退院時
伝えること	・肺炎の概要 ・想定される経過 ・急変の可能性（→付録14）	・治療経過 ・今後の予定（嚥下評価・訓練） ・予定の入院期間	・訓練の経過 ・今後の予定（食事，リハビリ） ・退院時期	・肺炎の予防策 ・受診の目安 ・有事の相談先
聞いておくこと	・本人の（推定）意思 ・家族の意向 ・窓口となる家族（キーパーソン）	・介護体制，退院に向けての希望，気がかり ・経口摂取が難しいときの意向 ・キーパーソン以外の家族の状況	・退院に向けての準備状況（介護保険の申請，物品の手配など） ・退院前カンファレンスの要否	・退院準備に際して困っていること，不安なこと
相談すること	・ひとまずの急変時の方針(DNARなど) ・経口摂取をすぐに開始できない場合の対応（胃管の挿入）	・本人，家族の意向を踏まえた急変時の方針 ・退院か転院かの線引き（ADL，食形態がどの程度なら帰れそうか）	・退院後の支援体制（訪問看護，リハビリ，訪問診療など） ・退院手段（介護タクシーなど）	・アクションプランの作成
お願いすること	・義歯，口腔ケア用品，スプーンなどの準備 ・家族で病状共有 ・急変時の方針を考えておくこと	・ほかの家族も来れる面談日の調整 ・介護保険の申請や区分変更	・食事時の同席，訓練の見学 ・看護師，栄養士，言語聴覚士の指導日の調整 ・退院前/退院時訪問の調整	・アクションプランの共有

付録 13　摂食嚥下機能評価フローチャート
(第 5 章 92 ページ，第 6 章 132 ページ)

急性期

嚥下評価を行う条件の確認
Ⓐ気道：痰や唾液があふれてこない
Ⓑ呼吸：酸素投与なし，または経鼻投与，呼吸数 ≦20/ 分
Ⓒ循環：ギャッジアップ 30° を維持できる
Ⓓ意識：水やゼリーをみて認識できる（または意識レベルが普段通り）
Ⓔ口腔環境：目立った汚れがない，湿潤，歯や義歯が整っている，発声や唾液嚥下が可能

→ 問題あり

食べられる状態をつくり，再評価
・全身状態の改善，栄養療法
・口腔ケア，保湿
・義歯の準備，調整（歯科相談を検討）
・理学療法
・間接訓練（飲食物を用いない訓練）
・スクリーニングを慎重に行ってもよい

→ 問題なし

嚥下のスクリーニング（→付録 10）
・反復唾液嚥下テスト：≧3 回 /30 秒
（従命できないとき：口腔ケア後などに嚥下が起こるか）
・改訂水飲みテスト：≧4 点
・フードテスト：≧4 点

→ 満たさない

原因を検討し，再評価
・誤嚥の原因の再評価，治療
・とろみ水を用いた水飲みテストを検討
・間接訓練を継続，直接訓練を検討
・専門家への相談を検討（ST，認定看護師，耳鼻咽喉科医，リハビリ科医）
・経口以外の栄養療法（胃管や CV）を検討（→付録 11）

→ 満たす

嚥下調整食を開始
・ミキサー食などから開始
・食事場面の観察（→付録 6）

→ 発熱，痰増加，呼吸状態の悪化

嚥下の精査を検討
・食形態や摂取方法の見直し
・専門家へ相談
・嚥下内視鏡，嚥下造影を検討

→ 問題なし

摂取状況を評価し，調整
・3 日間続けて安全に摂取できるときは，食形態または条件を上げる
・家族や介護者との食事状況の共有，調理指導など

慢性期（外来，安定期）

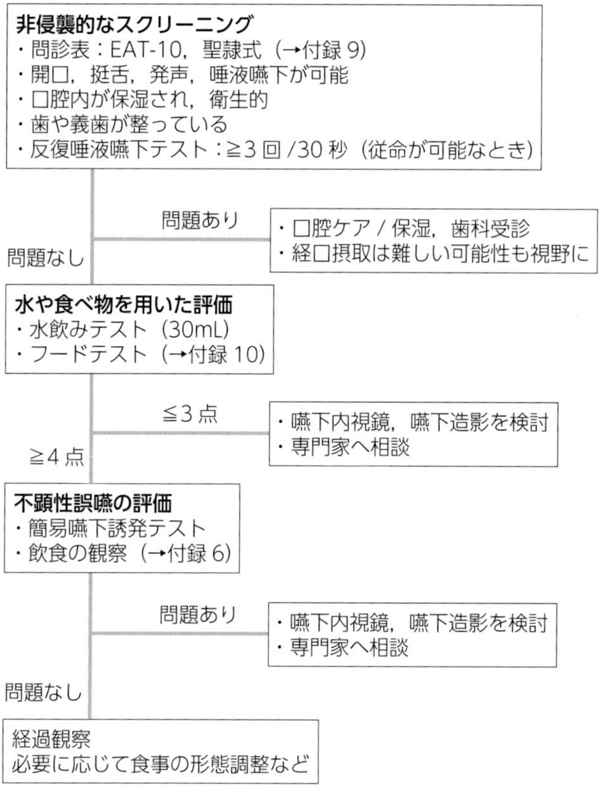

非侵襲的なスクリーニング
・問診表：EAT-10，聖隷式（→付録 9）
・開口，挺舌，発声，唾液嚥下が可能
・口腔内が保湿され，衛生的
・歯や義歯が整っている
・反復唾液嚥下テスト：≧3 回 /30 秒（従命が可能なとき）

問題あり
・口腔ケア / 保湿，歯科受診
・経口摂取は難しい可能性も視野に

問題なし

水や食べ物を用いた評価
・水飲みテスト（30mL）
・フードテスト（→付録 10）

≦3 点
・嚥下内視鏡，嚥下造影を検討
・専門家へ相談

≧4 点

不顕性誤嚥の評価
・簡易嚥下誘発テスト
・飲食の観察（→付録 6）

問題あり
・嚥下内視鏡，嚥下造影を検討
・専門家へ相談

問題なし

経過観察
必要に応じて食事の形態調整など

付録 14　「誤嚥性肺炎」と診断されたかたへ

●誤嚥性肺炎とは（一般的な肺炎との違い）

口から食道，胃へ入るはずの唾液や食物が，誤って気管に流れ込むこと（誤嚥）で起こる肺炎です．加齢，脳梗塞などで嚥下や咳反射が弱くなると起こります．急速に重症化したり，再発を繰り返す特徴があります．治療中にも唾液や胃液を誤嚥して難治性となることが多く，繰り返すと抗菌薬の効きにくい菌も発生し，現在でも多くのかたがたが亡くなる原因になっています．

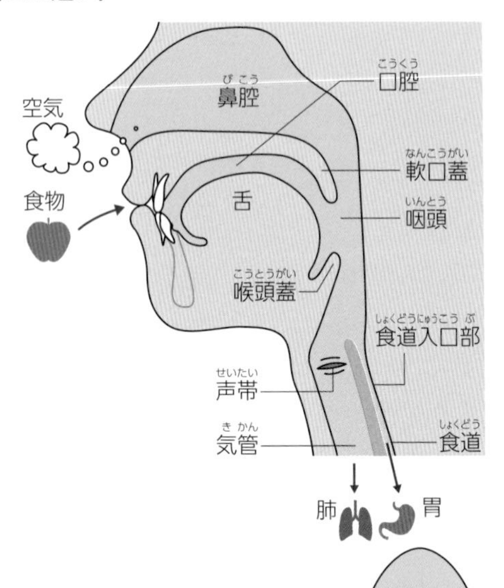

●誤嚥性肺炎の治療

肺炎の原因となる細菌に対して，抗菌薬で治療します．嚥下機能に基づいた食事を検討します．口腔内を清潔に保つこと（口腔ケア），姿勢の調整，リハビリも重要な治療です．

●嚥下（飲み込み）の評価と訓練

呼吸の状態や肺炎が改善したら，飲み込みの評価や訓練を行います．ご家族のかたは，**コップ，すくう部分が小さなスプーン（右図の大きさ），とろみ粉，入れ歯，入れ歯安定剤**などを準備していただくようお願いします．誤嚥性肺炎は，治療や評価，訓練を行っていても，再発が起こりうることをご理解ください．退院後も口からの食事摂取を希望されるかたが多く，患者さまやご家族の思いを共有しながら，訓練を行います．しかし，嚥下障害が重度の場合には，訓練を行ってもどうしても，口から安全に摂取することができないことがあります．

●誤嚥性肺炎の予防

1. **口の中を，いつも清潔に保つ**：口の中には多くの細菌がいます．細菌の垂れ込みを減らす口腔ケアの方法を担当の看護師にご相談ください．
2. **姿勢をととのえる**：アゴを引き，食べ物が気管へ流れにくいようにします．最適な姿勢は個々に異なるため，スタッフが評価・アドバイスします．
3. **食べ方，飲み方に気をつける**：食事に集中できる環境をととのえて，一口の量を小さくします．しっかり飲み込んでから，次の一口へ移ります．
4. **食事の内容を工夫する**：むせやすいものを控え，とろみ粉を用いるなど，調理方法を工夫します．栄養士にお尋ねください．

●多職種の関わり

主治医や担当看護師の診療と並行して，主治医の依頼に応じて，栄養やリハビリ専門の医師，栄養士，薬剤師，リハビリ療法士など，多職種で患者さまの状態の改善に努めます．いつでも気兼ねなくお尋ねください．

●退院に向けて

誤嚥性肺炎は肺だけの病気ではなく，それまでの全身の状態が大きく関与しており，老衰の過程ともいわれています．ご年齢とともに歩く力が弱くなるのと同じように，飲み込む力も弱ってきます．肺炎自体が治っても，嚥下機能や全身状態の回復，入院前の生活への復帰が難しいこともあります．入院治療から今後の日常生活へとスムーズに移行できるよう，入院されたときから，今後の方針をご相談させていただきます．もとの場所へすぐに退院することが難しい場合には，在宅療養の準備やリハビリのために，他の病院への転院を調整することになります．担当のソーシャルワーカーや退院支援看護師がご相談に乗りますので，ご安心ください．ご不安なことや疑問点は，気兼ねなくお尋ねください．

担当医師＿＿＿＿＿＿＿＿＿＿

1 誤嚥性肺炎とは

ここが大切

- 入院で診る肺炎の約７割は誤嚥性肺炎
- よくある誤解を正し，自信をもって診れるようにしよう

1 なぜ今，誤嚥性肺炎なのか

A 再び増えてきた肺炎死

衛生的な生活環境が整い，抗菌薬の開発により結核や市中肺炎は治るようになり，検査や治療の進歩が癌の早期発見と治療を可能にし，脳卒中も生存が期待できるようになり――．私たちは，長生きという道を手に入れました．それは得難いものであり，同時に，私たちをさらに貪欲にさせました．もっと長く生きたい，そのためにより安全に，より慎重に…….

その結果，命の長さとともに，またいくつもの課題にも直面することとなりました．最近まで死因の上位を占めていた癌や脳卒中と入れ替わり，肺炎や老衰が再び，浮上したのです（図 1-1）．多くの患者さんが罹患しているわけですから，科や環境を問わず，誰もが誤嚥性肺炎の診療に携わることになります．多くの患者さんの命にも生活の質にも大きく関わるからこそ，限られた時間と設備の中でもきちんと診療できるようになっておきたいものです．

B 日本ならではの，現代病？

加齢とともに食事が摂れなくなってきた高齢者に，「食べられないのなら，食べさせてあげよう」という介護をするのは，実はわれわれ日本人の国民性も関わっているようです．長年，難病の患者さんを在宅で診ている医師に「誤嚥性肺炎は，食べさせる文化があるから起こるのだ」と教わりました．なるほど，海外ではお年寄りが食べなくなると，「自然なことだから仕方がない」と，加齢や疾病に伴う変化として受け入れられることが多いようです．介護施設や病院でも，食事介助をされている場面はあまりみません．そうなると死因は肺炎ではなく，老衰になるかもしれません．

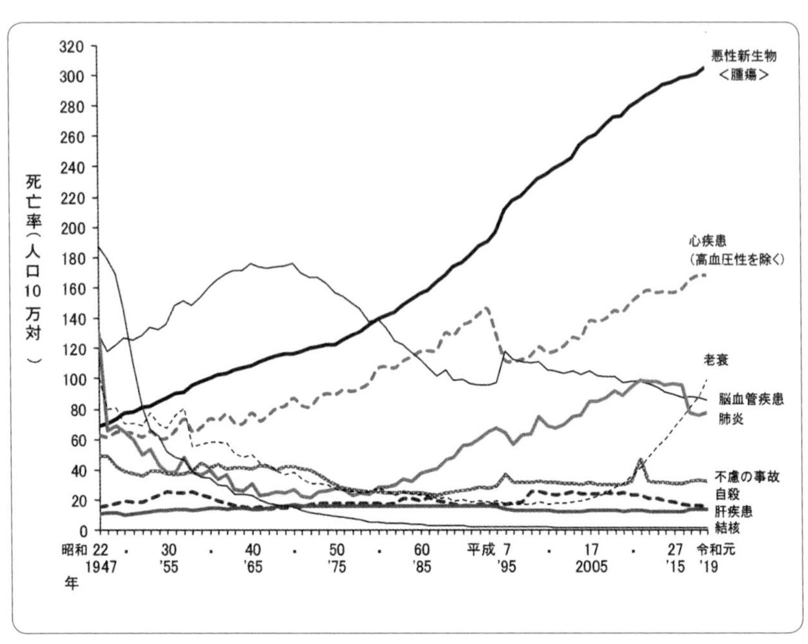

図 1-1　主な死因別にみた死亡率（人口 10 万対）の年次推移

（厚生労働省：令和元年（2019）人口動態統計月報年計（概数）の概況．p11，2019より）

肺炎で亡くなる人が増えていることは，それほど人間が長く生きるようになったことを意味します．脳卒中や癌を生き抜いて，その後遺症や加齢に伴い肺炎になっています．なにも悲観することではありません．誤嚥性肺炎を「治療すべき対象」とする在り方自体が，現代にかけての変化ともいえるでしょう．食事が摂れなくなってきて老衰で亡くなっていく社会では，（たとえ誤嚥性肺炎があったとしても，そこをあえて診断することはなく）「自然な経過」として，見守られていたかもしれません．それが一度，食欲不振や活気の低下という「症状」として病院を受診すると，検査で肺炎が見つかり，医療者としては治療対象の疾患ととらえる責任感を感じます．肺炎か，老衰か．治療すべき異常か，自然の摂理か．同じ状態にあっても，診る人や環境，時代が違えば，とらえ方が異なるでしょう．死因の推移を示すグラフ（**図 1-1**）で，2018～2019 年にかけて肺炎と老衰が逆転していることからも，このことがうかがえます．

もちろん時代やお国柄だけでなく，併存症，家族の在り方，医療資源のアクセスしやすさなど，いくつもの要素が関わっています．けれどあえて誤解を恐れずにいうと，誤嚥性肺炎はとてもわが国らしい人間の終末期なのかもしれません．また，医療や技術が発達したからこそ対処の方法も幅が広がり，とらえ方も変わってきた，現代病ともいえるかもしれません．実際，誤嚥性肺炎に関するエビデンスの多くは日本から発信されています．これは，お年寄りを敬い，命を大切にしてきた日本人の誇れる精神です．欧米を真似して食事介助をやめようというわけではありません．大切に思う気持ちをもち続けながらも，その実践方法にもっと柔軟性があってもよいと思うのです．

C 入院になる肺炎のほとんどは誤嚥性肺炎

肺炎が増えているとはいえ，誤嚥性肺炎はそのうちの一握りだ，と思うかもしれません．誤嚥性肺炎の定義にばらつきがあるため，正確な割合を言い当てることはできませんが，実は入院する肺炎の 70％ほどは誤嚥性肺炎であるということがわかっています[1)]．さらに，入院中に発症する肺炎では，その 80％を占めます．内科医として病院に勤務している中で，「**日頃出会う肺炎のほとんどは誤嚥性肺炎である**」と言っても過言ではありません．希少疾患を学ぶことも重要ですが，これほどの頻度で出会う疾患を，少し自信をもって診ることができれば，日常診療有用なのではないでしょうか．

D 嚥下先進国の医療者として

意外かもしれませんが，研究や製品開発が飛躍的に進んでいるのも，嚥下の分野の特徴です．特にわが国は，機器開発や豊富な嚥下食で世界をリードしています．無味無臭・無色透明で安定性のある，第 3 世代とも呼ばれるとろみ粉（増粘剤）が当たり前のように使われており，嚥下に配慮した食品も数多く市販されています．嚥下の世界では，日本は嚥下先進国として注目されているのです．しかし残念なことに，同じ日本にいながらも，一番困っている一般的な臨床現場では，こうした進化の恩恵にあずかれていません．せっかく得られている知見や生み出された良い治療を，日常診療に活用しましょう．

2 誤解されやすい，誤嚥性肺炎

誤嚥性肺炎という言葉には，実にいろいろな解釈が潜んでいます．聞く人によって，「ああまたか，よくわからないし面倒だ……」と感じてしまうこともあれば，（変わり者という自覚はありますが）筆者のように「やりがいがある」と感じる人もいます．

誤嚥性肺炎の診療に関して，よく耳にする言葉をあげてみました．皆さんも，一度は言ったり思ったりしたことがあるのではないでしょうか．この中で，正しい文言はいくつあるでしょうか．

・肺炎像がなければ，誤嚥ではない
・治療はとりあえずスルバクタム・アンピシリンがよい
・嚥下機能は，言語聴覚士がよいといえばよい
・むせることは，誤嚥の徴候
・日頃からむせているから，誤嚥性肺炎
・むせていないから，誤嚥はしていない
・嚥下評価や訓練は専門家にしかできない
・とりあえず絶食にしておくと安全
・とろみは濃いほうが安全
・常食でむせるので，全粥キザミ食にしたほうがよい

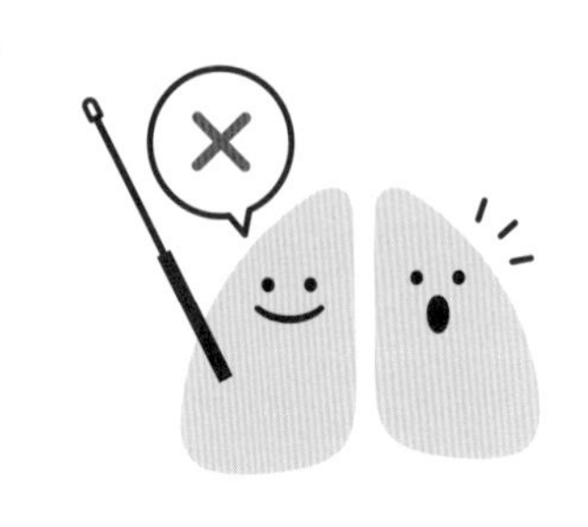

実はこれ，**すべて，誤解**なのです．誤嚥性肺炎の実態と，その診断・治療・予防，本当に誤解が多いのです．あれっ？　と思った方は，ぜひ本書を読み進めてください．

3 誤嚥性肺炎とは結局のところ，何なのか

結局のところ，誤嚥性肺炎とは何なのでしょうか．ガイドラインや論文ではいろいろと説明されています．しかし，われわれが日々悩んでいる誤嚥性肺炎，そして患者さんやご家族が困っている誤嚥性肺炎というのは，肺の炎症以上のものを指している気がします．炎症が治っても，食事摂取に悩み，再発に苦しみ，過ごす場所や生活の在り方に患者さんもご家族も，われわれ医療者も頭を抱えます．一度の治療で治るいわゆる肺炎とは異なり，増悪と改善とを繰り返す「症候群」ともいえますし，「体質の変化」，「お身体がこれまでのようには食べ物を受けつけなくなってきているようです」とお伝えすることもあります．

誤嚥性肺炎は一つの点ではなく，他疾患や加齢の過程に伴ってくるものです．診療の対象は，肺という一臓器ではなく，また患者さんご本人だけでもありません．全身を診て，ご家族とも手を取り合って，社会をも巻き込んで全力で，**全人医療**に当たります．特別に奥の深いこの概念がとらえやすくなるよう，次章からは診療の各過程に分けて，みていきましょう．

参考文献
1) Teramoto S et al : J Am Geriatr Soc, 56 : 577-579, 2008.

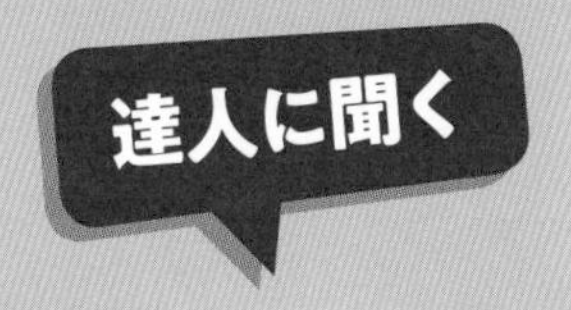

今回の達人
東京医科大学 八王子医療センター 呼吸器内科
寺本信嗣 先生

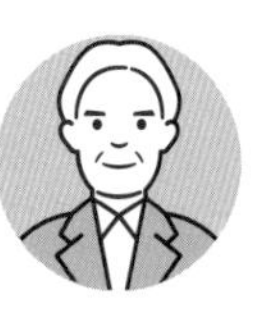

第1回

誤嚥性肺炎の概念

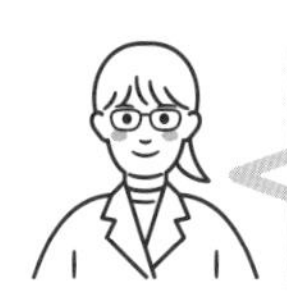

誤嚥性肺炎の概念の構築から，鑑別疾患や鑑別法が生み出されるまで，呼吸器内科医として臨床と研究の両側面で引っ張ってこられた先生です．誤嚥性肺炎の理解を深めるため，お話しを伺いました．

吉松　**誤嚥性肺炎の診断基準が作られた経緯を聞かせてください．**

寺本　もともと高齢者の肺炎は，無熱性だとか，症状が非典型的だとかということはよく知られていました．東京大学の老人科の原沢先生，福地先生がこの病態を検討され，マイクロアスピレーションの重要性に気づきました．福地先生は，誤嚥というと非生理的現象と誤解されるというお考えで，嚥下性肺炎という用語を推奨されていました．1990年代前半に東京大学老人科，東京老人医療センターがその重症性を訴え，後に東北大学の老年医学講座が，世界をリードする誤嚥性肺炎の研究を発展させました．誤嚥性肺炎患者は咳反射の低下や嚥下障害がある，脳梗塞患者は嚥下反射が悪い，など現在の知見の多くは，ここの業績です．われわれも嚥下誘発試験を開発し，さらに幅広く応用可能な簡易嚥下誘発試験を提唱いたしました．しかしこの間，日本発の誤嚥性肺炎の定義は文献ごとに曖昧で，ガイドラインに記載されていませんでした．この点を明示したのが，2002年に策定された院内肺炎ガイドラインでした（日本呼吸器学会「成人院内肺炎診療の基本的考え方」2002年）．誤嚥性肺炎を（おそらく世界で初めて）ガイドラインで正式に取り扱い，嚥下障害の確認や，嚥下障害のリスクを有する患者に生じた肺炎を誤嚥性肺炎として取り扱うことが示されました．その後，嚥下性肺疾患研究会で，この議論を深めてきました（嚥下性肺疾患診断と治療）．

2012年に発表された医療・介護関連肺炎（NHCAP）診療ガイドラインでは，私が中心となって，誤嚥性肺炎の定義，治療をまとめました．現在もこの定義が広く生きていると思います．

吉松　**誤嚥性肺炎を定義するに当たり，どのような課題がありますか？**

寺本　問題は，高齢者医療を重視しないアメリカ医学での，誤嚥性肺炎の位置づけの低さです．世界的な基準となるATS/IDSA合同の肺炎診療ガイドラインでは，誤嚥性肺炎を独立して取り扱ってはいません．これは，抗菌薬の使い方が重視され，耐性菌を考慮する院内肺炎（HAP）の鑑別こそ重要という考え方によるものと思われます．誤嚥性肺炎と密接な関係がある医療ケア関連肺炎（HCAP）の概念が一度は提唱されました．しかしHCAPは，誤嚥性肺炎のリスクは高くても，耐性菌リスクは高くなかったため，抗菌薬選択のための意義を見つけられず，概念そのものが抹殺されました．日本のNHCAPの検証でも，半分が誤嚥性肺炎で，必ずしも耐性菌リスクは高くないことがわかっています．

もう一つの臨床的問題は，誤嚥性肺炎という病名の一人歩きです．よく理解していない医師らが，「誤嚥が必ず起こす肺炎」と勘違いしています．誤嚥が病因ですが，食事誤嚥ではなく，自身が保有している細菌を含む**微量誤嚥，不顕性誤嚥が病因の主体**です．あるいは，下気道定着菌が活性化することによります．この仕組みが十分理解されていないため，「むせれば肺炎になる」とか「喉を鍛えれば肺炎が防げる」という考えが周知されました．よくむせる人は嚥下障害のリスクが高く，注意は必要ですが，それが誤嚥性肺炎を直接起こすわけではないことを十分に理解する必要があります．

吉松　**誤嚥性肺炎とそうでない肺炎を，どうすれば区別できますか？**

寺本　高齢者では誤嚥性肺炎とそれ以外の肺炎の区別は，容易ではありません．**高齢者は，ほぼ全員誤嚥している**ので，肺炎で入院した場合は，誤嚥性肺炎と考えて治療すべきです．

鑑別の対象は，病原体の種類が明らかに誤嚥性肺炎とは関係ないものです．**レジオネラ肺炎，マイコプラズマ肺炎，ニューモシスチス肺炎**などは，**誤嚥とはまったく関係がない**ので，これらの診断が可能な場合は除外できます．まれですが，クラミドフィラ，サイトメガロウイルスによる肺炎も誤嚥性肺炎ではありません．一方で，インフルエンザウイルス後の肺炎については，注意が必要です．ウイルス自体によるごくまれな急速進行性のインフルエンザウイルス肺炎を除けば，多くはウイルスで傷害された気道上皮に，二次性に感染する細菌性肺炎です．この際，誤嚥も悪化することが多く，**インフルエンザ感染は，重要な誤嚥性肺炎リスク**です．誤嚥性肺炎の原因菌は，保因菌，肺炎球菌，ブドウ球菌，あるいは嘔吐により逆流した消化管の菌群，腸球菌，大腸菌などです．

60 歳未満であれば，重症の脳神経疾患や筋疾患など特殊な病態を除けば誤嚥のリスクは低く，また誤嚥しても肺の予備能力が高いため，誤嚥性肺炎は基本的に除外できます．しかし，**泥酔後**の大量誤嚥，**手術麻酔後**，**内視鏡検査麻酔後**，精神神経疾患患者で**大量の鎮静薬や向精神薬を服用している場合**は，誤嚥リスクが高いので，病歴と画像を考慮する必要があります．救急指定病院では，誤嚥性肺炎は若年成人層と高齢者の二峰性に分布します．この若年成人層の多くは，向精神薬の大量服用や自殺企図などが占めています．

吉松　**では，誤嚥のリスクはどのようにスクリーニングするとよいですか？**

寺本　誤嚥の一番のリスク因子は，**加齢**です．これは神経機能，それも単一の神経ではなく，ネットワークとしての協調機能低下，神経入力に対応する嚥下筋群の質と量の低下です．さらに，喉頭が下方に移動してくる（喉頭挙上が難しくなり，時間がかかる）という解剖学的な変化も含む，複合的要因です．呼吸機能低下，腎機能低下，脳神経機能低下も，さらに助長させます．続いて，急性・陳旧性の**脳卒中**，**神経疾患**，**筋力低下疾患**，**薬剤性**，**胃食道逆流症**や**胃切除後**，**呼吸器疾患**，**睡眠時無呼吸**，**口内乾燥**などがあげられます．
スクリーニング法としては，嚥下全体をみるやり方と誤嚥性肺炎に特化したやり方があります．

まずは**問診**です．食事中の咳込みや，食事摂取に時間がかかるのも重要なサインです．口を開けて寝ていることもリスクとなります．嚥下は，意識レベルが清明であることが重要です．音読ができる，発声ができる，会話ができる，歌が歌えるというのは，嚥下がある程度保たれている重要な証拠となるので，これらの問診も必要です．そして，神経疾患などの既往歴，入院歴，特に肺炎入院歴を確認します．服薬状況，ポリファーマーシーの有無も重要です．次に，**反復唾液嚥下試験，水飲みテスト**です（→巻頭の**付録10**参照）．水は，難しい嚥下物質です．飲もうと思ったときには喉に到達するので，誤嚥しやすいのです．これを口腔内に保持し，きちんと嚥下できれば，嚥下機能は比較的保たれていると判断して間違いありません．

誤嚥性肺炎に特化したやり方としては，われわれが開発した**嚥下誘発試験**があります（→巻頭の**付録10**参照）．水の注入量の調節により閾値を変えることで，検査の精度を高められます．さらに積極的なのは嚥下内視鏡です．詳細な検査ではありますが，日本のように内視鏡が発達していると簡単にでき，嚥下を直接みるには有用です．

吉松 **誤嚥性肺炎を診療する若手医師に伝えたいことは何ですか？**

寺本 死因統計にも誤嚥性肺炎が明示されるようになり，誤嚥以外の肺炎と誤嚥性肺炎を鑑別して治療する時代がきています．高齢者の肺炎は，感染症であると同時に，加齢に伴う多病性の治療でもあります．誤嚥性肺炎は老衰という側面もあるため，全人的医療を進めつつ，患者さんとご家族が納得できる治療，医療あるいは看取りが求められます．大変ですが，とてもやりがいのある分野です．誤嚥は良くありませんが，誤嚥をしたら必ず肺炎が起こるわけではない，ということを正しく理解することが大事です．医師を続ける限り，必ず誤嚥性肺炎と対峙することになります．そのときに，**正しい説明ができるだけでもご家族の安心はまったく違う**と思います．

達人の教え

高齢者の肺炎をみるときに気をつけることは？

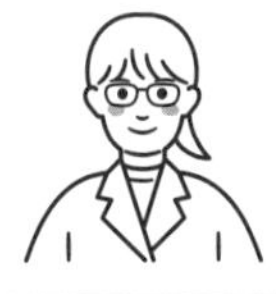

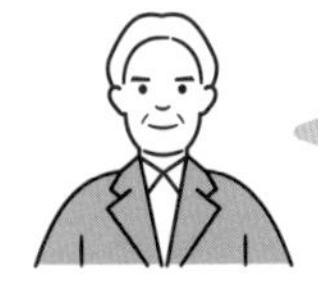

高齢者はほぼ全員が誤嚥をしている．ただし誤嚥が肺炎を起こすとは限らない！

ちょっと、ひと工夫

どこからきた？　誤嚥性肺炎の負のイメージ

誤嚥性肺炎と聞くと，なんとなく良くない印象をもつ方が多いと思うのですが，一体これはどこからきたのでしょう．確かに疾患の特異性はあります．治りにくい，治っても繰り返してしまう，評価法がわかりにくい，入院が長期化するなどです．けれどこれは，他の疾患にも似ています．例えば呼吸器内科で診る肺癌のほとんどが，完治はしません．COPD は急性増悪を繰り返します．間質性肺炎は評価法が難しく，入院が長期化しがちです．

誤嚥性肺炎への負のイメージが初めに付くのは，もしかしたら，初めて患者さんを受けもったときの周りの反応も一因ではないかと思うのです．救急外来で当直をしていると，「誤嚥性肺炎の患者さんの入院をお願いしたいのですが」という電話を病棟医にかける日が，遅かれ早かれやってきます．すると，「うちの科じゃない」と断られることがあります．その医師としては，「嚥下評価とかはうちが専門ではない」などの理由があるのでしょう．しかし緊張して電話をした挙句良い反応をされないということを繰り返し経験する研修医は，救急外来で誤嚥性肺炎を診るのがだんだんと億劫になるでしょう．

また病棟でも，「ごめん！　申し訳ないけれども，誤嚥性肺炎の患者さんを担当してくれるかな」などとお願いされると，「そんなに面倒な疾患なのかな」という気がしてしまいます．あるいは，「誤嚥の患者さんが全然よくならなくて…」と辛そうに話すスタッフの姿を日々みていたりします．このようなちょっとしたことの積み重ねなのではないでしょうか．

私はといえば，初めて誤嚥性肺炎の患者さんを受けもたせてもらったとき，尊敬してやまない呼吸器内科の部長に「誤嚥性肺炎の患者さんの主治医をしてもらいたいんやわ，先生に任せたで」という言葉をいただき，引き締まる思いでした．そこに負の感情はなく，任されたものの大きさに，責任感と喜びを感じました．

意外と単純なのは私だけではないと思うのです．「誤嚥性肺炎嫌い」は無意識のうちに広まっていきます．今度，誤嚥性肺炎の患者さんを誰かに引き継ぐとき，意識してみてください．

2 診断

ここが大切

- 誤嚥性肺炎の診断は３段階で考える
- 他疾患を除外し，誤嚥や肺炎の原因を追及しよう
- むせ込みや胸部Ｘ線の異常がない嚥下性肺疾患もある

1 診断の考えかた：3つのステップ

誤嚥性肺炎ほど，頻繁に出会うものでありながら診断基準があまり知られていない疾患は，珍しいのではないか，と思います．では，日頃どのようにして診断されているかというと，病歴や画像もそうですが，担当医の「勘」が決め手になっていることが多い気がしています．もちろん，臨床医の「勘」は知識や診療経験に基づいて蓄積されたものですので，当てずっぽうではありません．しかし，診断という最初の段階でつまずいてしまうと，続く治療や予防がうまくいくはずもありません．筆者の場合，誤嚥性肺炎かもしれないと思ったとき，3段階に分けて考えるようにしています．

A ステップ1：本当に誤嚥性肺炎？

誤嚥性肺炎の診断基準は後に示しますが（**表2-3**），実は，「確実例」を満たすことはほとんどありません．日常的には「ほぼ確実例」や，「疑い例」を誤嚥性肺炎として扱っていることが多いと思います．

気をつけたいのは，**誤嚥性肺炎と間違えやすい疾患**の多さです．肺炎の既往や慢性的な誤嚥があると，活動性の肺炎がなくとも，胸部画像で異常所見がみられることがあります．また，頻度の高い疾患で，なおかつ誤嚥性肺炎としての治療でも，いったん良くなってしまう，気づきにくいものも多いのです．

例えば，肺炎の治療後で，療養型病院へ転院を予定している患者さんが，発熱したらどうでしょう．真っ先に「肺炎の再燃」を思い浮かべるため，聴診をして，胸部Ｘ線を撮ります．抗菌薬を再開し，念のためいったん食事をやめてみるかもしれません．もしも，今回の発熱の原因が虫垂炎であったとしても，

こうした対応で，いったん解熱するでしょう．そこで「やはり誤嚥だった，常食はやはり危ないかもしれないので，食事のレベルを下げよう」と考えてしまっては残念です．誤嚥をしていないのに食事を制限されてしまいますし，虫垂炎が気づかれないまま（切除の適応を検討されないまま）であったら再発するかもしれません．

誤嚥性肺炎で入院中でも，腹部を含めて，**基本の問診や診察**が大切です．具体的にどのような疾患を考えるかは，**表 2-11**，**2-12** を参考にしてください．

B ステップ 2：誤嚥の原因は？

誤嚥性肺炎であると診断したら，一連の治療が始まり，診断の思考が停止してしまっていないでしょうか．実は誤嚥性肺炎の診断では，2 段階めがさらに重要です．それは，**「なぜ誤嚥したのか」**の追究です．原因疾患の治療が必要かもしれませんし，原因によって，誤嚥の予防法が変わってきます．誤嚥の原因がわかってこそ，きちんとした治療が行えるのです．

誤嚥性肺炎の患者さんを受けもっている研修医の先生に誤嚥の原因を聞いてみると，想定外の質問に固まってしまうこともあれば，「脳梗塞の既往があるので」，「嘔吐をしたから」など，一見納得してしまいそうな答えが返ってくることもあります．主治医としては，ここで一歩踏み込みたいものです．

確かに，脳梗塞の後遺症により嚥下機能が低下することはよくあります．しかし脳梗塞の発症が数年前であったとすると，誤嚥を頻繁にしているならば，年に何度も誤嚥性肺炎で入院になっていてもおかしくありません．今日という日に久しぶりに誤嚥性肺炎を起こしたとなれば，何か他に理由があるはずです．例えば，睡眠導入剤の増量に伴い夜間の唾液誤嚥が増えているのかもしれません．（臨床的にはっきりしなくとも）もともと脳梗塞後遺症により嚥下機能が少し低下している患者さんでは，インフルエンザなどで体調を崩した際に嚥下機能がさらに低下して，誤嚥を生じることがあります．私たちでも，普段から苦手なことは，体調を崩せばさらに苦手になることは，想像がつくのではないでしょうか（もし，筆者がインフルエンザにかかって熱があるときに，苦手なマラソンをするようにいわれたら，平坦な道でも簡単に転んでしまうでしょう……）．**嚥下機能を低下させる背景要因**に加えて，**今回の誤嚥の引き金も追究**するのが鍵です．

また，「嘔吐による誤嚥」も要注意です．そもそも**なぜ嘔吐をした**のでしょうか．そこには胆嚢炎や虫垂炎，尿路感染症，腸閉塞などが隠れているかもしれません．その原因を見つけていなければ，原疾患の治療にもたどり着くことができません．そして誰もが一度は嘔吐をした経験があるかと思いますが，そのまま肺炎になったことはあるでしょうか．嘔吐をして肺炎になるということは，よほど大量の噴水状嘔吐をしたか，あるいは吐物を誤嚥してしまうほど口腔機能や気道防御能が低下していることを示します．前者は**消化管の閉塞**を懸念する症状ですし，後者は**嚥下機能を低下させる基礎疾患**や，**痙攣や意識傷害**を疑わせます．しつこいぐらい徹底的に，誤嚥の原因を追究しましょう（この段階について詳しく知りたい方は，29 ページを読んでみてください）．

C ステップ 3：肺炎の原因は？

誤嚥の原因を的確に突き止めれば，治療に挑めそうな気がしますが，忘れてはいけない 3 つめの段階があります．「**なぜ肺炎になったのか**」という追究です．誤嚥というのは，異物が声帯を越えて気管内へ入ることをいいます．呼吸器内科では日々，患者さんの気管内に異物を入れています（というと，語弊がありますが）．気管支鏡を挿入し，局所麻酔薬や生理食塩水を噴霧します．こうした異物を挿入しても，肺炎になることはあまりありません．

では，誤嚥をした患者さんが誤嚥性肺炎を発症する場合と比べて，どう異なるのでしょう．例えば誤嚥物が（内視鏡のように洗浄されたものではなく）不潔であった可能性や，（生理食塩水のように気道粘膜への安全性が確認されたものではなく）内服薬や胃酸などで刺激性があった，また（短時間の内視鏡とは異なり）誤嚥物が長時間，気道内に残留したことなどがあげられるでしょう．社会的な要因が関係していることもあります（詳しくは**表 2-13**〈30 ページ〉へ）．

誤嚥性肺炎の診療は，診断から始まります．主治医として全人的診療をするために，まずは丁寧に診断しましょう．

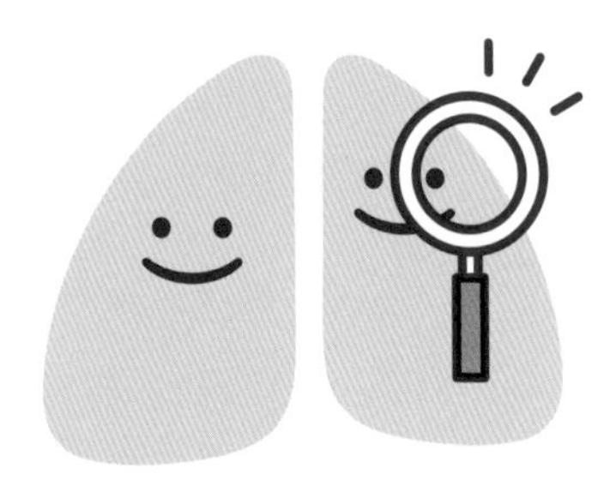

2 誤嚥性肺炎の診断基準

A 成人肺炎診療ガイドライン

成人肺炎診療ガイドライン2017[1]では誤嚥性肺炎はどのように扱われているのでしょうか．実は明確な診断基準は示されていません．その理由は次のように記載されています．「同程度の誤嚥が生じたとしても，咳反射や気道のクリアランス能が低下している場合は低下していない場合と比べ，肺炎に至る危険性が高いと考えられるため，誤嚥によって引き起こされる肺炎（誤嚥性肺炎）のリスク因子は，単純な誤嚥のリスク因子だけでは測れない」．そして，**表2-1，2**に示す「嚥下機能障害を来しやすい病態」「誤嚥のリスク因子」と「誤嚥による肺炎リスク因子」が列挙されています．つまり，前述の3つのステップと似ているのです．臨床医としては，ガイドラインにはより明確な診断基準を期待する半面，定義することが難しい病態であることを実感します．

B 嚥下性肺疾患研究会の定義，分類

そこで現時点では，嚥下性肺疾患研究会で定義された分類と診断基準（**表2-3**）[2]を使うことになります．ここでは嚥下性肺疾患が，いわゆる誤嚥性肺炎と，メンデルソン症候群，胃切除後嚥下性肺炎，びまん性嚥下性細気管支炎に分類されます．これは主に病歴から見分けやすいので，参考にしてください．

表2-1　嚥下機能障害を来しやすい病態

- 陳旧性および急性の脳血管障害
- 神経変性疾患と神経筋疾患，パーキンソン病
- 意識障害，認知症
- 胃食道逆流，胃切除後（特に胃全摘），アカラシア，強皮症
- 寝たきり状態
- 喉頭・咽頭腫瘍
- 口腔の異常（歯の噛み合わせ障害，義歯不適合，口内乾燥など）
- 気管切開，経鼻胃管（経管栄養）
- 鎮静薬・睡眠薬・抗コリン薬など口内乾燥を来す薬剤

（日本呼吸器学会：成人肺炎診療ガイドライン．p38，2017より改変）

表 2-2　誤嚥のリスク因子（上表）と誤嚥による肺炎のリスク因子（下表）

病　態	自覚的，他覚的症状	疾　患
嚥下機能低下	むせ 頻回の口腔内分泌の吸引 ※嚥下機能評価にてある一定の予測は可能	◎意識障害 ◎全身衰弱，長期臥床 ◎急性の脳血管障害 ◎慢性神経疾患 認知症 脳梗塞後遺症 パーキンソン病等 ◎医原性 気管切開チューブ留置 経管栄養（経鼻栄養） 咽頭に関わる頭頸部手術 鎮静薬，睡眠薬 抗コリン薬など口内乾燥を来す薬剤
胃食道機能不全	胸焼け，逆流感	◎胃食道逆流 ◎食道機能不全または狭窄 ◎医原性 経管栄養（経鼻栄養および経腸管栄養） 胃切除（全摘，亜全摘）

病　態	自覚的，他覚的症状	疾　患
喀出能低下	咳反射低下 呼吸筋力低下	◎全身衰弱，長期臥床
気道クリアランス能低下	喀痰の粘稠性上昇	◎慢性気道炎症性疾患
免疫能低下		◎全身衰弱，長期臥床 ◎急性脳血管障害 ◎低栄養

（日本呼吸器学会：成人肺炎診療ガイドライン2017．p39，2017より）

表 2-3 誤嚥性肺炎の診断基準

肺炎の診断基準

肺炎の診断は，次の①，②を満たす症例とする
① 胸部X線または胸部CT上で肺胞浸潤影を認める
② 37.5℃以上の発熱，CRPの異常高値，末梢血白血球数9,000/μL以上，喀痰などの気道症状のいずれか2つ以上が存在する

確実例：誤嚥の直接観察

A 明らかな誤嚥が直接確認され（食物，嘔吐など），それに引き続き肺炎を発症した例
B 肺炎例で気道より誤嚥内容が吸引などで確認された例

ほぼ確実例：嚥下機能障害の存在

A 臨床的に，飲食に伴うむせなどの嚥下機能障害を反復して認め，肺炎の診断基準①および②を満たす例
B 確実例のAまたはBに該当する症例で，肺炎の診断基準の①または②のいずれか一方のみを満たす例

疑い例：嚥下機能障害の可能性

A 臨床的に，誤嚥や嚥下機能障害の可能性をもつ下記の基礎病態ないし疾患を有し，肺炎の診断基準①または②を満たす例
B 嚥下機能障害が，経過中に客観的な検査法によって認められた例（嚥下誘発試験など）

嚥下機能障害の可能性をもつ基礎病態および疾患

・陳旧性ないし急性の脳血管障害
・嚥下機能障害をきたしうる神経変性疾患，神経筋疾患
・意識障害や高度の認知症
・嘔吐や胃食道逆流をきたしうる消化器疾患（胃切除後も含む）
・口腔咽頭，縦隔腫瘍およびその術後，気管食道ろう
・気管切開，経鼻胃管による経管栄養
・その他の嚥下機能障害をきたしうる基礎疾患

（平成8年度長寿科学総合研究事業：「嚥下性肺疾患の診断と治療に関する研究班」報告書より）

3 嚥下性肺疾患の分類と診断基準

誤嚥に関連して起こる肺疾患は，誤嚥性肺炎だけではありません．わが国では一般的に，次のように分類されています．

A 通常型嚥下性肺炎（いわゆる誤嚥性肺炎）(表 2-3)

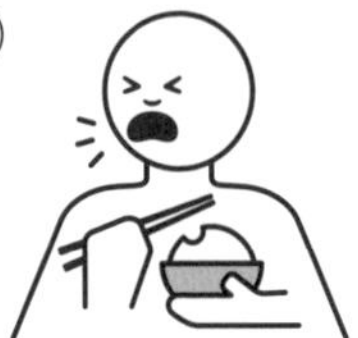

いわゆる一般的な誤嚥性肺炎です．明らかな誤嚥があり，引き続き肺炎が生じた場合や，嚥下機能が低下している症例に生じた肺炎のときに診断されます．

B メンデルソン症候群 Mendelson' s syndrome（表 2-4）[3]（図 2-1）

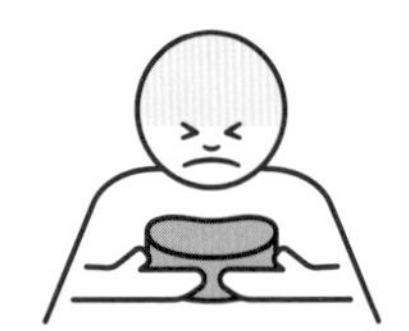

胃内容物の大量嘔吐（逆流）に伴う誤嚥による急性の化学性肺炎のことをいいます．胃液（特に pH 2.4 以下）が気道内へ吸引され，急激に発症し，ときに急性呼吸促迫症候群 acute respiratory distress syndrome（ARDS）に進行します．薬物中毒，痙攣，重篤な脳血管障害，麻酔など，意識障害に伴った大量嘔吐で生じやすく，画像上は両側性が 23%，右片側性が 77%というデータもあります．1946 年に産婦人科医のメンデルソンが，妊婦の麻酔中に多発する胃内容物の誤嚥に関して検討したことを契機にこのように呼ばれるようになりました．機序は大量の酸性胃液による化学性の肺傷害であるため抗菌薬は不要とされますが，実際には口腔内常在菌や消化管内の細菌による感染を併発する症例も多く，とくに制酸薬を服用中の患者などでは抗菌薬の投与がやむを得ないことも多いのが実情です．

表 2-4　メンデルソン症候群の診断基準

臨床症状・所見
A 発熱，著明な低酸素血症，呼吸困難，頻脈，チアノーゼを認める
B 胸部X線上に，浸潤影または肺水腫様の陰影を認める
病理学的所見
病理学的に，化学性の肺炎像が確認される

（Marik PE: N Engl J Med, 344: 665-671, 2001より作成）

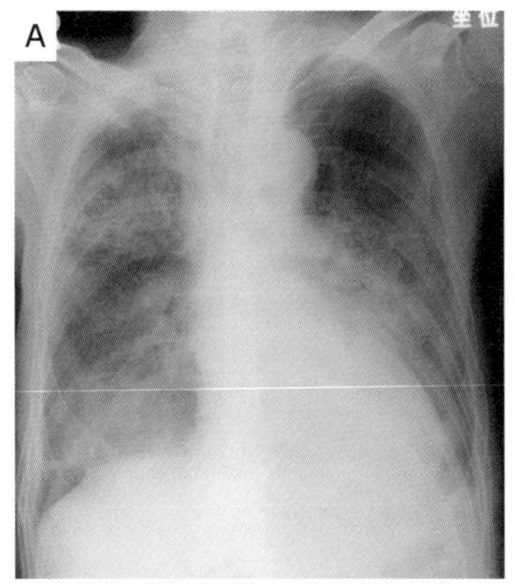

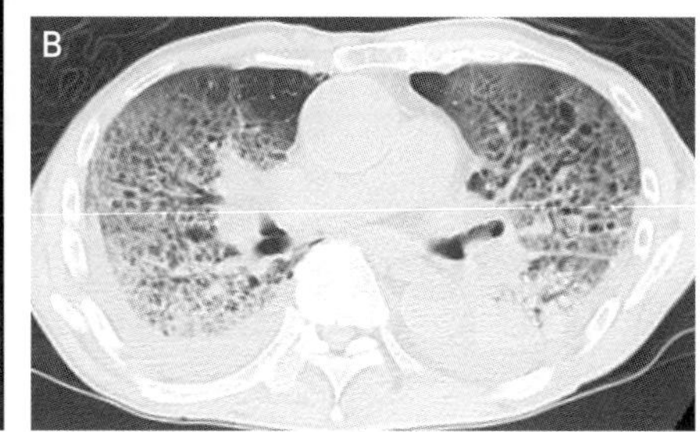

図 2-1　メンデルソン症候群の画像所見

C 胃切除後嚥下性肺炎 postgastrectomy aspiration pneumonia（表 2-5）（図 2-2）

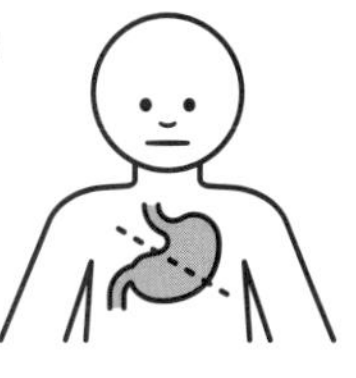

胃切除や胃全摘後，食道の術後には胃液や胆汁が逆流しやすく，咽頭期の嚥下機能に問題がなくても肺炎を繰り返します．ある研究では胃全摘後の 24％で肺炎があり，8.6％で肺炎を繰り返していました[4]．

D びまん性嚥下性細気管支炎（DAB）（表 2-6）（図 2-3）

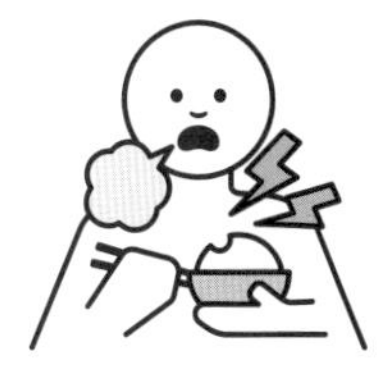

日常的に繰り返される微量誤嚥に伴って，細気管支に炎症をきたす病態です．1978 年に日本で初めて定義され，今では欧米でも広く認識されているので，鑑別できるようにしておきましょう．繰り返す咳や痰，喘鳴，息切れなどの症状があり，喘息や気管支炎と間違えられやすいのも特徴です．なかなか診断されなかった症例を当科でもときどき経験します[5]．画像上はびまん性汎細気管支炎 diffuse panbronchiolitis（DPB）に類似した小葉中心性粒状影を認めますが，下肺野や背側に分布する点が，DPB との鑑別点になります．診断基準は**表 2-6** のように定められていますが，臨床現場では病理学的所見まで得られることはまれです．胸部 X 線で肺炎がみられなくても嚥下性肺疾患があるかもしれないこと，また喘息のような症状であっても微熱を伴ったり，食事に関連して起こる場合には diffuse aspiration bronchiolitis（DAB）かもしれないことを，認識しましょう．

表 2-5　胃切除後嚥下性肺炎の診断基準

臨床症状・所見
突発性発熱や呼吸困難が主要症状で,
A 胃の部分切除あるいは全切除の既往がある
B 胃食道逆流に関連した症状を示すことが多い
C 胸部X線上に明らかな肺炎を示唆する陰影を欠く場合もある
D CTで多区域性の病変を認めるが, 結節陰影の場合もある（背側優位なことが多い）
上記Aと誤嚥による肺炎像を確認すれば診断が可能である
客観的な嚥下機能障害の確認
A 誤嚥あるいは食事中のむせの確認
B 頻回の胃食道逆流所見を認める
C 嚥下機能評価で異常を示す（嚥下誘発潜時の遅延がある）
病理学的所見
病理学的に, 異物反応による炎症や肉芽形成が確認される場合がある

（Marumo K et al: Chest, 107: 453-456, 1995より）

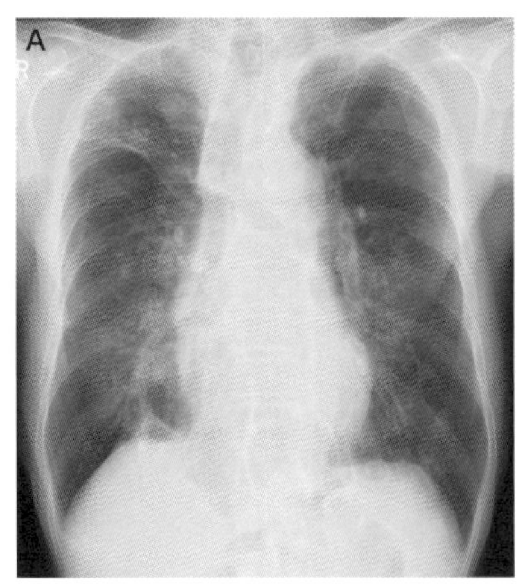

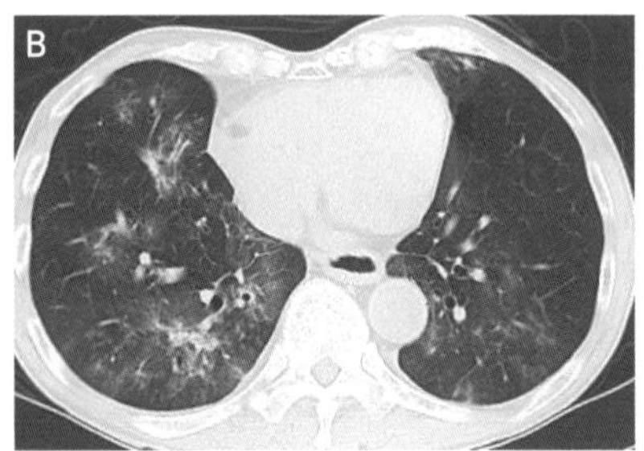

図 2-2　胃切除後嚥下性肺炎の画像所見

E 重症度

誤嚥性肺炎だからといって, 必ずしも入院が必要というわけではありません. 状態が落ち着いていれば, むしろ自宅のほうが環境の変化がなくせん妄やADLの低下をきたしにくく, 本人のQOLを維持できます. 一方で, 介護者の支援体制や, 状態が悪化したときの対応は話し合っておく必要があります.

表 2-6　びまん性嚥下性細気管支炎の診断基準

臨床症状・所見
A 食事摂取と関連した喘鳴，呼吸困難感，喀痰，咳嗽，微熱のいずれか一つ以上 B 胸部X線上に，明らかな肺炎を示唆する陰影を欠く C 胸部CTにて比較的びまん性の（小葉中心性の）小粒状影（背側優位なことが多い） 上記A～Cのすべてを満たす
客観的な嚥下機能障害の確認
A 誤嚥あるいは食事中のむせの確認 B 嚥下機能障害あるいは誤嚥をきたしうる基礎病態を有する
病理学的所見
病理学的に，細気管支の異物反応による炎症，肉芽形成による細気管支閉塞を認める

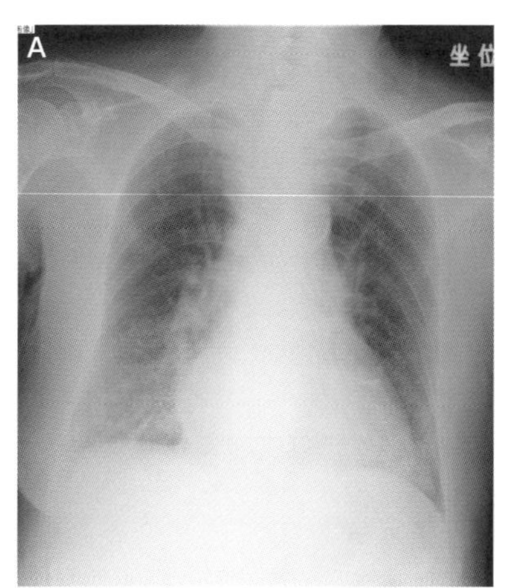

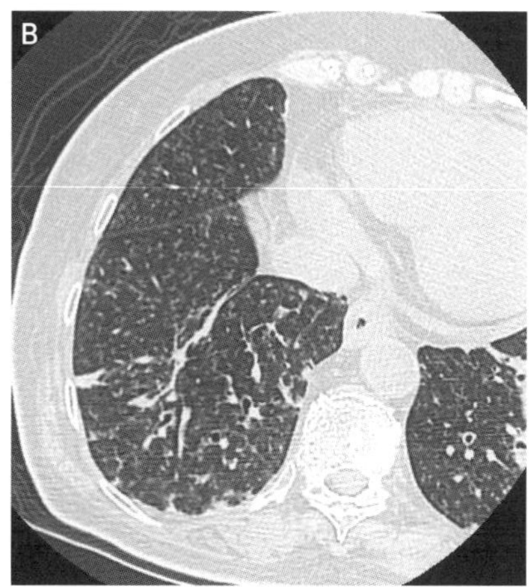

図 2-3　びまん性嚥下性細気管支炎の画像所見

では，「落ち着いている」かどうかは，どのように判断するのでしょうか？大雑把に言うと，酸素と輸液（外来では行いづらいこと）が必要なければ自宅で治療可能と考えます．さらに客観的な指標に基づけば，入院かどうか，重症病棟か一般病棟か，などを判断する材料になります．

誤嚥性肺炎に特化したものはないですが，肺炎の重症度分類として一般的に使われているものがいくつもあります．それぞれ作られた医療環境や意図が異なるため，診療する対象に合った評価法で，かつ何の判断に用いるかを意識して使い分けます．どれか一つであれば，**A-DROP** がよいでしょう．日本の人口の高齢化を踏まえて，イギリスの CURB-65 を修正して作成されており，救急外来でも簡便に評価できます．評価項目の頭文字を覚えておくと思い出しやすいでしょう．入院の要否，初期治療の内容を検討するとき，紹介先へ伝える際などに，さっと評価するのに向いています．中身をみると，バイタルサインがいかに重要であるかがわかります（vital =「生命維持に必要な」という，その名の通りですね）．在宅や診療所でも確認できるよう，BUN 以外の項目で作られた **CRB65** という評価法も編み出されています．慣れた A-DROP でも，BUN だけではなく「脱水あり」という表現も添えられているのも，こうした意図でしょう．

誤嚥性肺炎の重症度分類というものはないため，こうした肺炎の重症度分類を用いることが一般的です．誤嚥性肺炎の患者さんの入院中の死亡率をみた国内の研究で，A-DROP が 3-5 項目の群と 0-2 項目の群では 28.6%と 9.0%でした[6]．しかし，多様な因子が関連する誤嚥性肺炎の性質上，A-DROP では表しきれないことが多いです（これは誤嚥性肺炎に限ったことではなく，例えば若年者では点数上は軽く表れます）．併存症や患者さんの全身状態が予後や転帰に大きく関与するため，より詳しい **PSI**（Pneumonia Severity Index）のほうが臨床経過に合致します（**表 2-8**）．ただしこれはカナダで作られたスコアで，日本のように対象者の平均年齢が高いと点数も高く出やすいことには留意します．項目数が多いため，落ち着いた段階で一度評価して，面談やその後の方針に役立てるために活用するとよいように思います（全例で PSI の正確な点数をつけなくとも，項目を把握しておくことが現場で何かと役立ちます）．臨床研究などにも有用でしょう．

表 2-7　A-DROP

A（Age）：男性≧70歳，女性≧75歳
D（Dehydration）：BUN≧21mg/dL，または脱水あり
R（Respiration）：SpO_2≦90%，またはPaO_2≦60mmHg
O（Orientation）：意識の変容あり
P（Pressure）：収縮期血圧≦90mmHg

軽症：0項目
中等症：1-2項目
重症：3項目
超重症：4-5項目（ただし，ショックがあれば1項目のみでも超重症）

（日本呼吸器学会 呼吸器感染症に関するガイドライン作成委員会：成人市中肺炎ガイドライン．日本呼吸器学会，2007より改変）

表 2-8 PSI

・50歳以上 ・癌 ・CHF ・脳血管疾患 ・腎疾患 ・肝疾患 ・意識障害
・HR≧125 ・RR≧30 ・SBP＜90 ・体温＜35，≧40

↓ 1つでもあれば（なければClass Ⅰ）

特 性	ポイント
背 景	
年齢：男性（50歳超えた）	年齢数
女性（ 〃 ）	年齢数－10
ナーシングホーム居住者	＋10
合併症	
悪性腫瘍	＋30
肝疾患	＋20
うっ血性心不全	＋10
脳血管障害	＋10
腎疾患	＋10
身体所見	
精神状態の変化	＋20
呼吸数≧30/分	＋20
収縮期血圧＜90	＋20
体温＜35℃または≧40℃	＋15
脈拍数≧125/分	＋10
検査値	
pH7.35未満	＋30
BUN≧10.7	＋20
Na＜130	＋20
Glu≧139	＋10
Ht＜30%	＋10
PaO_2＜60またはSpO_2＜90%	＋10
胸水の存在	＋10

Score assessment

危険度	点 数	危険度	死亡率	治 療
Ⅰ	0	軽度	0.1%	外来
Ⅱ	1-70	軽度	0.6%	外来
Ⅲ	71-90	軽度	2.8%	入院（短期）
Ⅳ	91-130	中等度	8.2%	入院
Ⅴ	130～	重度	29.2%	入院

（Fine MJ, et al：N Engl J Med, 336:243-250, 1997より作成）

4 誤嚥性肺炎の症状

誤嚥性肺炎の症状は，一般的な肺炎と似ています．誤嚥のリスクがある患者さんで，湿性咳嗽や発熱があれば疑います．一方，高齢者では種々の理由により，症状が目立ちにくいため，より**意識的な問診と診察**が必要になります．

A 熱が出にくい

加齢や衰弱に伴い，熱が出にくくなります．①そもそも平熱が低いこと，②体温の日内変動の幅が狭くなること，③感染症をきたしても高熱をきたしにくいこと，などが原因です．体温の絶対値だけでなく，ご本人の平熱と比較するとともに，**頻脈，悪寒戦慄，発汗，硬直，皮膚紅潮**なども確認します．普段の状態を知らないと気づきにくいため，ご家族や介護者にも聞きましょう．

B 咳や痰が出にくい

咳が弱いため，痰のクリアランスが悪化します．痰をうまく出せない患者さんに，「痰が出ますか」と聞いても，出ないと答えてしまうでしょう．「**痰が絡みませんか**」，「痰が普段より出しにくいですか」，「痰がいつもより粘っこくないですか」などと聞き方を変えます．呼吸困難も訴えにくくなるため，**息遣いがいつもより荒い**かどうか，介護者に教えてもらいましょう．

C 典型的な症状が出にくい

熱や気道症状などの典型的な症状（**表 2-9**）が出にくく，**食欲低下**や**傾眠**，**せん妄**などが肺炎の徴候になることも多いのです．病院勤務をしていると，つい検査所見に頼ってしまいがちです．そのときの診断には確かに検査も併用するとよいのですが，その患者さんが自宅や施設へ戻ったらどうでしょう．どういった症状に気をつければよいかを介護者と共有するためにも，その患者さんのサインに気づいてあげることも，主治医にできることです．

表 2-9　誤嚥性肺炎の症状

	高齢者以外	高齢者
全身症状	発熱，悪寒戦慄，倦怠感，食欲低下	活気/活動性低下，微熱，皮膚紅潮，発汗，硬直，失禁，傾眠
気道症状	咳嗽，膿性痰，息切れ，呼吸困難	痰がらみ，頻呼吸，喘鳴，湿性嗄声，痰の粘稠度の上昇

現場の声 呼吸器内科医 喜舎場朝雄先生（沖縄県立中部病院）

誤嚥性肺炎の身体所見のポイント

高齢者は問診のみで診断にたどり着くことが難しく，誤嚥性肺炎をきたしていると考えた場合に背景疾患を念頭に置いた診察が重要です．

①脳梗塞を代表とする脳血管障害の患者では麻痺側に注目する：麻痺側は横隔膜や肋間筋の機能も低下している場合が多く，肺炎をきたしやすいのです．呼吸副雑音をしっかり聴取します．

②パーキンソン病では仮面様顔貌に注目する：上肢の伸展障害があれば嚥下機能が低下して肺炎を起こしやすくなります．

③栄養状態と嚥下機能も密接に関係する：側頭筋や手指の骨間筋の萎縮は低栄養を反映していることが多く，繰り返す肺炎の予測因子となります．

④臥床が多い患者の着目すべき所見：背部や仙骨部の浮腫，足底部が柔らかい場合は普段，ほぼベッド上で生活して立位歩行をしていない可能性が高く，嚥下機能の低下が予想されます．

⑤誤嚥性肺炎の好発部位を知る：右の第８胸椎レベルが解剖学的にも最も誤嚥による陰影がみられる部位で，患者の右背部の肩甲骨下角の鎖骨中線の裏側に相当します．その部位の聴診をしっかり行います．

⑥誤嚥を繰り返している場合の病態をつかむ：下肺野に何度も肺炎を繰り返すと肉芽腫や器質化を惹起し，聴診で吸気終末の雑音が聴取されます．

5 誤嚥性肺炎の身体所見（表 2-10）

全身状態やバイタルサインの変化，肺ラ音を確認します．嚥下機能や喀出能が低下すると，痰や唾液をうまく処理できなくなり，痰が絡んだような（より重度になると，唾液でうがいをするような）**湿性嗄声**が聞かれます（**表 2-9**）．病歴を聞きながら，声質や声の大きさにも耳を傾けるようにします．また誤嚥性肺炎は，荷重部位に起こりやすく，無気肺も合併しやすくなります．**背側の呼吸音**も必ず聴取します．仰臥位になっている場合は体を起こすか，側臥位にするか，背中の下に聴診器を滑り込ませることでも聴取できます．

表 2-10　誤嚥性肺炎の身体所見

全身状態：意識，活気，声質
バイタルサイン：発熱，頻脈，頻呼吸，SpO_2 低下，血圧低下や上昇
口腔内：乾燥，汚染，痰や異物の付着
呼吸音：rhonchi，coarse crackles　背側も必ず聴取する！
四肢：乾燥，るい痩

※誤嚥性肺炎と間違えやすい他疾患を鑑別するための診察も行う.

6 誤嚥性肺炎の検査

一般的な肺炎と同様に，血液検査で白血球数（好中球数）の増加や，CRPの上昇などを確認します．慢性的な誤嚥がある場合には，これらが慢性的に高めとなっていることもあるため，できれば普段の数値と比較します．胸部X線検査，喀痰培養も重要になります．また，誤嚥の原因を調べるため，例えば嘔吐がありイレウスが疑われる場合には，腹部X線，胆嚢炎が疑わしいときは腹部エコーなど，病歴や身体所見に応じて必要な検査を取捨選択します．

7 誤嚥性肺炎の画像所見

誤嚥性肺炎の発生機序や解剖学から考えれば，画像上は浸潤影が重力性に，右下肺野背側を中心に分布することは納得できます．しかし，必ずしもそうとは限りません．患者さんが誤嚥したときの姿勢や，普段長時間とっている姿勢，また誤嚥の様式によって，異なるのです．例えば左側臥位を好む患者さんでは，左側の陰影が目立ちます．終始，仰臥位で過ごしていれば，上肺野の背側に影が出てもおかしくありません．胃切除後の誤嚥性肺炎では，坐位や立位を中心とした生活の患者さんが食後の逆流により誤嚥するため，背側に限らず肺底部全体の気管支周囲に陰影が分布します．メンデルソン症候群では，化学性肺臓炎に伴い，肺野全体にすりガラス影が広がり，急性呼吸促迫症候群（ARDS）様の所見を呈します．

当科も携わった誤嚥性肺炎の画像の研究[7]では，誤嚥性肺炎のCT所見で，15%が大葉性肺炎，68%が気管支肺炎，17%が細気管支炎を呈しました．92%で陰影が背側優位に分布し，47%で下肺野優位に，53%ではびまん性の分布をとりました．びまん性に分布した例では有意に全身状態が不良でした．**浸潤影より気管支肺炎パターンの誤嚥性肺炎の頻度が高い**こと，半数以上でびまん性の分布をとることは，念頭に置くとよいでしょう（**図 2-4**）．

8 誤嚥性肺炎と間違えやすい呼吸器疾患

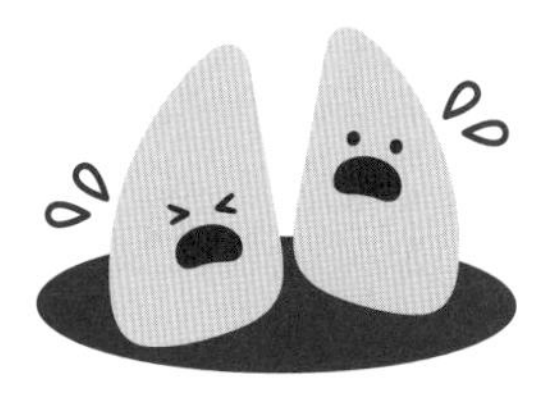

高齢者や基礎疾患のある患者さんが，熱や咳を伴うエピソードを繰り返している場合，まず誤嚥性肺炎を思い浮かべるかもしれません．しかし，毎回そうとは限りません．怖いのは，診断が異なっていても，自然経過で，あるいは**誤嚥性肺炎に対する一般的な対応**（絶食や抗菌薬治療）**でいったん改善する病態が多い**ため，**診断のずれに気づきにくい**ことです．「以前にも誤嚥性肺炎の既往がある」と言われても，安易に決めつけず，その都度丁寧な病歴と身体所見をとり，嚥下機能もきちんと評価しましょう．

A 結核，非結核性抗酸菌症

結核や非結核性抗酸菌症は，高齢者や抵抗力が低下した患者さんに慢性経過で生じやすいという点で誤嚥性肺炎と似ており，見逃しやすい疾患です．肺炎としてキノロン系抗菌薬が使われている場合，結核や非結核性抗酸菌症があったとしても部分的に効いてしまうため，さらに気づきにくくなります．気管支

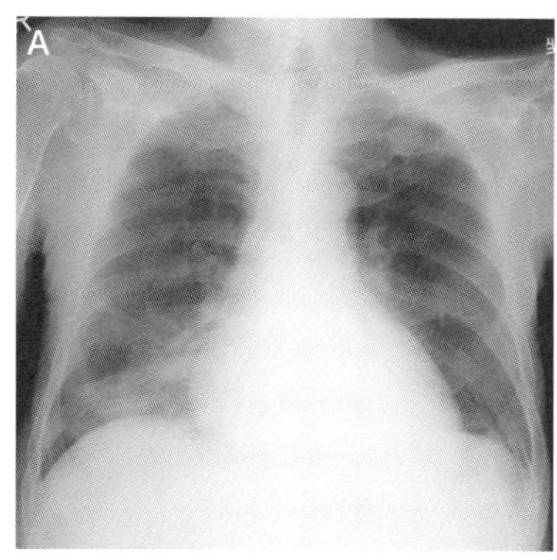

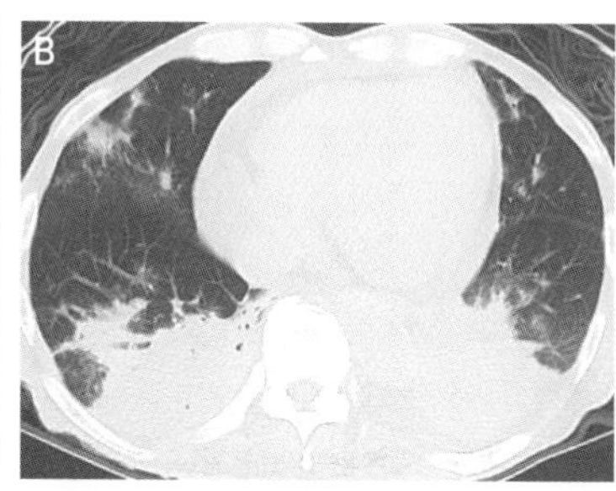

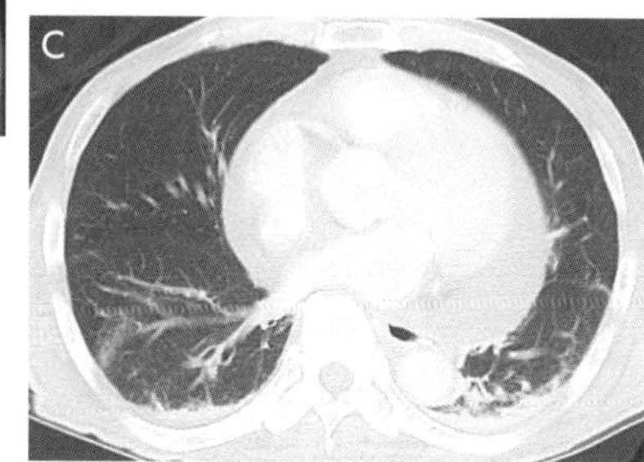

図 2-4　急性，慢性の誤嚥性肺炎の代表的な画像所見

A：X線所見，B：CT所見，C：慢性誤嚥のCT所見．

炎などで繁用されるマクロライド系抗菌薬も，非結核性抗酸菌症の主たる治療薬であるため，一時的な効果が得られます．また，その他の抗菌薬も，程度の差こそあれ，結核や非結核性抗酸菌症に対して臨床的な効果を認めるといわれています．発見が遅れることで本人の病状が進行するのみならず，周囲への感染拡大，薬剤耐性菌の発生を招きます．肺炎を繰り返す症例では，一度は**喀痰抗酸菌検査**（塗抹・培養・PCR）を出すようにしています．抗酸菌症が疑わしく，繰り返し検査を出す場合でも，PCR 検査が行えるのは 1 回のエピソードにつき 1 種類の検体で 1 回のみであることに留意しましょう．

B 気管支拡張症

気管支が拡張し，慢性的な湿性咳嗽があり，熱や呼吸不全を伴う急性増悪を繰り返し起こします．症状や病歴からは誤嚥性肺炎と間違えやすいかもしれません．気管支拡張を示す CT 所見は，慢性誤嚥に伴いみられてくることもありますが，誤嚥性肺炎をきたすような基礎疾患がない場合には，気管支拡張症の精査が推奨されます．原因不明（特発性）も半数近くありますが，非結核性抗酸菌症，自己免疫性疾患（関節リウマチ，シェーグレン症候群，強皮症），慢性閉塞性肺疾患 chronic obstructive pulmonary disease（COPD）や気管支喘息，アレルギー性気管支肺アスペルギルス症，炎症性腸疾患，免疫不全などが関連していることがあります．原疾患の治療に加え，去痰剤や吸入療法，呼吸リハビリテーションによる排痰管理，マクロライド少量長期療法（非結核性抗酸菌症が否定できる場合），感染予防などが重要になります．

C 慢性閉塞性肺疾患

喫煙歴のある 40 歳以上の成人での COPD の有病率は 10％に上ります[8]．気道感染を繰り返す症例の中には，より高い頻度で隠れています．**COPD では嚥下障害を高率に合併**します[9, 10]（第 3 章の 7〈52 ページ〉参照）．嚥下障害がない症例でも，COPD があることで気道感染をきたしやすく，COPD 増悪を併発しているかもしれません．禁煙，気管支拡張薬，去痰剤の使用などにより軽減できるため，診断をつけておきたい疾患です．慢性経過の咳，痰，息切れの他，胸部 X 線や CT 画像で肺の過膨張や気腫性変化がないかを確認します．できれば安定しているときに肺機能検査を行い，閉塞性障害がないかを確認しましょう．

D びまん性汎細気管支炎，副鼻腔気管支症候群

慢性経過の湿性咳嗽，喀痰のある患者で，肺のHRCTで両肺にびまん性の小葉中心性粒状影がみられるときはDPBも考えましょう．頻度は低いですが，慢性経過の湿性咳嗽の鑑別疾患としては重要です．血液寒冷凝集素，副鼻腔の画像検査，喀痰検査などを検討します．なお，画像所見のみでは，びまん性嚥下性細気管支炎（DAB）と類似するため，症状の経過が重要になります（DABについては，本章3-D〈17ページ〉参照）．

E 肺癌

同じ部位に肺炎を繰り返すとき，そもそもそれが肺炎ではなく肺癌の陰影である場合や，肺癌に伴う閉塞性肺炎が鑑別にあがります．特に**粘液産生腺癌**は，**症状や画像所見が肺炎と類似**するため，気づかれにくい代表疾患です．喀痰細胞診や腫瘍マーカーは参考程度であり，肺癌を除外する根拠にはなりません．疑わしい場合には，気管支鏡検査の適応も含め，専門医に相談しましょう．

F 間質性肺炎（薬剤性肺炎，器質化肺炎）

慢性経過の乾性咳嗽や息切れの場合に疑います．画像所見はすりガラス影や線維化，網状影などが中心であるため，誤嚥性肺炎との鑑別は容易かのように感じるかと思います．しかし中には，器質化肺炎や薬剤性肺炎，また一部の膠原病関連肺疾患などのように，浸潤影が中心であるため見分けにくいものもあります．背部の聴診で吸気終末にfine cracklesは聞こえないでしょうか．疑わしい場合には，画像診断や呼吸器の専門医に相談しましょう．

G うっ血性心不全，肺水腫（表2-11）

呼吸器疾患ではないものの，勘違いされやすく，併発しやすい代表疾患が心不全です．高齢者で気道感染を契機にうっ血性心不全が悪化すると，気道感染による熱や湿性咳嗽，心不全増悪による胸部異常陰影や酸素化の低下が出現するため，確かに肺炎と見分けがつきにくいかもしれません．

病歴をきちんと聞くと，膿性痰ではなく**泡沫状痰**であったり，**体重増加や浮腫**を伴っていたり，**水分・塩分摂取過多**が隠れていたりすることがあります．また，画像上も肺炎を示唆する肺底部の浸潤影よりは，**縦隔周囲のすりガラス影**が目立ち，**血圧やBNPの上昇**も参考になります．ときに，虚血性心疾患が隠れていることもあります．胸部症状の結果，嘔吐をして誤嚥性肺炎をきたすこともあります．高齢者は症状が出にくく，訴えにくいため，特に注意が必要です．

表 2-11　誤嚥性肺炎と鑑別を要する呼吸器疾患

- 結核，非結核性抗酸菌症
- 慢性閉塞性肺疾患（COPD）
- 気管支拡張症
- びまん性汎細気管支炎（DPB），副鼻腔気管支症候群
- 肺癌
- 間質性肺疾患（薬剤性肺炎，器質化肺炎）
- うっ血性心不全，肺水腫

9 誤嚥性肺炎と間違えやすい発熱性疾患

呼吸器疾患以外にも，誤嚥性肺炎と間違われやすい疾患が数多くあります（表 2-12）[11〜13]．なぜ間違われやすいのか考えると，思い出しやすいでしょう．

A 誤嚥性肺炎の治療で改善する疾患

尿路感染症，**胆嚢炎 / 胆管炎**，**虫垂炎**などは，頻度の高い感染症です．もしこれらを誤嚥性肺炎と判断して，絶食や食事内容の調整と抗菌薬で治療してしまった場合，どうなるでしょう．診断が異なっていても，一時的に良くなるのです．すると「やはり誤嚥性肺炎であった」と納得し，真の熱源が気づかれないままになります．初めに肺炎を思い浮かべてしまうと，腹部の診察や問診がおろそかになってしまうことや，肺炎でも食欲不振が出ることも，一因です．一時的に改善したとしても，尿閉の治療，胆石や虫垂の摘出などを行っていないため，発熱を繰り返し，より重症化してしまうことがあります．腹部や尿路は，意識的に診るようにしましょう．

B 高齢者に多い疾患（表 2-12）

若年者の発熱では，第一に疑うことはありませんが，高齢者では頻度が増える熱源として**腫瘍熱**，**偽痛風**，**歯周病**，**感染性心内膜炎**，**憩室炎**，**蜂窩織炎**などがあります．これらは一般的な熱源検索ではわかりにくいため，狙いを定めた診察や検査を行う必要が出てきます．

C ADL 低下に伴い併発する疾患（表 2-12）

誤嚥性肺炎で入院中の患者さんが発熱した場合，「また誤嚥した」と考えがちです．こうした患者さんは活動性が低下していることが多く，**褥瘡**，**深部静脈血栓症**，**肺塞栓症**なども頻度が増えるため，背部や下肢も診察しましょう．

表 2-12　誤嚥性肺炎と鑑別を要する発熱性疾患

- **誤嚥性肺炎の治療で改善する**：尿路感染症，胆囊炎，胆管炎，虫垂炎，膿瘍
- **高齢者に多い**：腫瘍熱，偽痛風，歯周病，感染性心内膜炎，憩室炎，蜂窩織炎
- **ADL低下に伴う**：褥瘡，深部静脈血栓症，肺塞栓症
- **医療行為に関連**：薬剤熱，偽膜性腸炎，カテーテル感染症，副鼻腔炎
- **その他**：自己免疫性疾患（リウマチ性多発筋痛症など）

D 医療行為に関連した発熱（表 2-12）

抗菌薬などの薬剤投与に伴う**薬剤熱**や**偽膜性腸炎**，また点滴や尿道カテーテルの留置に伴う**カテーテル感染症**などは，念頭に置く必要があります．意外に忘れがちなのが，経鼻胃管の留置に伴い合併しやすくなる**副鼻腔炎**です．疑わしいときは副鼻腔の診察，頭部画像検索や，チューブの抜去（経鼻胃管が継続して必要な場合は，対側鼻腔への入れ替え）を検討してみてください．

10 誤嚥の原因への追究

誤嚥の原因を鑑別するときには，考え方はいくつかあります．抜けがないように，系統立てて考える使いやすい方法を一つ，身に付けておくとよいでしょう．誤嚥の原因というと難しく聞こえるかもしれませんが，そう気負わず，例えば発熱や腹痛の鑑別と同じように考えればよいわけです．解剖学的な位置関係で考えていく方法や，病態別に考えていく方法は，なじみがあるのではないでしょうか．ただし解剖学的に考えていく際は，薬剤性や医原性，自己免疫性などといった臓器によらない病態を忘れないよう気をつけます（**表 2-13**）．

誤嚥の鑑別で特有なことは，誤嚥に直接関係しそうにないことも誘因になるという点です．加齢や脳梗塞などの影響で嚥下機能が少し低下していても，気づいていないことがよくあります（**潜在する嚥下障害**）．自覚症状がなく，（喀出能が備わっていると）肺炎にもならないので，嚥下造影などの精密検査も行われず，気づかれずに過ごしています．こうした潜在する嚥下障害をもつ患者さんでは，何か**引き金がもう一つ加わることで，嚥下障害が一気に顕在化する**ことがあります（**図 2-5**）．例えば，骨折で臥床がちになったり，抗精神病薬の増量や尿路感染症のため活気が低下したりするなどです．そこで，誤嚥をきたす疾患を鑑別するとともに，**最終的な引き金となったきっかけを探す**ことも忘れてはいけません．

また，**摂食嚥下の 5 期モデル**（**図 2-6**）[14] に基づいて鑑別する方法もあります．このモデルに沿って考えると，例えば**先行期**（認知期）に異常がありそう

表 2-13　誤嚥の原因（解剖学的な鑑別）

・**神経**：脳血管障害（急性期，陳旧性），認知症，変性疾患（パーキンソン病，進行性核上性麻痺など），痙攣，意識障害，頸髄損傷
・**頭頸部**：頭頸部癌，口腔の異常（噛み合わせ，義歯不適合/不使用，口内乾燥），顎関節脱臼，頸椎の異常
・**呼吸器**：慢性呼吸不全
・**消化器**：逆流性食道炎，食道裂孔ヘルニア，胃切除後（特に噴門部），アカラシア，強皮症
・**筋骨格**：サルコペニア，骨折（長期臥床，食事摂取方法の変化），頸椎前面の骨増殖
・**薬剤性**：鎮静薬，鎮痛薬，抗パーキンソン薬，抗精神病薬，抗コリン薬（口内乾燥），薬剤性パーキンソニズム，電解質異常やコリン作動性クリーゼ
・**医原性**：気管切開チューブ，経鼻胃管，経管栄養，身体抑制
・**その他**：他の感染による全身状態の低下，意識障害，大量嘔吐，吐血
※**嘔吐をきたす疾患**：虫垂炎，胃腸炎，胆囊炎，胆管炎，イレウス，尿路感染症，急性心筋梗塞，脳卒中，髄膜炎，痙攣
※**意識障害をきたす疾患**：脳卒中，痙攣，髄膜炎，硬膜下血腫，高血圧性脳症，呼吸不全，肝不全，尿毒症，低血糖症，電解質異常，甲状腺/副腎機能異常，薬剤性，アルコール性
※**社会的要因**：食事介助者や生活環境の変化，摂取方法/姿勢/スプーンなどの変化

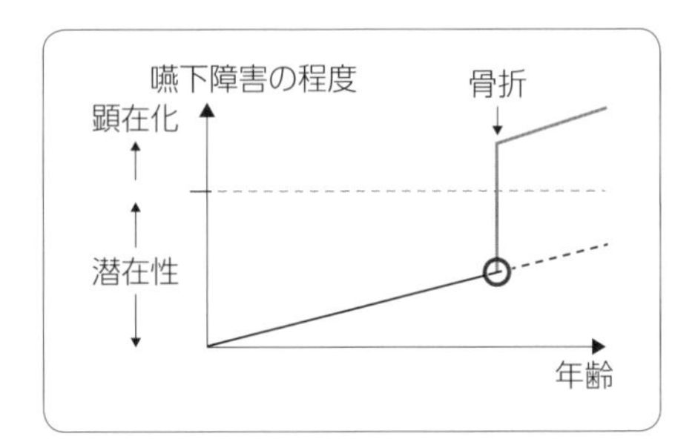

図 2-5　潜在する嚥下障害の顕在比

なら認知症や薬剤性の傾眠，食思不振など，**口腔準備期**なら脳梗塞や口腔癌，**口腔期**ならパーキンソニズムや義歯不適合，**咽頭期**なら咽頭癌やサルコペニア，**食道期**なら食道癌や逆流性食道炎が考えられるかもしれません．ここであがる疾患は，解剖学的にあるいは病態別で考えた場合と同じですが，食事にまつわる患者さんの症状から考える場合には，こちらが考えやすいように思います．

鑑別診断を考える上で，しっくりくる方法を選び，活用してみましょう．各疾患と誤嚥性肺炎の関連について，より詳しくは 3 章をご参照ください．

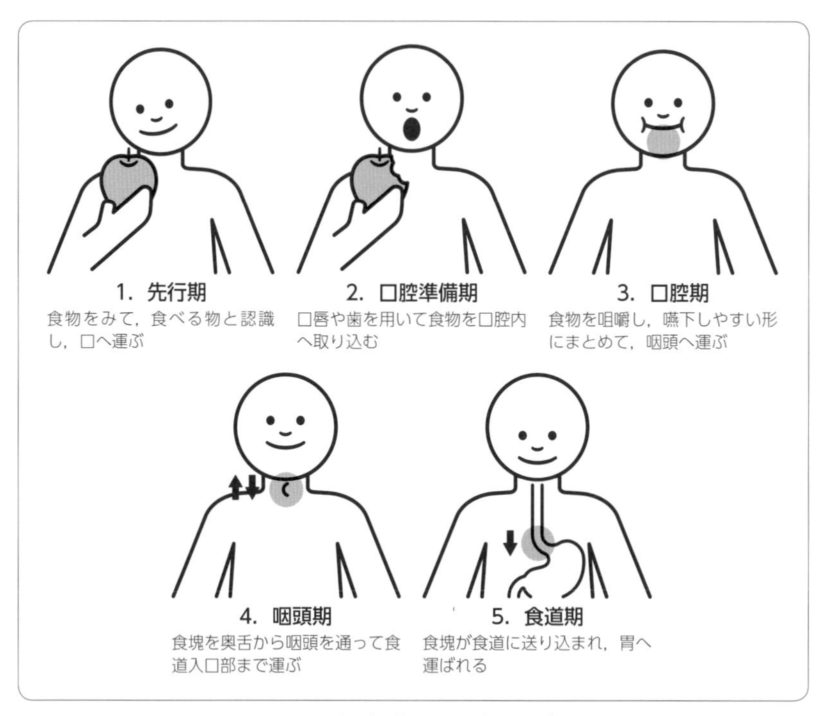

図 2-6　摂食嚥下の 5 期モデル

11 肺炎の原因への追究

肺炎になる原因を調べる重要性を，本章 1-C（12 ページ）で触れました．ここでは具体的な方法論を共有します．これまで同様に，機序に分けて考えると臨床現場で思い出しやすいでしょう（**表 2-14**）．

A 誤嚥物の性状

最も多いのは，細菌学的な要因です．口腔内が不衛生であるために，口腔内常在菌が気管内へ入ってしまうことで感染します．患者さんに初めて会うときは，必ず口腔内も診察します．歯に**汚れや歯垢**（プラーク），**歯肉の浮腫や色調変化，出血，**また汚れがたまりやすい部分（**歯牙欠損，不規則な歯並び**）はないでしょうか．一見きれいにみえても，**義歯**を外してもらうとその裏側に汚れがたっぷり付着していることもあります．早めに確認しましょう．

また，誤嚥物による化学的な刺激が加わることもあります．例えば，胃の内

表 2-14　肺炎の原因

- **誤嚥物の性状**：口腔内不衛生，義歯の不衛生，化学的な刺激（胃酸，薬剤など）
- **喀出能の低下**：咽喉頭の感覚低下（脳卒中後遺症など），サルコペニア，神経筋疾患，慢性気道炎症性疾患
- **全身状態**：低栄養，免疫抑制剤の使用，併存疾患（悪性疾患，肝腎障害など）
- **社会的要因**：病識や認知機能の低下，一人暮らし/老老介護，ケア不足，かかりつけ医が決まっていない

容物を誤嚥すると胃酸により化学的な肺臓炎をきたします．食べ物や薬剤を誤嚥したときにも似た反応が起こると想定されます．薬は内服した瞬間に誤嚥しなくとも，飲み込みにくくて口腔内や咽頭に付着し，後に誤嚥していることがあります．**内服しにくい薬**がないか，処方内容も見直します．

B 喀出力の低下

誤嚥をしても，すぐにそれを感知して喀出できれば，肺炎になることはありません．**脳梗塞後遺症**などで咽喉頭の感覚が低下していると，誤嚥をしても咳が出ない（不顕性誤嚥を生じる）ため，異物が気管内へ入りやすくなります．また，感知してもそれを喀出する力が弱っていると，喀出できず肺炎になってしまいます．例えば**サルコペニア**や**神経筋疾患**など，筋力が弱る疾患がこれに当たります．さらに，少しの感染でも重症化するような，全身状態の低下にも注意が必要です．**低栄養状態**や，**全身の衰弱**，**免疫抑制剤**の使用，**悪性腫瘍**や**血液疾患**の合併，**肝腎障害**などが影響しているかもしれません．また**慢性気道炎症性疾患**（気管支拡張症，慢性閉塞性肺疾患，びまん性汎細気管支炎など）により気道分泌物の粘稠性が上がり，喀出を難しくさせていることもあります．

C 社会的要因

忘れがちなのが，社会的な要因です．例えば歯磨きや口腔ケアの必要性を認識できていなかったり，**認知機能の低下**によりこれらがきちんと行えていないことがあります．呼吸器内科では**息切れ**のため歯科治療を受けることが不安で受診が滞っている患者さんによく出会います．むせ込むことが増えたのに，病院に行こうとしない**病識の乏しさ**や，病院に行けない理由があるのかもしれません．熱が出ても，**一人暮らし**や**老老介護**のため気づきにくく，受診につながらなかったかもしれません．こうした背景にも目を向けたいものです．

さらに近年の日本では専門科の受診のみを希望される患者さんも多く，かかりつけ医がおらず，ちょっとした**体調の変化に気づけるような医療の関わり**が

できていないことも多いように思います．肺炎は，こうした**生活状況の黄信号，赤信号**かもしれません．主治医として，アンテナを張っておきましょう．

12 肺炎を契機に，見つかる疾患の実態

肺炎をみるたびに誤嚥の原因をきちんと追究していると，新たな基礎疾患が発見されることがあります．通常の肺炎と思っていたけれど，胸の引っかかりがあるということで内視鏡をしてみたら，食道癌が見つかる，などといった症例です．あるいは，誤嚥性肺炎を繰り返すけれども理由がわからない，と思っていたら胸部大動脈瘤による反回神経麻痺（声帯閉鎖不全）が診断されることもあります．もしも，ただ肺炎として抗菌薬治療だけで退院させてしまっていたら……とヒヤッとしたことは，一度や二度ではありません．

この実態がわかれば肺炎診断の質を向上できると考え，後方視的研究を行いました．過去 5 年間に当院に肺炎で入院した 65 歳以上の患者で誤嚥性肺炎の可能性があると退院サマリーに記載されたのは 1,673 名でした．このうち，入院時には誤嚥のリスク因子となる併存症がない 407 名のうち 125 名で，入院後に，それまでには知られていなかった誤嚥の原因疾患が診断されたのです．つまり，**入院時に誤嚥の原因がないとされていた症例の 3 割**で，**入院後に新たな誤嚥の原因が診断されている**のです．

入院後に初めて見つかった疾患を**表 2-15** に示しています．最も多かったのは，神経疾患（特に重度の認知症）でした．続いて，上部消化管疾患，薬剤性，頭頸部疾患，筋骨格系疾患がありました．嚥下障害の原因は一般的には脳血管障害が大多数を占めるとされますが，これは，「飲み込みにくい」と受診する症例での割合を示していることが多いです．逆に，「肺炎で入院するまで気づかれなかった疾患」は，認知症や神経変性疾患，悪性腫瘍のように，慢性経過で生じてくるため気づきにくいのかもしれません．

診断の契機となったのは，入院時から認めていた意識障害や嘔吐などの症状が最多でした（**図 2-7**）．続いて，歩行障害や認知機能障害などの慢性期症状があがります．つまり，**①丁寧な病歴聴取，②丁寧な身体診察，③肺炎で説明できない意識障害や嘔吐の原因追及**といった，医師としての基本を守ることで診断できる疾患がほとんどなのです．

これら原疾患は，例えば咽頭癌や食道癌などのように，放置すれば嚥下機能の悪化のみならず生命にも関わるものから，GERD や薬剤性パーキンソニズムなどのように少しの治療で QOL が改善するもの，さらには進行性核上性麻

表 2-15　入院後に初めて見つかった疾患

系統	病態	数	例
神経	重度認知症	14	レビー小体型，アルツハイマー型，前頭側頭型
	変性疾患	12	パーキンソン病/症候群，進行性核上性麻痺，多系統萎縮症
	急性期脳卒中	12	脳梗塞，海綿状血管腫出血
	脳症	7	低血糖性脳症，橋本脳症，ウェルニッケ脳症
	その他	4	てんかん，脳卒中後ジスキネジア
消化器	非腫瘍性	27	胃食道逆流症，食道裂孔ヘルニア
	悪性腫瘍	3	胃，食道，十二指腸
薬剤性	意識障害	10	ベンゾジアゼピン系薬，抗ヒスタミン薬，抗てんかん薬，麻薬
	パーキンソニズム	5	ベンゾジアゼピン系薬，抗不安薬，制吐剤
	その他	8	高Ca血症，悪性症候群，甲状腺機能低下症
頭頸部	声帯の異常	6	機能障害，萎縮，放射線照射後の晩期障害
	悪性腫瘍	4	咽頭癌，上顎洞癌
	その他	4	慢性顎関節脱臼，口蓋裂
筋骨格	骨折	3	大腿骨，上腕骨
その他	その他	2	びまん性特発性骨増殖症，アルコール性ミオパチー
		5	胸部大動脈瘤，副腎不全

痺のように治療も嚥下機能の改善も難しいものの，診断がついたことにより予後予測や過ごし方の相談が可能になったものまでさまざまでした（**表 2-16**）．

こうして自施設のデータを集めることで，肺炎の原因診断がいかに重要かを改めて気づかされました．文献 15 にまとめていますので，よければお読みください．

13 誤嚥の原因を追究するアルゴリズムの必要性

さて，誤嚥の原因診断が重要であることがわかっても，それらをどのようにスクリーニングしていけばよいのでしょうか．患者さんの負担や，医療資源，医療経済の視点も重要になります（肺炎で入院した患者さん全員に頭部 MRI を撮影するわけにはいきません）．これを解明するために，誤嚥性肺炎の頻度が高くなる 65 歳以上に適応する「高齢者肺炎の診断アルゴリズム」を作成し，当院で試験的に運用し，その効果も確認しました．

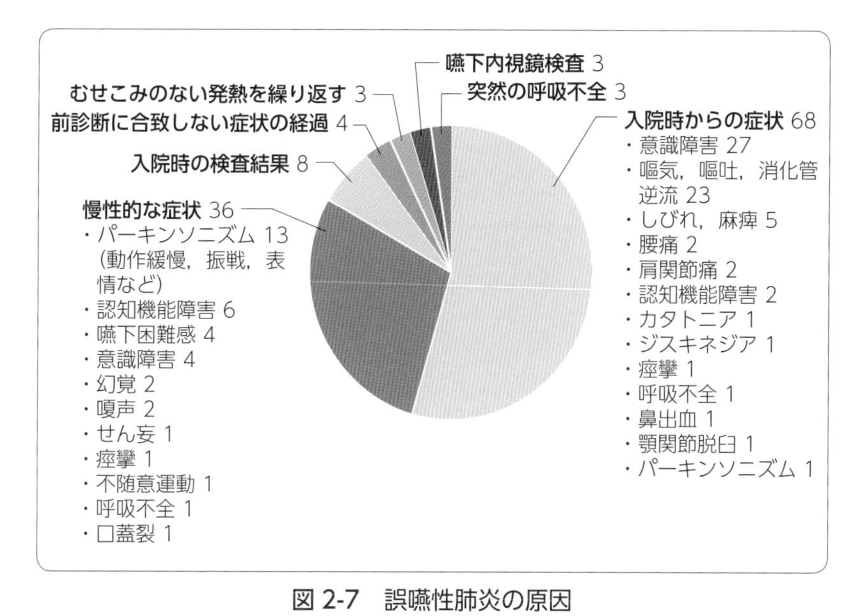

図 2-7　誤嚥性肺炎の原因

(Yoshimatsu Y, et al：Geriatr Gerontol Int, 20:785-790, 2020より改変)

表 2-16　誤嚥の原因疾患の診断により，もたらされた効果

原疾患の治療	○	△	×	×
食事の調整	○	○	○	×
疾患例	GERD，薬剤性	パーキンソン病	急性期脳梗塞	進行性核上性麻痺
症例数 (n=125)	76	20	14	15

A 高齢者肺炎の診断アルゴリズム

ステップ 1：誤嚥性肺炎の原因チェックリストを基に診療を行う
ステップ 2：入院後速やかに嚥下評価を行う（反復唾液嚥下テスト，改訂水飲みテスト）
ステップ 3：必要に応じて追加検査（フードテスト，簡易嚥下誘発試験）を行い，多職種で方針を相談する

チェックリストは巻頭の**付録 3** にありますので，使ってみてください．肺炎診療ガイドラインで提示されているリスク因子の表を基に，それぞれの項目

の最適なスクリーニング法と対応法を簡単にあげたものです．さらに，誤嚥性肺炎に悪影響をきたす薬剤を列挙し，ワクチン接種歴の確認も促すことで，これらへの介入にも気づきやすいような作りとなっています．こうしたチェックリストを使うことで確認漏れを減らし，患者さんの診療の質を担保できるのではと期待しています．

将来的には，肺炎の患者さんに出会ったときに，専門家でなくとも体系立てて診断を行えるような，科学的根拠に基づいた指標ができればと願います．

参考文献

1) 日本呼吸器学会：成人肺炎診療ガイドライン 2017．p38, 39，2017.
2) 平成 8 年度長寿科学総合研究事業：「嚥下性肺疾患の診断と治療に関する研究班」報告書.
3) Mendelson CL: Am J Obstet Gynecol, 52:191-205, 1946.
4) Marumo K et al: Chest, 107: 453-456, 1995.
5) Yoshimatsu Y, et al: Intern Med, 5752-20, 2020. (online first)
6) Hirooka N, et al: Clin Med Res, 2021.（online first)
7) Komiya K, et al: Geriatr Gerontol Int, 13:580-585, 2013.
8) 門田淳一，弦間昭彦，西岡安彦（編）：呼吸器疾患 最新の治療 2019-2020．南江堂，2019.
9) 日本呼吸器学会 COPD ガイドライン第 5 版作成委員会（編）：COPD（慢性閉塞性肺疾患）診断と治療のためのガイドライン 2018．日本呼吸器学会，2018.
10) Yoshimatsu, et al: Int J Chron Obstruct Pulmon Dis, 2019.
11) 藤谷順子：JOHNS, 28（12）：1901-1903，2012.
12) 山口優実，他：嚥下医学，1:353-358, 2012.
13) 杉山陽一：また熱を出したらどうするか．藤谷順子，鳥羽研二（編著）：誤嚥性肺炎 抗菌薬だけに頼らない肺炎治療 第 1 版．医歯薬出版，2011.
14) Leopold NA, et al: Dysphagia, 12:202-206, 1997.
15) Yoshimatsu Y, et al：Geriatr Gerontol Int, 20:785-790, 2020.

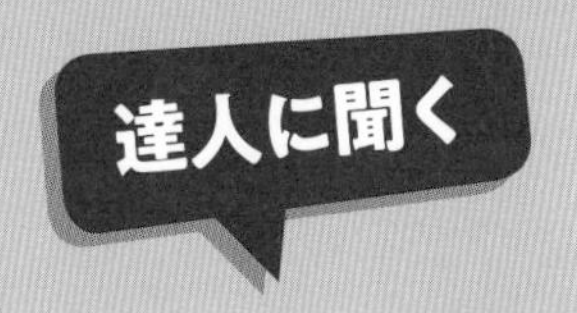

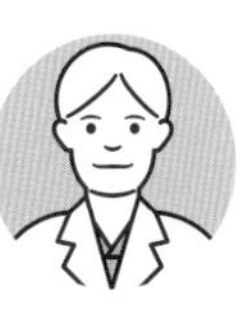

今回の達人
飯塚病院 呼吸器内科
飛野和則 先生

第2回

誤嚥性肺炎の画像診断

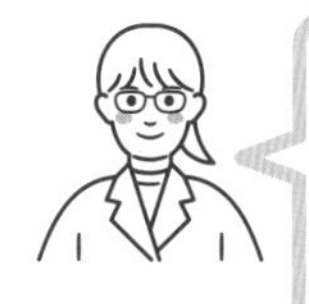

飯塚病院の呼吸器内科部長として臨床，臨床研究，後輩指導に尽力されています．私も日々の臨床疑問を研究，論文へと，何度も導いていただきました．特に胸部画像解析が専門分野で，誤嚥性肺炎のCT画像を分析した研究も指導されてきました．内科医が悩むことの多い，画像の読み方や鑑別について，教えていただきました．

吉松　**誤嚥性肺炎における胸部X線の特徴を教えてください．**

飛野　一般的にいわれているように，S6も含めた両側中下肺野の透過性低下や粒状影が多くみられます．ただし，**慢性的に誤嚥を繰り返しているとき**はびまん性汎細気管支炎のような**気管支壁肥厚や粒状影**（図1A）を伴うこともあります．一般的には肺炎の陰影は辺縁不整ですが，誤嚥を繰り返すうちに部分的な無気肺も伴うようになり，辺縁整になることもあります．症例によっては片側性や左右非対称，また左下肺野（右下肺野が多いとはいわれますが），つまり見逃しやすいといわれている心陰影の裏側も要注意です．**心陰影の裏の肺血管陰影や下行大動脈が不明瞭になっていないか**，よく観察してください．

吉松　**では，CTの特徴を教えてください．**

飛野　一般的にはやはり，**S6も含めた下葉背側に浸潤影や気管支肺炎像**を伴います．ただし，**慢性的に誤嚥**をしている場合には，びまん性嚥下性細気管支炎（DAB）などのように，**びまん性粒状影や気管支壁肥厚を**伴うことがあります（図1B）．なお下葉背側に陰影がみられるのは重力性のものなので，**患者さんのとる姿勢によって異なる**こともあります．余談ですが，肺結核はヒトでは肺尖部が多いのですが，コウモリでは下肺野に，ウシでは背側に多いのです．

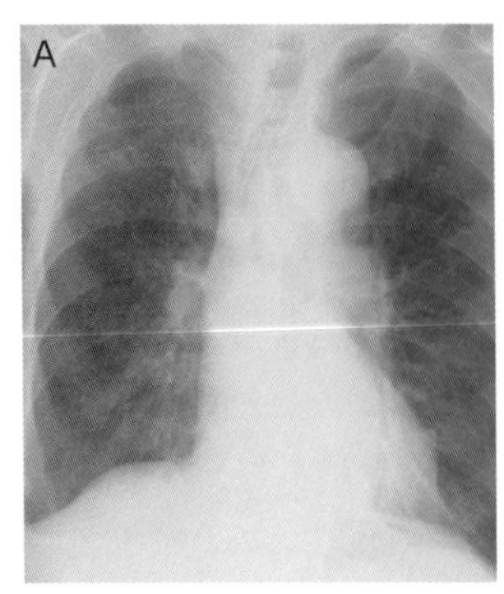

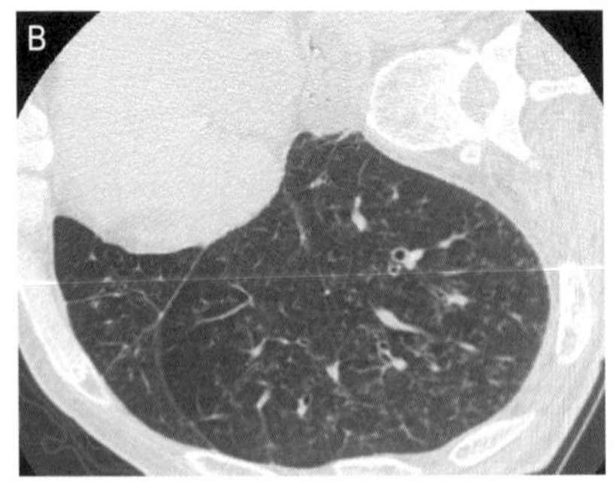

図 1　慢性誤嚥による粒状影や気管支壁肥厚

吉松　**正直なところ，CT は必要でしょうか？**

飛野　当院のデータでは，症状およびポータブル胸部 X 線から肺炎を疑った場合に，CT でも肺炎がみられる確率は 80～90％でした．つまり **X 線で肺炎が疑われる場合，CT の追加の必要性は低い**といえます．特に誤嚥性肺炎の場合は，初日には不要でしょう．ただし，高齢者ではどうしても**肺結核や癌のリスクが通常より高い**ため，初期治療をして，経過が予想ほど順調でないときには CT を検討するとよいでしょう（**図 2，3**）．

吉松　**画像検査のフォローは必要でしょうか？**

飛野　治療反応性が不良の場合は，X 線でフォローすべきと考えます．反対に治療反応性が良好であれば，肺炎の経過を診る目的での X 線のフォローは不要です．ただし患者さんが高齢であることが多く，特に見逃したくない病気である「肺癌」と「結核」の高リスク群のため，**きちんと陰影が消失するのかどうかは確認しておいたほうがよい**と思います．肺炎の陰影は 1ヵ月程度残存するといわれていますので，治療経過が良好でも，**可能なら 1ヵ月後に陰影の改善・消失を確認**しておくとよいと思います．CT に関しては，肺炎の確診度が高ければフォローは不要です．

吉松　**誤嚥性肺炎と他疾患との鑑別のポイントを教えてください．**

飛野　誤嚥性肺炎では，**荷重部位**に陰影が出ることがポイントです．ただ

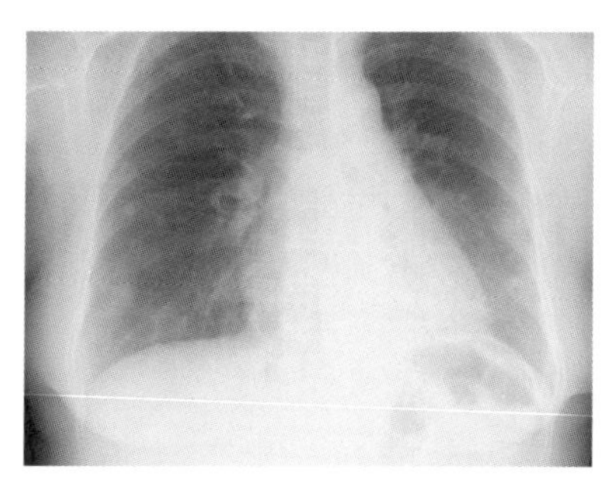

図 2　心陰影の裏の肺炎を考えたが肺癌であった症例

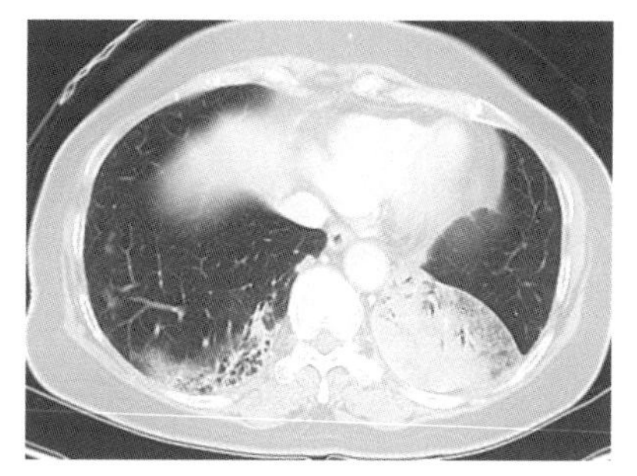

図 3　肺炎と似た所見を示す粘液産生腺癌

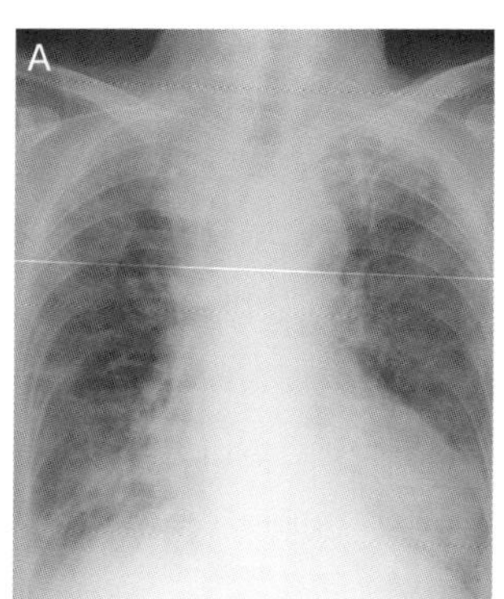

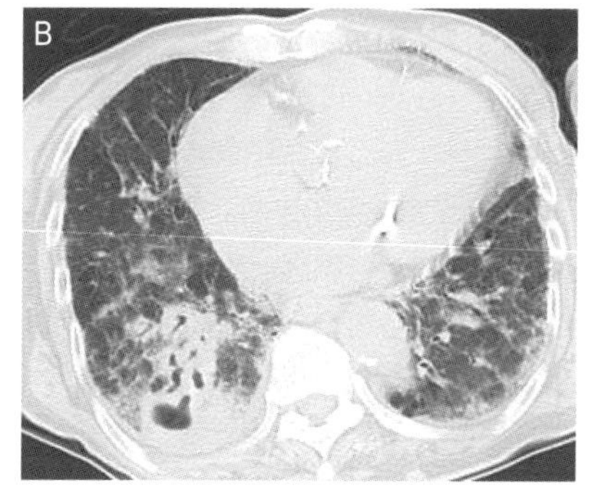

図 4　誤嚥性肺炎と結核を合併した症例

し，高齢者，特に免疫抑制状態の患者さんでは**肺結核は非典型像をとる**ことが多くなります（**図 5，6**）．また，誤嚥性肺炎を繰り返している患者さんでは，結核の陰影と誤嚥性肺炎の陰影との区別がとても難しいです．一度は**喀痰抗酸菌検査**を行うのがよいでしょう．

吉松　**肺炎か心不全かで，悩むことが多いのですが．**

飛野　心不全では，**胸水**が貯留すること，陰影が**肺門部優位**であること，**心拡大**がみられることが鑑別のポイントとして有用です．ただ，肺水腫の陰影も時間経過とともに背側（荷重部位）へ偏りがみられてしまうこともあるため，確かに肺炎と紛らわしいことはありますね．

吉松　**誤嚥性肺炎の主治医へメッセージをお願いします．**

飛野　誤嚥性肺炎には明確な診断基準がありません．ここで述べた画像診断のポイントもあくまで参考所見であり，きちんと診断するためには**嚥下障害がある**（または一時的にあった）ことと，**それが今回の肺炎の原因になった**ことを証明しなければなりません．明らかな誤嚥のイベントがあるケースや，明確な嚥下障害の原因となる基礎疾患を背景に反復性に肺炎を起こすようなケースでは診断は比較的容易ですが，ほとんどの場合は根拠はあやふやで，悪く言えば「適当」に診断されています（反省を込めて）．

また，誤嚥性肺炎は確かに呼吸器感染症ではありますが，その原因は呼吸器疾患以外であることがほとんどです．それは改善可能なこともあれば，不可能なこともあります．

したがって，誤嚥性肺炎はその診断のためだけではなく，**その後の過ごし方を患者さんやそのご家族と一緒に考えていくため**にも，嚥下障害の**原因となる疾患に関する広く深い知識が必要**になります．

これは明らかに一呼吸器内科医の能力を超える仕事ですし，かなりスーパーなジェネラリストでも難しいのではないでしょうか？診断やその後のマネジメントについては多職種に関わってもらうべきで，主治医の仕事は「**肺炎の背景をみようとすること**」と「**仲間を多く作っておくこと**」だと思っています．

達人の教え

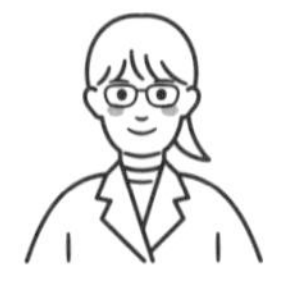

画像診断のポイントを教えてください

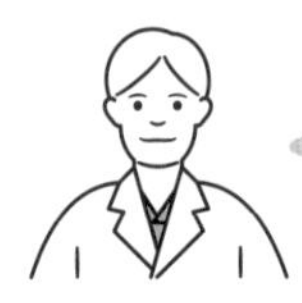

CT は初日には不要
ただし結核，癌に注意！

ちょっと、ひと工夫

誤嚥性肺炎を区別する意味

誤嚥性肺炎を定義することの難しさについて，2章で触れました．日本のガイドラインでは，「定義できないが，リスク因子をもっているとなりやすい」という姿勢です．ヨーロッパ嚥下障害学会の提言では，「誤嚥の危険因子がある患者に生じた肺炎」とされています．初めはこれがオーバートリアージ（過剰な診断）であるように感じました．例えば，脳梗塞の既往があるけれど嚥下障害がない人もいます．あるいは，パーキンソン病の患者さんが，マイコプラズマ肺炎になることだってあるでしょう．この定義がずっと頭に引っ掛かっていて，ことあるごとに，持論をもち出してはヨーロッパの先生たちと意見を交わしていました．そうしているうちにふと気づいたのが，議論すべきはオーバートリアージであるかどうかではなく，オーバートリアージがなぜ問題なのか，ということなのです．

例えば，誤嚥性肺炎ではない患者さんを「誤嚥性肺炎だ」とオーバートリアージしたとしましょう．ここで問題なのは，「じゃあ絶食だ，今後ずっととろみが必要だ」という，一連の制限が付随してしまうことです．これは大変に恐ろしいことです．たとえ「誤嚥性肺炎だ」としても，「では嚥下機能はどの程度なのか，なぜ誤嚥したのか」という方向へ転換してみるとどうでしょう．評価の結果，嚥下機能が良いので，常食が摂取できそう．義歯が合わないので誤嚥のリスクがあることがわかり，義歯調整をしたら食べやすくなった．こうすれば，状態の改善につながります．

では，誤嚥性肺炎の患者さんを「誤嚥ではない」とアンダートリアージした場合はどうでしょう（臨床現場でよく起こります）．絶食やとろみなど，過剰な制限は減るかもしれません．一方，嚥下評価がなされず，誤嚥の原因を追究する機会も失ってしまいます．咽頭癌を見つけられなかったり，また肺炎になってしまうかもしれません．これはなんとしても避けたいことです．

外来での限られた情報では，誤嚥性肺炎かどうかを区別するのは容易ではありません．入院後に詳しく調べても，難しい症例もあります．診断名にこだわるより，嚥下機能や併存症を丁寧に調べ，その患者さんの機能に合わせた診療を行う柔軟性が，求められているような気がしています．

3 原因

ここが大切

- 誤嚥の原因は一つとは限らない
- 誤嚥の原因に合わせた治療や予防をしよう
- 薬剤性は特に頻度が高いので，常に意識しよう（飲み方にも注意）

誤嚥性肺炎の原因を特定する方法を，第 2 章でご紹介しました．誤嚥性肺炎をきちんと治療し，予防するには，原因に応じた対応が必要です．病態としてはなじみのあるものが多いですが，誤嚥という観点から整理しておきましょう．

1 脳血管障害

嚥下障害の原因として最も頻度の高いのは，脳血管障害を含む神経疾患です．しかし，脳卒中の既往があると必ず嚥下障害が出るわけではありません．どういう要素があると嚥下障害が出やすいのでしょうか．

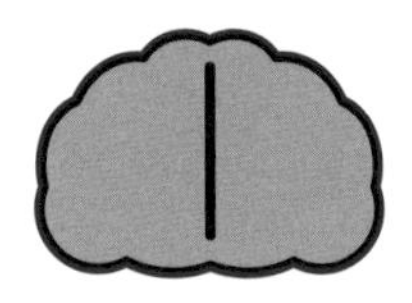

A 脳血管障害後に嚥下障害をきたすリスク因子

脳血管障害後に嚥下障害をきたす要因は，高年齢，病変の体積，重症度（NIHSS 7 点以上）が独立した因子としてあげられます．NIHSS の項目の中でも特に**意識障害，構音障害があることが嚥下障害と関係**しています．

脳血管障害の部位は，延髄か否かが重要になります．延髄には嚥下を司る嚥下パターン形成器 central pattern generator（CPG）に加えて，咽喉頭の感覚や運動を支配する迷走神経孤束核や迷走神経疑核も存在するためです．**延髄が障害されると，球麻痺の症状として**咽喉頭運動の左右差，嚥下反射の消失，食道入口部開大不全など**重篤な嚥下障害**を生じます．特に延髄外側症候群（ワレンベルグ症候群）では，四肢の麻痺に比して嚥下障害が重度であることが多く，社会復帰に向けて，嚥下障害をどこまで改善できるかが鍵になります．胃ろうや嚥下機能改善手術の適応も含め，戦略的に考える必要があります．

延髄の病変による症状（球麻痺）ではなく，**延髄への上位ニューロン（大脳や中脳，橋など）の障害によって起こる嚥下障害や構音障害**を，**偽性球麻痺**（かつての仮性球麻痺）と呼びます．球麻痺と比べて，病変部位と嚥下障害との関連はあまりわかっていません．大脳のさまざまな回路が複雑に関与するためです．嚥下の先行期（集中力の維持や指示理解），口腔期（口腔内での保持力，咀嚼，咽頭への送り込み）の他，嚥下反射の惹起遅延など，**随意的な部分が障害される**のが特徴的です．嚥下の CPG の障害ではないため，咽頭期は保たれているとされます．

なお，無症候性の脳血管障害でも嚥下障害をきたすことや，無症候性脳梗塞があると肺炎を発症する可能性が有意に高いことも報告されています[1]．

B 急性期

急性期の脳卒中では，**半数以上**で嚥下障害を伴います．入院当初から言語聴覚士（ST）が関わることが多いでしょう．ST が介入しない場合も，嚥下のスクリーニングを行い，食事内容や摂取方法を調整しましょう．嚥下障害がある場合は，ST による専門的な訓練が重要な時期になります．急性期を過ぎると，意識や四肢の動き，脳浮腫の改善に伴って，嚥下機能も良くなります．そこで，診断当初の食事をやみくもに続けることは得策ではありません．**経過に応じて再評価**し，診療場所が変わるときには申し送ることも重要です．

C 慢性期

急性期には半数だった嚥下障害者も，**半年後には 10% 未満に**なるといわれます．一方で興味深いことに，もともと嚥下障害を指摘されていなかった例で，**後に嚥下障害が出る**こともあります．新たな梗塞の合併や，廃用やサルコペニアの関与，また発症当初のスクリーニング法の問題などが原因と推定されています．慢性期には訓練のみでは大幅な改善は期待しにくく，代償法を中心とした種々の治療と，栄養管理や全身状態の維持・向上も重要です．

2 神経筋疾患

神経筋疾患のほとんどは，何らかの摂食嚥下障害をきたすため，誤嚥性肺炎を診る上で重要です．神経系の系統に分けて考えるとわかりやすくなります（**図 3-1**）．どの系統が障害されるかによって，特徴的な症状が出るのは，嚥下に関しても同じです．主な疾患を紹介します．

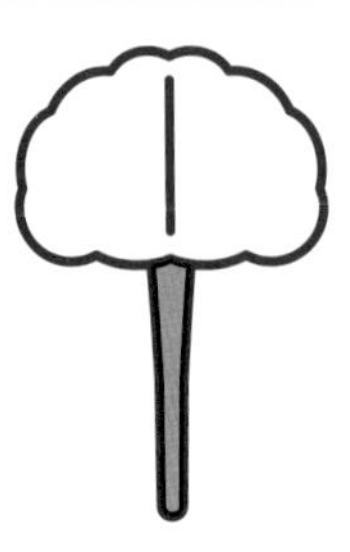

A 筋萎縮性側索硬化症 amyotrophic lateral sclerosis（ALS）

運動ニューロンが選択的に障害されます．上位・下位ニューロンいずれも障害されるため，重度で進行性の嚥下障害をきたします．病型は，①急速に全身の筋力が低下する古典型，②進行性球麻痺が中核で上位運動ニューロン徴候優位の錐体路型，③進行性球麻痺が中核で下位運動ニューロン優位の偽神経炎型，④呼吸筋麻痺が初発症状となる型，⑤その他，特定の身体部位に長期間限局するものや認知症を伴うもの，などさまざまです．いずれも最終的には**球麻痺（構音障害，嚥下障害）**が発現します．

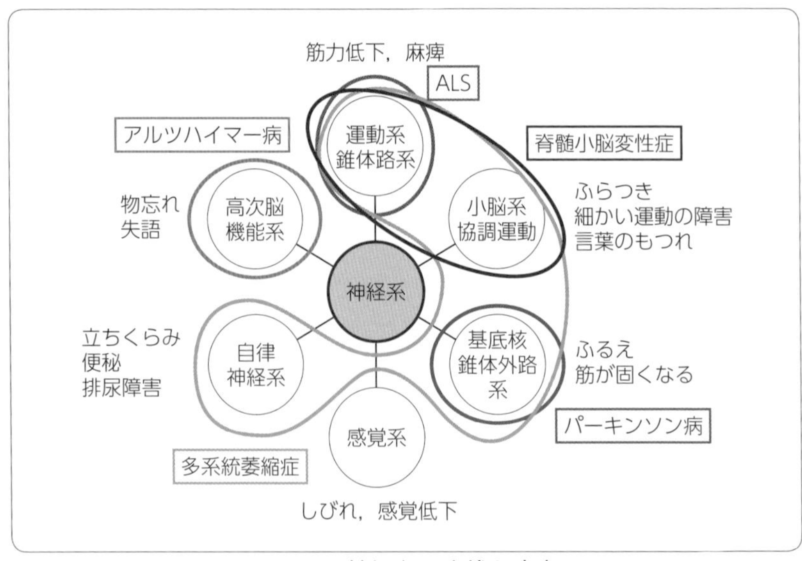

図 3-1　神経系の症状と疾患

（藤島一郎（監），片桐伯真，北住映二，藤本保志，他（編）：疾患別に診る嚥下障害．医歯薬出版．2012より作成）

呼吸器内科では，誤嚥性肺炎の他，肺機能検査の異常，睡眠時無呼吸症候群などを契機に見つかることがあります．嚥下障害は舌運動障害による食塊形成や送り込みの問題，喉頭挙上不全や鼻咽腔閉鎖不全，梨状窩の残留，食道入口部開大不全，感覚の低下などにより喉頭侵入，誤嚥のリスクが高くなります．**呼吸不全も進行性**のため，嚥下障害がより重症化しやすく，管理も難しくなります．

B 進行性核上性麻痺

パーキンソン病と類似して，錐体外路系の症状が出ます．症状の進行が早く，最終的には80% 近くに嚥下障害が出るとされます．誤嚥性肺炎で入院したときに新たに診断がつくことがありますが，原疾患の治療は難しく，嚥下障害に対して代償手段を用いるものの，経口摂取が安全には行えない症例が多いのが現状です．誤嚥防止術が適応になることもあります．

C 多系統萎縮症 multiple system atrophy（MSA）

錐体外路症状に加えて，小脳症状，自律神経症状，錐体路症状も伴います．パーキンソニズム優位型（MSA-P）と小脳性運動失調優位型（MSA-C）の他，区別しにくいものや，経過中に変化する場合もあります．四つの系統が異なる程度で障害されるため，嚥下の症状もさまざまです．声帯外転障害による呼吸困難や吸気性喘鳴が特徴的です．恐ろしいことに，両側声帯麻痺による上気道狭窄で救急搬送となる症例に，まれに出会います．その他，自律神経障害による消化管運動障害（逆流性食道炎），嚥下と呼吸の協調性障害による誤嚥，舌の運動障害による咀嚼や送り込みの障害などがみられます．どの系統の症状が問題になっているかにより，治療や代償法を検討します．

D パーキンソン病

パーキンソン病では，原疾患の症状および治療薬の副作用の影響もあり，半数以上で嚥下障害がみられます．パーキンソン病自体が，変性疾患の中ではアルツハイマー型認知症に次いで二番目に多く，病初期から嚥下障害を伴うこともあるため，誤嚥性肺炎の患者さんをみたときには，振戦や動作緩慢，固縮，姿勢反射障害などがないかを確認するようにします．

パーキンソン病では，四肢の振戦や不随意運動を訴えることは多いものの，嚥下障害はあまり認識されていないことが多いのが難しいところです．しかしパーキンソニズムは口腔内や咽頭でも起こるため，顎の強剛，嚥下反射の遅延，咽頭挙上の減弱，消化管の蠕動減弱や逆流など，嚥下のすべてのタイミングにおいて障害が出ます．咽喉頭感覚や喀出力も十分でないため，**不顕性誤嚥が多く，肺炎を起こしやすい状態**です．また，随意的な嚥下の頻度や効率が下がるため，唾液が多いようにみえます．パーキンソン病治療薬であるL-Dopaやドパミンアゴニストを服用後，（作用発現までの時間は個々に異なるため）その患者さんにとって症状が最も軽いタイミングに食事をする工夫が重要です．それでも，薬剤の副作用としてのジスキネジア，口腔乾燥，また薬効が出ていない（offの）時間帯には嚥下機能が悪化します．加えて，自律神経障害のため坐位によって，あるいは食事性に低血圧をきたして失神することもあるため，**誤嚥や窒息に注意**します．

治療はまず，パーキンソン病自体の薬物治療が重要です．投薬の量や時間を調整することで（特にwearing-off現象が強いときには食前に内服することで），嚥下に影響する筋強剛や不随意運動を軽減し，**onのときに経口摂取ができるように調整**します．内服時の安全性のためにも，また唾液誤嚥を抑えるためにも，症状が進行してくると，かなりこまめに内服をすることになってきます．特にL-Dopaは嚥下反射を改善することが知られています．疲労も出やすいため嚥下評価の際は食事の後半にも評価するとともに，分割食にしたり，食前は運動を控えたりする工夫も考えます．体に力が入り過ぎず保持しやすい自然な体位をとることも重要です．また，振戦や筋強剛，自律神経障害である異常な発汗などに伴い，低栄養や脱水にもなりやすいため，**栄養・水分管理**にも注意し，サルコペニアの要素にも介入します．パーキンソン病に効果が示されている嚥下訓練はほとんどありませんが，パーキンソン病自体に対するリハビリテーションのアプローチ（Lee Silverman Voice Treatment[3]やメトロノームを用いた訓練[4]など）とともに，特に障害されている部位に応じた介入が望ましいでしょう．

3 認知症

認知症は嚥下障害に直結する印象をもちにくいかもしれません．実はさまざまな機序から誤嚥性肺炎をきたすため，多面的な評価と介入が必要です．認知症の種類や重症度によっても，症状の出方や対処法が異なります．

Ⓐ アルツハイマー型認知症

認知症の中で最も頻度が高く，意外に摂食・嚥下への影響も大きい疾患です．口腔期や咽頭期に影響が出ることはまれであり，**先行期**の問題が中心です．食べ物を食べ物として認識できない，（認知症の初期症状として意外に多い）嗅覚障害により味覚も障害されて食事が進まない，食器の模様が虫にみえて食べられないといったことがあります．初期には誤嚥に直結しにくくとも，こうして摂取量が低下すると，栄養状態が悪化し，サルコペニアによる嚥下障害が導かれます．早期から適切な介入をして負の循環を和らげましょう．こうした先行期の問題は食事内容や環境の調整でずいぶん改善できます．

Ⓑ レビー小体型認知症

アルツハイマー型認知症に次いで多く，全体の20%を占めます．認知症状が変動しやすいこと，小動物など鮮明な幻視がみられること，パーキンソニズムを伴うことが特徴です．治療はアルツハイマー型認知症の治療薬（ドネペジル塩酸塩）や抑肝散（よくかんさん），パーキンソニズムに対する抗パーキンソン病薬を使うことがあります．幻視，妄想，異常行動などの対応を要します．アルツハイマー型認知症に似た**先行期の症状**による嚥下障害に加えて，**パーキンソニズムによる姿勢保持や口腔内への取り込み困難，咽頭期の症状**も伴うため，両者への対応が必要です．不顕性誤嚥が増えることも指摘されており，慎重な評価が必要です[5)].

症状が変動しやすいため，良いときに摂取する視点も大切です（逆に，症状が良いときの評価が必ずしも続くわけではないので，症状が悪いときには無理をしないよう気をつけます）．抗精神病薬に対して感受性が高いともいわれますが，パーキンソン症状や認知機能の悪化，せん妄に注意します．

Ⓒ 前頭側頭型認知症

前頭葉と側頭葉の萎縮により，人格障害が先行するのが特徴です．進行するにつれて，認知機能障害を伴ってくるとともに，異常行動や感情の荒廃が目立つようになります．摂食・嚥下にまつわる症状としては先行期の問題が中心で，偏食，大食，大量飲酒がみられます[6)]．咀嚼を続けて嚥下が起こらない（咽頭への送り込みができない）という症状がみられることもあります．

4 サルコペニア

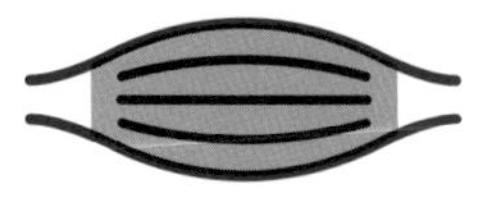

誤嚥性肺炎を繰り返す原因がはっきりしない症例は，誰しも経験があるのではないでしょうか．認知症や加齢のためと済まされていることがありますが，認知症の初期には咽頭期の嚥下障害はあまりきたしません．また，加齢のみでは病的なほどの嚥下障害をきたすことはありません．痩せているのも，嚥下障害の原因か結果か断定するのは容易ではありません．臨床現場でよくみられるこうした現象のいくらかは，筋肉の量や質の低下，「サルコペニア」によるものだということがわかってきました．

サルコペニアによる摂食嚥下障害は，「全身および嚥下関連筋の筋肉減少，筋力低下による摂食嚥下障害」と定義されます[7]．「痩せて加齢とともに弱って，歩くことや飲み込むことがしづらくなっていく」現象に診断名がついたことで，治療対象として捉えられるようになったように思います．早期に発見すれば，可逆的です．栄養やリハビリの観点から積極的な介入が求められます．

サルコペニアを疑った場合には，理想体重 1kg に対して **35kcal/kg/ 日以上**の栄養を（特にタンパク質を制限し過ぎることなくしっかりと）摂取することでサルコペニアとそれに伴う嚥下障害の改善が期待できます．骨格筋量を測定できなくとも下腿周囲径で代用で，診療所でも診断できます．**図 3-2，図 3-3**[8, 9] に沿って診断し，不可逆になる前に，早期介入を意識しましょう．理

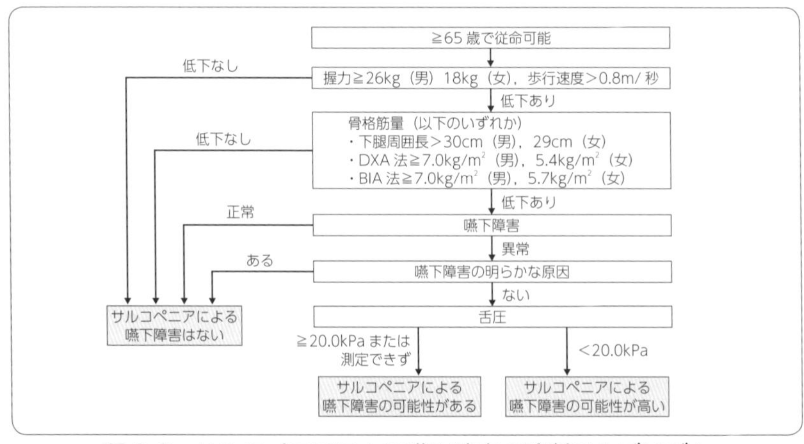

図 3-2　サルコペニアによる嚥下障害の診断アルゴリズム

（Mori T, et al：Development and reliability of a diagnostic algorithm for sarcopenic dysphagia. JCSM Clinical Reports 2017; 2:e00017より作成）

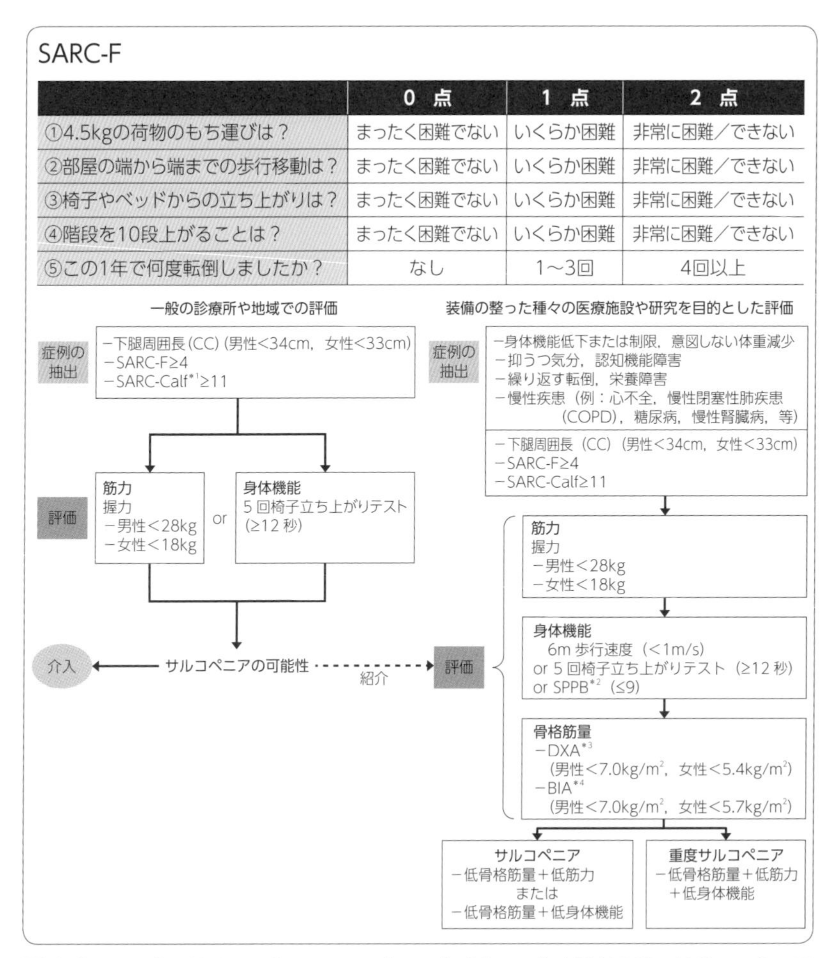

SARC-F

	0 点	1 点	2 点
①4.5kgの荷物のもち運びは？	まったく困難でない	いくらか困難	非常に困難／できない
②部屋の端から端までの歩行移動は？	まったく困難でない	いくらか困難	非常に困難／できない
③椅子やベッドからの立ち上がりは？	まったく困難でない	いくらか困難	非常に困難／できない
④階段を10段上がることは？	まったく困難でない	いくらか困難	非常に困難／できない
⑤この1年で何度転倒しましたか？	なし	1〜3回	4回以上

図3-3 アジアサルコペニアワーキンググループ（AWGS）サルコペニア診断基準2019

注）骨格筋量については，BMIで補正するFNIH（Foundation for the National Institutes of Health）基準も使用可能となっている（ただしDXAのみ）．カットオフ値：男性0.789kg/BMI未満，女性0.512kg/BMI未満

＊1 SARC-Calf：下腿周囲長とSARC-Fを組み合わせた指標で，下腿周囲長がカットオフ値の場合にスコアを10追加して評価する．

＊2 SPPB（Short Physical Performance Battery）：簡易身体機能バッテリーで，測定項目はバランステスト，歩行テスト，椅子立ち上がりテストの3つからなる．各テストを合計し，0〜12点で評価する．0〜6点：低パフォーマンス，7〜9点：標準パフォーマンス，10〜12点：高パフォーマンス

＊3 DXA：Dual-energy X-ray Absorptiometry

＊4 BIA：Bioelectrical Impedance Analysis

（Chen LK, et al：J Am Med Dir Assoc, 21：300-307, 2020より改変）

想的なのは，予防することです．

最近は地域でも筋肉量を測定し，栄養や運動を提案するイベントが増えてきています（当院のリハビリテーション課でも商業施設などで体験会を開催しています）．急性期病院で働く医療者として何よりも重要だと思うのは，**入院や治療に伴ってさらなるサルコペニアをきたさないよう予防すること**です．肺炎で入院中，どうしても絶食や安静が必要ということはほとんどありません．入院初日から，栄養とリハビリを念頭に診療したいものです．

現場の声 リハビリテーション医 國枝顕二郎先生（岐阜大学）

サルコペニアと嚥下障害

サルコペニアは「筋肉減少症」を意味する病態で，嚥下障害の原因として，たいへん注目されています．高齢者が急性疾患や手術を契機に急に食べられなくなることがあります．診療科を問わず，多くの医師が出会う嚥下障害です．咽頭の収縮が弱くなり，食道入口部が開きにくくなっています．

食形態を嚥下しやすいもの（あんかけ，ピューレ食，ゼリーなど）に変更する，リクライニング位で食べる，頸部を前屈させる，といった工夫もしてみましょう．栄養管理はたいへん重要です．誤嚥性肺炎予防の口腔ケアは忘れずに．舌骨上筋群を鍛える体操（嚥下おでこ体操）も有効です．

「食べるのはあきらめてください」というのは簡単ですが，きちんと評価はしましたか？　他院で経口摂取を断念するように言われたものの，ちょっとした工夫で食べられた症例もたくさん経験しています．お楽しみレベルの経口摂取を医師が許可することで救われる患者さんやご家族もいます．「どうやったら食べられるか？」を考えるのも，医師の重要な役割です．

5 頭頸部腫瘍

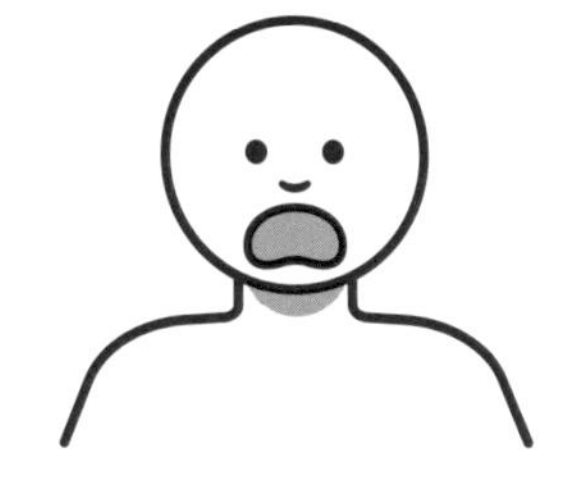

舌癌などの口腔癌や，咽喉頭癌は，疾患そのものに加え，**治療によっても嚥下障害をきたします**．部位により特徴的な症状が出るため，まずは部位から考えます．例えば舌病変であれば咀嚼や食塊形成，咽頭であれば咽頭感覚や収縮，喉頭であれば気道防御が影響されやすいのです．また，手術により解剖

学的な変化が起きたことで食べ物の流れが変わったり，放射線照射により周囲の組織が線維化，瘢痕化し，感覚低下も生じます．悪性腫瘍では救命や根治のため徹底的な治療が行われます．ある程度の障害は予測されるため患者さん，ご家族にも説明がなされていますが，実際になってみるまで実感がわかないことが多いです．耳鼻咽喉科医と連携し，嚥下内視鏡や嚥下造影できちんと評価し，原因や対処法を見極めることが重要です．

術後の解剖学的な異常による誤嚥では，食事や摂取法の調整などの代償法が中心になります，低栄養や不使用による症状も重なっていることが多いため，栄養療法や訓練が有効なこともあります．放射線照射後の晩期障害は，照射後5〜10 年以上経ってから症状が出ることもあります．急性発症の声帯麻痺や嚥下障害で入院となり，病歴を詳しく聞くと 10 年前に喉頭癌に対して照射をしていたということはときどきあります．診察でもわかりにくく，こちらから具体的に聞かないと，患者さんやご家族からは言われないこともあります．また，肺炎を契機に頭頸部癌が見つかったことは，筆者自身が主治医として受けもった患者さんだけでも 3 人います．肺炎時には必ず**口腔内や咽頭，頸部リンパ節の診察**と，CT を撮影していれば頸部を再確認するようにしています．

6 胃食道逆流症

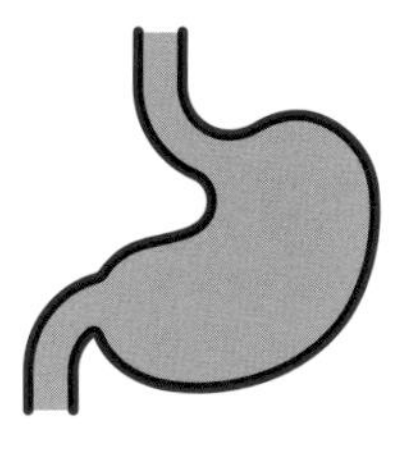

胃食道逆流症 gastroesophageal reflux disease (GERD) は，誤嚥性肺炎の原因として大きな割合を占めます．

治療は，GERD に対する一般的な治療を行います．プロトンポンプ阻害薬（PPI）や，胃の運動を改善し逆流を予防するモサプリドクエン酸塩（ガスモチン®）の食前投与などにより，GERD 症状のみならず**肺炎の予防効果**も示されています[10]．

また，**非薬物療法**も重要です．リスクとなる飲食物を避けること（コーヒー，アルコール，チョコレート，香辛料など），禁煙，食事量を減らすこと（腹八分目），食後 2 時間の坐位保持，就寝時に上半身を少し挙上し夜間の逆流を防ぐこと，体を締め付ける服装を控えること，肥満者では減量すること，などがあります．嚥下時の誤嚥とは異なり，嚥下後の逆流による誤嚥であるため，**食形態を変更しても効果はない**というのが一般的です．

GERD 以外にも，アカラシア，強皮症などによる食道機能障害，胃切除後，また食道癌治療後などの誤嚥性肺炎も，同様の対処法が用いられます．

7 呼吸器疾患

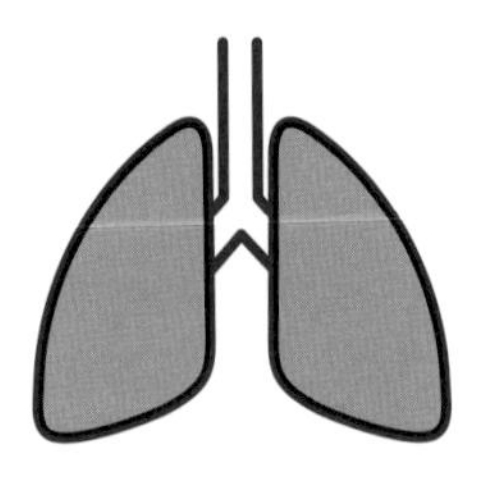

呼吸器疾患も嚥下障害をきたします．嚥下と呼吸は，解剖学的にも神経学的にも同じ部分が使われるため，タイミングが少しでもずれると，嚥下したものが気道へ入ってしまいます．さらに息切れがあると，まず呼吸をすることが優先となるため，息止めがしづらくなり，誤嚥のリスクが高まります．

例えばCOPDでは，呼吸と嚥下の同調が崩れて，誤嚥しやすくなります．COPDではこの呼吸と嚥下の同調障害以外にも，サルコペニア，肺の過膨張，GERDの合併，抗コリン薬の吸入など，誤嚥のリスク因子が多数あります．COPDの患者さんが誤嚥をすると，気道感染に加えてCOPD増悪もきたし得るため，さらに呼吸状態や全身状態が悪化して，負の循環に陥ってしまいます．COPDでは肺機能にかかわらず**病初期でも嚥下障害を合併しうる**ため，早めに嚥下障害のスクリーニングを行うことが勧められています．しかし，COPDの患者さんは普通の食事を普通に摂取している方々ですから，どのようなスクリーニング法がよいのでしょうか．当科でこれを前向き研究で調べた結果，**RSST（反復唾液嚥下テスト）**を応用するのが最適であることがわかりました[11]．30秒間に唾液を6回以上嚥下できた患者さんでは，翌年にCOPD増悪をきたすリスクが有意に少なく，さらには，中等症以上の増悪はみられませんでした．

COPDの嚥下障害に対しては，禁煙や吸入薬などにより呼吸状態を改善することと，理学療法の有用性が示されています．嚥下障害がある場合には，**栄養療法や薬物治療とともに，呼吸リハビリを外来や地域でも行う**ことを検討します．嚥下おでこ体操や息こらえ嚥下の有用性も示されています．また，増悪のリスクが高いことを認識し，**患者教育**や**受診頻度**を検討し直しましょう．

現場の声　慢性呼吸器疾患看護認定看護師　長嶋ひとみさん（飯塚病院）

息切れが強い患者さんの，食事の工夫

食事に集中できる環境作りが大事です．例えば，食事中に必要になるかもしれないものを，すぐ届くように手元に配置しておくこと（ベッドの背もたれやテレビのリモコン，飲み物など）．食事中に疲れたら休憩をとれるように，ベッドや枕でポジショニングをすること．食事の終盤に疲れてくる患者さんも多いので，介助をすることも検討してください．それから，息切れが強い患者さんは暑がることが多いです．卓上ファンを食卓に設置するといいですよ．最近では100円ショップでも売っていて，手に入りやすくなっています．歯磨きも，息切れするので丁寧にできず，汚れが残りやすいです．動作が自立している患者さんでも，きちんと行えているかを確認したり，介助をしたりするとよいですね．

8 医原性（薬剤性以外）

A 侵襲的処置

誤嚥の原因になる医療行為としてわかりやすいのは，挿管・抜管や内視鏡検査，手術などの腹部操作があげられるでしょう．これらは咽喉頭への刺激，上腹部への刺激による嘔吐，鎮静剤による嚥下反射・咳反射の減弱をきたします．事前の絶食，**鎮静剤の使用を最小限に**する，処置中や処置後に**頭部を挙上**するなどといった予防が重要です．

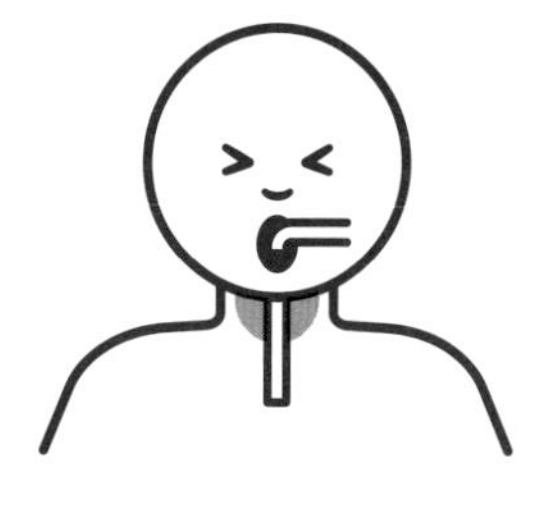

B 留置物

気管切開チューブは，嚥下障害をきたす代表的な要因です．異物感に伴い気道分泌が増え，常時貯留するため咽喉頭の感覚が低下し誤嚥を感じにくくなったり，喉頭の動きが制限され喉頭挙上が不十分になったりして誤嚥をしやすくなります．また，カフによる食道圧排も関与します．できるだけ違和感の少ない（カフのない）チューブを用いるとともに，チューブを抜去できないかを検討します．

胃ろうや経鼻胃管も（そもそも嚥下障害がある方に留置することが多いため，皮肉なことではありますが）誤嚥のリスクになります．経口摂取とは異なり，食欲や覚醒度，消化管の蠕動にかかわらず一定速度で栄養剤が注入されるため，逆流しやすくなります．経鼻胃管があると口腔内の分泌物が増加し，これを上手に嚥下できなければ，唾液誤嚥をきたすことにもなります．

C 放射線，化学療法

咽喉頭の手術や放射線照射も咽喉頭の動きを制限する重要な因子です．放射線の場合，照射から5〜10年後に突然症状が生じる晩期障害もあるため，患者さんやご家族が忘れた頃に突然の声帯麻痺などで嚥下障害や嗄声を生じることがあります．丁寧に病歴を聴取し，鑑別にあげることが重要です．唾液腺への照射は，唾液を減少させ，咀嚼や食塊形成，嚥下を困難にさせます．また化学療法も，味覚や唾液分泌，口腔粘膜の障害から嚥下を困難にさせます．

9 薬剤性

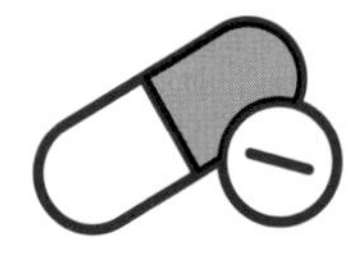

嚥下障害をきたす薬剤は多岐にわたります．機序に分けて考えると思い出しやすくなります．実際に薬剤歴を確認するときには，巻頭の**付録5**の表を活用してください．

誤嚥性肺炎の患者さんを診る際には，薬手帳をみるだけではなく，**実際にどの薬をどのように服用しているか**，また数ヵ月以内に**処方薬の内容や量・飲み方の変更がなかったか**，もしあった場合にはその理由も併せて確認します（処方通り服用されていないことの多さに，驚かされます）．

誤嚥性肺炎のリスクとなる薬剤は，減量や中止をできないかを検討します．特に開始後や増量後に肺炎をきたした場合は要注意です．ただし，誤嚥性肺炎をきたす患者さんはもともと併存症も多く，単一の薬が肺炎の原因と決めつけることは難しく，**因果関係の安易な判断には注意**します．薬剤が開始となった経緯を知らないままに中止すると，薬剤の変更により原疾患が悪化したり，患者さんやご家族が不安に思ったりすることもあります．患者さんと処方元の医師との関係性にも配慮しましょう．処方元の医師との相談も視野に，慎重に検討します．減量や中止をするときには，患者さんの前で薬や処方医を頭ごなしに否定するのではなく，「現在の病状には薬が多いかもしれない」などとお伝えするよう気をつけています．もちろん，**処方元への報告**もお忘れなく．

A 口腔内の乾燥をきたす薬剤

口腔内や咽頭，食道の分泌能が低下すると，これらの運動機能が低下し，咀嚼や食塊形成，咽頭への送り込みに障害が出ます．また，口腔内が乾燥すると粘膜が傷害されやすく，菌が繁殖しやすくなり，口腔内が不衛生になることから，肺炎になるリスクは高まります．さらに，味覚障害や倦怠感，活気低下などの原因にもなります．主な原因薬剤には，**総合感冒薬，利尿剤，抗コリン薬，**

抗アレルギー薬，排尿障害治療薬，精神神経用薬，緩下剤などが含まれます．

B 意識状態，運動機能，筋力を低下させる薬剤

抗痙攣薬，精神神経用薬，抗不安薬，抗パーキンソン薬，総合感冒薬などは，運動機能の協調を侵し，意識レベルや認知機能，咀嚼や送り込みに影響します．夜間のみと思って投与している鎮静作用のある薬剤も，高齢者では代謝能や体格から作用が遷延し，日中にも影響が残りやすいため注意します．

さらに，精神神経用薬はドパミン遮断作用を有するため，長期試用によって遅発性ジスキネジア（常同的な不随意運動）が発現することがあります．舌や口唇などに出やすいため，摂食や嚥下に障害が出やすいのです．食べ物が口からこぼれる，咀嚼がうまくできないなどの症状により嚥下効率が低下するのみならず，嚥下自体が遅れることで誤嚥のリスクにもなります．不可逆的になることもあるため，注意が必要です．

他にも，利尿剤による低Na血症や，骨粗鬆症治療薬による高Ca血症が意識や口渇に影響していることもあり，薬剤歴や血液所見を意識的に確認するようにしています．ステロイドの長期全身投与はステロイドミオパチーにより筋力低下を招き，嚥下機能を低下させることがあります．原疾患の状態が許せば，減量を検討します．

C 免疫抑制作用のある薬剤

免疫抑制剤，全身ステロイド投与，ステロイド吸入薬などにより感染をきたしやすくなり，咽頭や食道にカンジダ感染を生じて味覚障害や食思不振，嚥下困難となることがあります．侵襲性真菌感染症ではないため，β-Dグルカンなどの血清学的な検査では診断に至らず，口腔内や咽頭を丁寧に診察し，白苔などの病変があれば口腔ケアを強化し，上部消化管内視鏡検査や歯科口腔外科/耳鼻咽喉科へのコンサルトも検討します．

D 粘膜傷害をきたす薬剤

非ステロイド性抗炎症薬（NSAIDs），ビスホスホネート製剤，抗菌薬（ドキシサイクリン塩酸塩，テトラサイクリン塩酸塩），殺細胞性抗癌剤などは，咽頭や食道の粘膜傷害を起こすことがあります．口腔内乾燥や嚥下機能の低下に伴い，薬剤が口腔内や咽頭に付着してしまうこともあります．薬剤が長く貼り付いていると，ここにあげたハイリスク薬剤以外でも，粘膜傷害や潰瘍を起こしかねません．歯の裏，舌の裏などの見落としやすい場所を観察します．

E 鎮咳薬

誤嚥性肺炎が起きるのは，誤嚥したものが気道から喀出されないためです．誤嚥をしても，喀出できていれば肺炎にはなりにくくなります．そこで誤嚥性肺炎のリスクがある患者さんには，鎮咳薬は勧められません（コデインリン酸塩などの中枢性鎮咳薬が特にそうです）．意識状態や筋力を低下させる薬剤も，同様です．誤嚥をしやすい患者さんは，慢性咳嗽を訴えて，鎮咳薬を定期的にもらっていることがあります．症状に関わる部分なので中止をためらう患者さんが多いですが，理由をお話しし，休薬してみましょう．

F 制酸薬

プロトンポンプ阻害薬，H_2受容体拮抗薬はGERDの治療に使われるため，逆流による誤嚥の予防には有用です．一方で，胃内の酸性度が低下し，胃の内容物が無菌ではなくなります．そこで，胃食道逆流や嘔吐をした際に，（通常なら胃酸による化学性肺臓炎として抗菌薬を投与せずに治癒する例でも）細菌感染をきたし，肺炎を悪化させることがあります．制酸薬の適応を見直し，不要な症例ではできるだけ中止することが推奨されています．制酸薬の長期内服によるbacterial translocationにより，肺炎だけでなくクロストリジウム・ディフィシル（*Clostridioides difficile*）腸炎も増えます．

参考文献

1) Nakagawa T, et al：J Intern Med, 247:255-259, 2000.
2) 藤島一郎（監），片桐伯真，北住映二，藤本保志，他（編）：疾患別に診る嚥下障害．医歯薬出版．2012.
3) El-Sharkawi A, et al：J Neurol Neurosurg Psychiatry, 72:31-36, 2002.
4) Nozaki S, et al：Deglutition, 1：400-408, 2012.
5) Yamaya M, et al：J Am Geriatr Soc, 49:85-90, 2001.
6) Ikeda M, et al：J Neurol Neurosurg Psychiatry, 73:371-376, 2002.
7) Wakabayashi H: J Frailty Aging, 3:97-103, 2014.
8) Chen LK, et al：J Am Med Dir Assoc, 21：300-307, 2020.
9) Fujishima I, et al：Geriatr Gerontol Int, 19:91-97, 2019.
10) Ohrui T：Tohoku J Exp Med, 207:3-12, 2005.
11) Yoshimatsu Y, et al：Int J Chron Obstruct Pulmon Dis, 14:2777-2785, 2019.

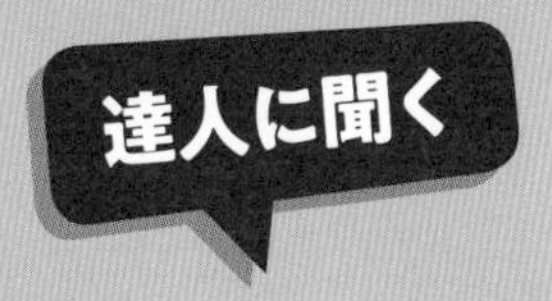

今回の達人
東京慈恵医科大学付属柏病院 脳神経内科
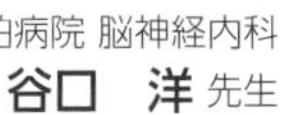
谷口 洋 先生

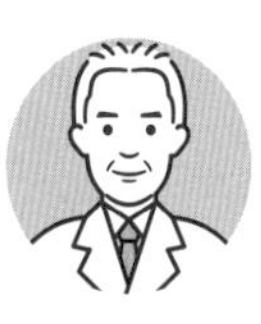

第3回

神経疾患の診かた

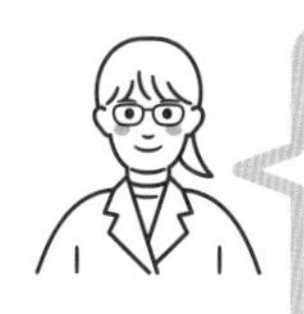

脳神経内科医の立場から，嚥下障害を専門に診療されてきた豊富なご経験を基に，著書『嚥下障害，診られますか？』（羊土社）も執筆されています．われわれが苦手意識をもちやすい神経疾患の見つけ方や対応について教えていただきました．

吉松 **神経所見を解釈するポイントを教えてください．**

谷口 皆さんが苦手意識をもちやすいのは腱反射ではないでしょうか．でもこれは所見のごく一部に過ぎません．**腱反射の所見の取り方でつまづくのはもったいない**です．私たち専門家でも，ある一ヵ所の反射だけで判断が難しいときは，左右や他の部位と比べたり，既往歴もヒントにしたりして，総合的に判断しています．

診察は寝たままではなく，**座ったり立ったりして行う**ことが大事です．例えば小脳出血の体幹失調，パーキンソン病の前傾姿勢や歩行障害（すくみ足，突進現象）は，立たなければわかりません．

嚥下障害をきたす筋萎縮性側索硬化症（ALS），多発筋炎 / 皮膚筋炎（PM/DM），重症筋無力症（MG）などは，しばしば頸部の前屈が弱くなりますが，これはむしろ臥位でないとわかりません．坐位や立位では体幹の前屈も加わってしまい，頸部だけの力を評価できないからです．仰臥位で頭だけを上げてもらいましょう．**頭部が重力に逆らって上がらない場合**（MMT が 3 未満）**は，明らかに異常**です．このような患者さんは横を向いて手を使って起き上がるなどの工夫をしていますので，病歴も確認しましょう．

パーキンソン病の患者さんではベッドに体が接している状態の動きが悪くなるので，寝返り，起き上がり，立ち上がりが苦手になります．立ち上がってしまえば，意外と歩けてしまうので，特に中等症では**起き上がりの動作を確認**することがポイントです．寝かせて診察したあとは，起き上がる動作もみてください．振戦型ではなく無動型のパーキンソン病の患者さんは本人もかかりつけ医もパーキンソン病の存在に気づいていないことがあります．肺炎で入院した高齢者の起き上がりや立ち上がりに注意してみてください．

吉松　**症状が加齢や廃用に伴うものか，神経筋疾患かを見分けるコツはありますか？**

谷口　難しい質問ですね．私も迷うことは多々あります．誤嚥性肺炎で入院した著明に痩せている高齢者がALSでしょうかと相談されることがしばしばありますが，「経過を診ないとわからないよ！」と言いたくなります．その中でもいくつかポイントがあります．一つめは**筋萎縮と筋力低下のバランス**です．サルコペニアでは筋が萎縮している（痩せている）わりに意外と力があります．これに対して，ALSでは萎縮が軽度でも筋力低下が目立つことが多いのです．二つめは**筋力低下の分布**です．ALSでは頸部屈筋群，三角筋，短母指外転筋，第1背側骨間筋に筋力低下が出やすい傾向があります．それぞれ，起き上がりにくい，洗濯物を干すのが大変，ペットボトルが開けられないなどの症状につながります．短母指外転筋，第1背側骨間筋など母指側から筋萎縮や筋力低下が出現することは解離性小手筋萎縮（split hand）と呼ばれており，ALSの特徴の一つです．

吉松　**でもやはり，正常なのかどうかが見分けられません．**

谷口　あとは左右差をみるようにしましょう．経験がなくても，**左右差があれば異常**と判断できませんか？　ALSは四肢筋力低下と教科書に書かれていますが，初期には片側の上肢から始まることが多いのです．サルコペニアなら左右対称です．他にはギラン・バレー症候群も実は左右差をもって発症することが多いのです．進行が速いのであれよあれよという間に左右対称性の筋力低下になりますが，実は初期に多発性単神経炎の分布（左右非対称，神経ごとの障害のばらつき）を呈することがあります．パーキンソン病も，片側の上肢から始まり，同側の下肢，対側の上肢，そして対側の下肢といった具合で進行します（いわゆるN字型進行）．こういった，初期の左右差にぜひ気づいてください．

左右差がないときには**健常者と比べる**こともポイントです．例えば，MMTで弱いかどうか迷ったら，看護師にもMMTを施行して，筋力を比べてみるとよいでしょう．訴えている症状が本当に異常なのかわからないときには，**患者さんの訴えを自分で再現する**のも一つの方法です．多発性硬化症の患者さんが，ポケットのコインを分別できないと訴えてきました．「それは異常？」と思いつつ，自分で試してみるとポケットのコインを触り分けることができました．やはり何かあると思い直して精査したところ，高位頸髄にしっかりと病変が確認できました．

吉松 **では，脳神経内科医に相談するときのポイントを教えてください．**

谷口 問診と診察についてはこれまで話してきたので，検査を中心にお話ししましょう．「とりあえず頭部CTは撮りましたが異常ありません」と相談されることが多いのですが，本当にそれでよいのでしょうか？突然発症の片麻痺でCTは異常ありませんと相談されても，急性期の脳梗塞はCTに映らないし，血圧上昇もないし，そもそも脳出血より脳梗塞のほうが多いのにと思ってしまいます．頭部MRIを撮るのは敷居が高いのでしょうか？

吉松 **MRIは疑う疾患によって条件が異なる気がして，悩んでしまいます．**

谷口 確かに，撮影条件の選択がわかりにくいかもしれません．二度手間になることもあるかもしれませんが，**ひとまず単純MRIを撮ってみたらよいのでは**ないでしょうか．拡散強調画像やT2，T1強調画像，FLAIRなどの基本的な条件で撮影されていればおおむね問題はありません．拡散強調画像が登場する前は脳梗塞の有無や新規病変と陳旧性病変の鑑別が難しかったのですが，拡散強調画像は専門外の先生にもそれらを判断しやすくしてくれました．自分で難しい所見を見つけられないのではないかとの不安もあるでしょうが，多くの病院は放射線科医の読影があると思います．「大きな異常はないと思うけれども，放射線科医にも確認して，何かあれば後日電話いたします」とお伝えすれば，患者さんも理解してくれることでしょう．

吉松 **治療法のある多発性筋炎／皮膚筋炎や重症筋無力症の患者さんを見逃したくないのですが，疑うための所見はどこですか？**

谷口 根本的治療法のある疾患は早く紹介いただけると私たちも助かります．四肢筋力低下や眼瞼下垂があればPM／DMやMGを疑うのでしょうが，中には嚥下障害が初発症状の患者さんがいるので注意してください．これらの疾患では咽頭収縮不全や食道入口部開大不全から**固形物の嚥下が苦手になる**ことが多いのです．この症状がある患者さんは，喉に固形物が残るので**水で流し込む**といったことをします．皆さんがよく経験する高齢者や多発性脳梗塞の患者さんは，偽性球麻痺パターンから口腔保持が悪かったり，口腔期と咽頭期のタイミングがずれたりして水でむせることが多いのですが，これとは異なります．**固形物の嚥下が苦手な患者さん**，あるいは**原因不明の嚥下障害**では**血清CK，抗AChR抗体をスクリーニングとして測定**してください．抗MuSK抗体を測定していただいてもよいのですが，抗AChR抗体と同時には算定できないので注意してください．

吉松 **薬剤性パーキンソニズムに出会う頻度が高いのですが，被疑薬を開始後どれくらいだと疑わしいですか？**

谷口 服薬期間についてはバリエーションがあり過ぎて，逆に時期にしばられないほうがよいと思います．もちろん新しく開始した薬から原因として疑うべきですが，**長期に内服していたからといって被疑薬から除外できるわけではありません**．また，困るのはもともとパーキンソン病がある患者さんに錐体外路の副作用が出やすいことです．休薬してもパーキンソニズムが改善しないときはDAT Scanで薬剤性パーキンソニズムが遷延しているのか，**もともとパーキンソン病があるのかを鑑別**することがあります．

吉松 **では，薬剤性パーキンソニズムを疑った場合の薬剤の減らし方のコツはありますか？**

谷口 被疑薬をすべて中止するのは難しいので，頻度の高いものから順に減量や中止をします．よく経験するのは**スルピリド**です．食欲がないと訴える患者さんなどに気軽に処方されがちですが，添付文書通りの50mg × 3回 / 日の用量で処方していると，薬剤性パーキンソニズムを呈することが珍しくありません．ハロペリドールやクロルプロマジンなどの**メジャートランキライザーは**中止できないことも多いので，**非定型抗精神病薬に変更**を検討します．同様に**三環系抗うつ薬は SSRI や SNRI に変える**ようにします．

吉松　**認知症に対する薬物療法の，嚥下への効果や懸念事項はどうですか？**

谷口　認知症に使われる薬剤が嚥下に悪影響を与えることはあまり経験しません．メマンチンは興奮を抑える作用が強いので，過鎮静による嚥下障害が少し気になりますが，むしろ**一番気をつけるべきは抑肝散**でしょう．漢方薬なので気軽に使われがちですが，添付文書通りの 3 包分 3 で出していると**過鎮静**や低カリウム血症が問題になることがあります．私は必ず **1 日 1 包か 2 包から開始**してしばらく様子をみて，効果が乏しいときだけ増量するようにしています．

吉松　**神経疾患の患者さんをみたら気をつけることはありますか？**

谷口　似て異なる病気は，区別してください．例えばパーキンソン病とパーキンソン症候群は大きく異なります．パーキンソン病は薬への反応が良く，治療薬の選択肢も多くあります．また，パーキンソン症候群に比べて進行が遅く，予後も比較的良好です．他院にかかっている患者さんが肺炎で入院してきたなら，**パーキンソン病なのかパーキンソン症候群なのか**，ぜひとも確認してください．

　脊髄小脳変性症も，いろいろな疾患の集まりです．その中で多系統萎縮症（MSA）は経過が速いし，しばしば嚥下障害を呈します．一方で脊髄小脳失調症 6 型（SCA6）は純粋小脳型なので，嚥下障害はほとんどみられません．SCA6 の患者さんは長生きされるので，むしろ加齢による嚥下障害を呈すると個人的には思っています．

吉松　**誤嚥性肺炎を診療する若手医師に伝えたいことは何ですか？**

谷口　**主治医として責任をもって診療する**ことを心がけてください．他科にコンサルトしたからといって任せきりにしてはいけません．他科の先生が何を疑い，どのような検査をして診断したのか把握するようにしましょう．例えば多系統萎縮症の患者さんで夜間だけの喘鳴を認めたとします．耳鼻咽喉科の先生が喉頭ファイバーを施行して，咽喉頭に異常なしと言われたら，それで大丈夫なのでしょうか？日中の覚醒時は喘鳴がないので診察しても異常はありません．夜間の睡眠時に喘鳴があるのなら，その状態で診察しなければわかりません．多系統萎縮症の声帯外転障害は初期には睡眠時のみ出現します．主治医としてはそのことを耳鼻咽喉科医に伝えて，**検査のプランニングを一緒に**しなければなりません．

それから，**患者さんの訴えに耳を傾ける**ことが重要です．過去にMGで仰臥位になると息苦しくなる患者さんがいました．他院では胸部X線も喉頭ファイバーも異常なしと言われました．坐位で喉頭ファイバーを施行して異常はなかったのですが，患者さんの訴え通りに仰臥位にして喉頭ファイバーを施行しました．すると，仰臥位では軟口蓋がチェックバルブ機構のようになり，鼻腔から呼出ができなくなっていました．あらためて患者さんの訴えをきちんと聞かなければいけないと痛感した症例でした．

達人の教え

神経所見の見極め方は？

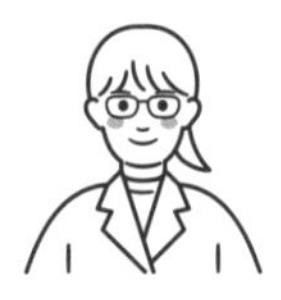

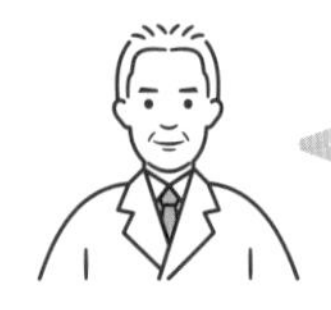

全体のバランスが大事
患者さんの訴えに耳を傾けよう！

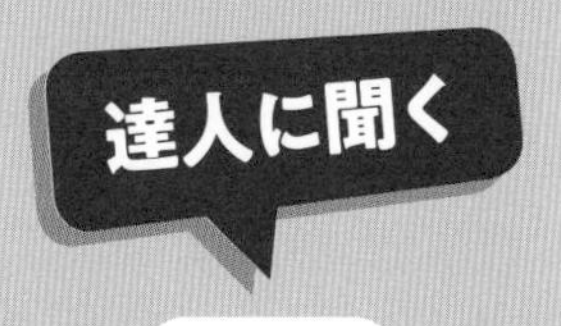

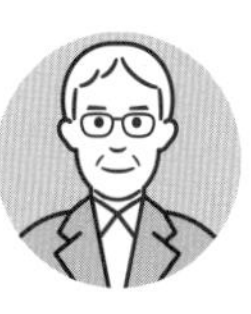

今回の達人
兵庫医科大学 生理学講座 生体機能部門
越久仁敬 先生

第4回

誤嚥性肺炎の臨床と研究

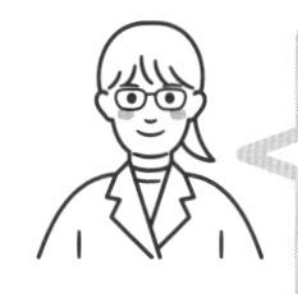

私が研究生として在籍させていただいている講座の教授です．呼吸器内科医ならではの，呼吸と嚥下の協調性をご専門にされています．臨床現場の疑問を基礎研究で掘り下げ，臨床研究を企て，そして機器開発を通じて診療へ還元するまでの，夢のある取り組みの原動力についても伺いました．

吉松　**呼吸と嚥下の協調性について，わかりやすく教えてください．**

越久　呼吸と嚥下の協調パターンのうち，成人健常者で最もよくみられるのが，呼息の途中で嚥下が起こり，その後の呼吸も呼息から始まるというものです．このパターンが一番安全な飲み込み方です．もし息を吸っている間に嚥下が起こると，特に液体を飲んでいる場合は，口で保持できずに激しくむせてしまうことがあるのです．実は，私もときどきやってしまいます．これを「嚥下前誤嚥」といいます．健常者の場合はそれほどシビアではありませんが，私ももうすぐシニアの年齢になりますし，高齢者では心配な事柄です．

もしたくさん食物を口に含んだ場合，嚥下後も咽頭に残っていることがあるので，嚥下直後に吸気をしてしまうと，「嚥下後誤嚥」を起こす原因になります．これも健常者ではあまり問題にならないかもしれませんが，高齢者では危険ですね．そういうわけで，**呼息→嚥下→呼息のパターンが最も安全**な嚥下なのです．

しかし，加齢や疾病によって，息を吸っている途中に嚥下をしてしまったり，嚥下後にすぐに息を吸ってしまったりすることが増えて，それが誤嚥のリスクになるのではないかといわれています．もし不顕性誤嚥であったら，それが誤嚥性肺炎のリスクになるわけです．

こうして**呼吸と嚥下の協調性が崩れる**原因疾患には，**パーキンソン病，COPD，睡眠時無呼吸症候群**などがあります．軽度認知障害ではまとまったデータがまだ出ていませんが，液体などを口腔内で保持することが難しくなるので，吸息→嚥下パターンが増えると，誤嚥してしまうことは想像できます．

私はこのような呼吸と嚥下の協調性をみるための機器の開発を継続しています．

吉松 **呼吸と嚥下の協調性が保たれているのがわかるとよいですね．特殊な機器を用いずに一般診療でみることはできますか？**

越久 それが難しいので，われわれがそれを開発しているところです．今あるものでなんとかみようとすると，まず嚥下は喉頭マイクロフォンで嚥下音を拾うことができます．問題は呼吸を記録することが難しいのです．なお，東洋紡から，伸縮性のあるウェアラブルの呼吸モニタがもうすぐ発売されるのですが，それで呼吸を可視化することはできます．2つの器械を装着すると，嚥下音を聞きながら呼吸を視覚的に確認することができますが，煩雑ですね．

吉松 **例えば，呼吸数や年齢で予測することも難しいですか？**

越久 **呼吸数が多ければ多いほど，呼吸と嚥下の協調性が悪くなる**ことは容易に想像できます．間質性肺炎でも協調性が悪くなるのではないかということで，今まさに研究を進めているところです．年齢も高齢になればなるほど，協調性が悪くなることは想像できます．けれどもこれらのカットオフ値は，今のところありません．

吉松 **では，呼吸と嚥下の協調性が悪い場合に，介入方法はありますか？**

越久 一番簡単な方法として，**息こらえ嚥下**をしたらよい，といわれています．けれどわれわれが開発した嚥下モニタで観察してみると，息こらえ嚥下をきちんと指導していても，嚥下の後が吸息になってしまっていることが結構あります．なぜかというと，口の中に食べ物を含んだ状態でそれを口腔内に保持しながら，呼吸を胸いっぱい吸ってそれを止めて，というのが難しいのです．特に呼吸障害がある患者さんでは，つい息を吸ってしまうのです．言語聴覚士に相談してみても，やはり息こらえ嚥下の指導は難しいと言われます．

他には，**CPAPを低圧で使用**すると，息を止めてから嚥下をするまでの潜時が短くなり，呼吸と嚥下の協調性も良くなることがわかっています．健常者やCOPDの患者さんでCPAPを行ったところ，SAS治療で使うほどの圧ではなく低圧で効果がみられました．また**ネーザルハイフロー**は，50 L / 分などの**高流量では嚥下しづらく**なって，リスクになりますが，15 L / 分程度の低流量であれば，嚥下に良い方向につながるといわれています．

これらは息こらえ嚥下などの技術を習得するよりも信頼性が高いかもしれません．ただし，あくまでも装着中の協調性が良くなることで，装着中（夜間など）の唾液の不顕性誤嚥が減るという視点です．適応がある場合には使用してみるとよいですが，あえて適応外で使用したり，装着中に経口摂取をするというわけではありません．

後は，これもまだ研究レベルですが，呼吸を可視化する東洋紡のウェアラブルの装置を使って，吸息から呼息になった直後に光で飲み込む合図を出すと，**バイオフィードバックとして嚥下を訓練**できるのではないかと思われます．息こらえ嚥下であれば口に食べ物を含んで，息をいっぱい吸ってこらえて嚥下するわけですが，この器械であれば口に食べ物を含んで，ランプが光れば嚥下をするので，自分の呼吸に合わせることができて，よいのではないかと考えます．

吉松　**いろいろな道が開拓できそうです．内科診療で注目されにくい嚥下の世界で，先生が研究に邁進される原動力を教えてください．**

越久　大御所の先生方でも，「誤嚥性肺炎はどうしようもないよね」と言われることが結構あるので，取り付く島もないですね．私がアメリカで生理学の基礎研究をしていたときに，上喉頭神経を刺激すると吸息がリセットされて呼息に移行するという現象を使っていたのですが，間違って上喉頭神経を連続して刺激してしまったことがあったのです．そのときに何か変な活動がみられて，それが実は嚥下だったということが後になってわかりました．嚥下をしているときに呼吸がどうなっているのかという疑問をもって，これが呼吸と嚥下の協調性に興味をもったきっかけでした．このときは，これが臨床にどのように役に立つのかは見当がつかなかったのです．

その後，淡路島で開業医として一般内科や在宅医療をしていたのですが，「よくむせるんです」という患者さんが結構いらっしゃるんです．そういう患者さんを診るようになって，むせるのは呼吸と嚥下の協調性が悪いのではないかなと思って，だんだん興味をもちました．一番決定的だったのは，父がパーキンソン病になって，嚥下ができなくなり，胃ろうで栄養管理をしていました．その後，腸閉塞になって，嘔吐したものを誤嚥してしまって，誤嚥性肺炎で亡くなりました．誤嚥性肺炎を身近にみて，なんとかしたいと思うようになりました．

吉松　**基礎研究から実臨床に至るまでが結びつくというのは，とても夢がありますね．**

越久　アメリカで研究をしていたころは研究室で完結していて，誤嚥性肺炎に結びつくとは思っていなかったのです．その後，在宅医療とかをしていて結びついたのです．例えば**気管切開孔が開いたままだとうまく飲み込めない**のです．レティナカニューレやスピーチカニューレにしないとうまく飲み込めない．これは，声門下圧がうまく調整できないからなのです．**嚥下の生理学**を知れば知るほど，うまく横隔膜を使って声門下圧を調節しないときちんと飲み込めないということがわかってきて，呼吸と嚥下の協調性というのはとても重要なのだなということがどんどんわかってきました．

吉松　**先生が誤嚥性肺炎を多く診ておられた頃に知っていればよかったということはありますか？**

越久　私ももちろん誤嚥性肺炎の患者さんをたくさん診てきましたが，当時は恥ずかしいことに嚥下について何の知識もなかったので，どういう抗菌薬を使うかということばかりで，抗菌薬を使って良くなったら終わりでした．もっと知っていれば，再発を防ぐためにいろいろな指導もできたと思います．

吉松　**誤嚥性肺炎を診ている若手医師に伝えたいことを聞かせてください．**

越久　抗菌薬が効いて CRP がある程度落ち着いたら終わりとは考えずに，どうやったら再発が防げるのか，誤嚥性肺炎を繰り返すから経口摂取は無理でしょうと絶食の方向へ行くより，どうにかして食べていただける形で，嚥下機能の改善までもっていってほしいのです．これには**多くの先生との協力が必要**で，特に耳鼻咽喉科の先生が嚥下に詳しいので協力は必須です．リハビリテーション科や脳神経内科にも嚥下に詳しい先生がいらっしゃいますし，嚥下認定看護師や言語聴覚士とも，多職種で連携してほしいです．CRP が落ち着いたら終わりではなく，**もっと最後まで診てほしい**なと思います．

吉松 **とても大切ですね．先生が臨床の気づきから，臨床に役立つ研究へ至るまでのきっかけは何ですか？**

越久 若い頃に出会った優秀な臨床医に言われた言葉です．「最先端の医療もよいけど，common disease を診て，common disease をどうにかするというのが，やるべきこと．それを当たり前に診るのではなくて，そこから何か新しい治療法なり解決法なりを見いだしていくのが真の臨床医としてのやるべきこと」．今もそう思っています．誤嚥性肺炎は common disease で，歳だから再発するしどうしようもない，仕方ない，というのではなく，**メカニズムまで掘り下げていって，何か新しい打開策や解決策を見いだすというところが，臨床医の醍醐味**ではないかなと思います．

ありふれた病気だから，それに対する**新しい解決策を提案できたら，大変多くの患者さんに恩恵がもたらされる**ので素晴らしいことだと思います．common disease を何かしらの新しい方法でよくすることができたら，ものすごい数の患者さんが喜ぶわけですから．

達人の教え

誤嚥性肺炎の診療と研究の原動力は？

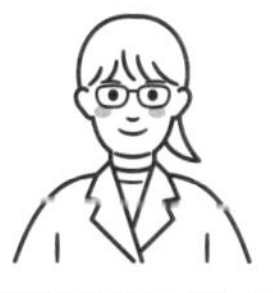

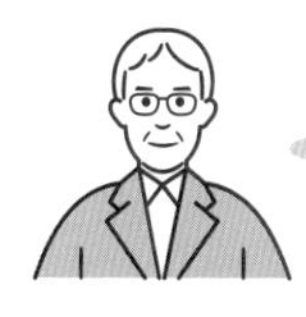

common disease の打開策を見いだすのが臨床医としての醍醐味！

ちょっと、ひと工夫

緩和ケアの母に学ぶ“良い主治医とは”

緩和ケア医を目指していた学生の頃，恩師に問われた印象的な質問がありました．「疼痛緩和に熟練した医師と，優しく寄り添ってくれる思慮深い医師のどちらが良い緩和ケア医か」と聞かれたのです．緩和ケアの全人的な視点に力を感じていた私は，「寄り添ってくれる医師」と即答しました．そこで教わったのが，次の言葉です．

「もし私が癌の末期になって強い痛みのために入院したとき，私がまず望むのは，牧師が早く痛みがとれるように祈ってくれることでも，経験深い精神科医が私の悩みに耳を傾けてくれることでもなく，私の痛みの原因をしっかりと診断し，痛みを軽減する薬剤の種類・量・投与間隔・投与法を判断し，それをただちに実行してくれる医師が来てくれることです」

近代ホスピスの母とも呼ばれる，シシリー・ソンダースの言葉です．彼女は看護師，ソーシャルワーカーを経て医師免許も取得し，全人的苦痛を緩和する必要性を説いた人物です．緩和ケアの先駆者でありながら，症状をただ和らげるだけではなく，症状の原因を医学的に分析し，病態に合った対応を速やかに行うことの重要性を述べています．

誤嚥性肺炎の診療をしていると，ふとこの言葉を思い出すことがあります．もし私が誤嚥性肺炎になったとしたら，誤嚥をする原因をとことん分析して治療法を考え，原因に合った訓練や代償法を提示してくれる主治医に出会いたいものです．丁寧に調べていろいろな手法を試し，それでも難しいときは，納得できそうな気がします．もちろん，つらい気持ちを傾聴してくれる優しさも必要なのですが，「そんなことより食べたい」あるいは「食べられない原因を知りたい」気持ちが先に立つのは，私だけではないと思います．

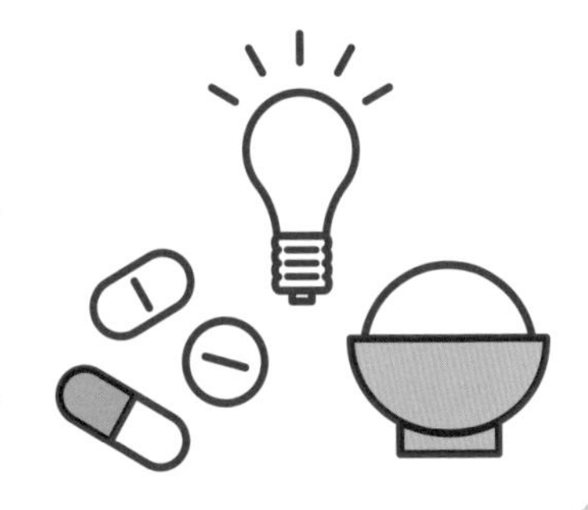

ちょっと、ひと工夫

感染症流行期の診療

2020年に，われわれは想像もしないような試練を迎えました．新型コロナウイルス感染症が流行し，生活や診療のあらゆる場面で大きな打撃を受けました．誤嚥性肺炎の診療も例にもれず，かなり軌道修正を求められました．

まず，誤嚥性肺炎を疑う際に，新型コロナウイルス感染症も鑑別しなければならなくなりました．誤嚥性肺炎を疑う患者さんは介護職との接触や医療機関の受診機会が多く，感染している可能性があります．しかし，安易に隔離はできません．隔離に伴いせん妄や廃用をきたした患者さんも経験しました．地域の流行状況や患者さんの行動歴，症状の経過と，必要に応じた検査により，**感染の可能性が低いことを早めに見極め，標準予防策での診療に移行する判断力**を要します．

さらに，誤嚥性肺炎の診療で必要な喀痰採取，ネブライザー吸入，排痰療法，吸引，呼吸リハビリ，咽頭の診察，嚥下の精査や訓練，食事介助，咳嗽の誘発などほぼすべてが，エアロゾル化や感染拡大のリスクが高い行為に分類されます．通常であれば推奨されていることが，逆に患者さんや医療者をも危険にさらすとして，できるだけ回避しなければならなくなりました．とはいえ，患者さんの診療はきちんと行いたいもどかしさがあります．そこで，処置や検査の必要性を見極め，より侵襲の少ない方法で得られる情報を最大限に集めようとするなど，**基本に立ち返った診療の姿勢が磨かれる**こととなりました．食事形態の段階を上げる条件をいつも以上に慎重に確認すること，**食事場面の観察をより入念に行う**ことなどを心がけるようになりました．

さらに，国内外で嚥下に関する専門家の意見が次々と発表・更新されるため，**最新情報を常に入手する**ことが必要になりました．特に日本嚥下医学会の診療指針と日本摂食嚥下リハビリテーション学会の注意喚起を参考に，地域の流行状況や処置内容に応じて対応することが求められています．参考までに，嚥下評価に関して2021年1月現在の指標をお示しします．

この大流行において，誤嚥性肺炎の頻度自体は減った印象があります．他院でも同様のことがいわれており，実際に高齢者の市中肺炎が例年と比較して大幅に減少したことが報告されています[2)]．高齢者の肺炎は一般には人か

表1　感染状況等に応じた対応表

	確定・疑い		陰性・確定後陰性化2週		未確認					
	全地域		全地域		非流行地域		流行発生地域		蔓延地域	
	許容度	施行時推奨PPE	許容度	施行時推奨PPE	許容度	施行時推奨PPE	許容度	施行時推奨PPE	許容度	施行時推奨PPE
RSST	非推奨	full PPE	通常通り	sPPE	許容	sPPE	許容	E-PPE	許容	E-PPE
改訂水飲みテスト等	非推奨	full PPE	通常通り	E-PPE	許容	E-PPE	限定許容	EB-PPE	限定許容	EB-PPE
嚥下内視鏡検査	非推奨	full PPE	通常通り	E-PPE	許容	E-PPE	非推奨	EB-PPE	非推奨	EB-PPE
嚥下造影検査	非推奨	full PPE	通常通り	E-PPE	許容	E-PPE	限定許容	EB-PPE	限定許容	EB-PPE

sPPE：標準予防策（サージカルマスク，手袋）
E-PPE：sPPE+Eye（サージカルマスク，手袋，フェイスシールドまたはゴーグル）
EB-PPE：E-PPE+Body（サージカルマスク，手袋，フェイスシールドまたはゴーグル，ガウンまたはエプロン）
full-PPE：エアロゾル感染に対応（N95マスク，帽子，手袋二重，フェースシールド±ゴーグル，不浸透性長袖ガウン）
（https://www.ssdj.jp/uploads/ck/admin/files/topics/202004/002_kensa.pdfより作成）

ら人へ感染しませんが，これまでであればウイルス感染などを契機に体調が悪化して誤嚥していたのが，感染予防策により減ったのかもしれません．

また，**コミュニケーションの大切さ**を改めて感じるきっかけにもなりました．ご家族の面会ができないからこそ，こちらからこまめに連絡をして，良いこともできるだけお伝えする習慣がつきました．患者さんとご家族でも，電話や手紙，交換日記を用いてやり取りをしている姿には励まされます．そして，ご家族が待つ自宅へ退院する励みにもなっています．

思えば，**誤嚥性肺炎の診療は，細やかな工夫や知恵の組み合わせで成り立っています**．もともと，もっている選択肢を患者さんごとにやりくりして個別に対応をしてきた分野であったため，前代未聞のパンデミックでも案外，柔軟に対応ができたのかもしれません．今後またどのような情勢になろうと，難しい病態の患者さんが来ようと対応できるように，**一つでも多くの引き出しをもっておくこと**が，主治医として今われわれにできることのように思います．

参考文献

1）https://www.ssdj.jp/uploads/ck/admin/files/topics/202004/002_kensa.pdf
2）Yamamoto T, et al：Respir Investig, 58:435-436, 2020.

4 治療

ここが大切

- 抗菌薬の必要性や適切な投与期間を見極める
- 抗菌薬の種類や投与経路は負担の少ないように選択する
- 気道分泌物が貯留している部位を意識した積極的な気道浄化を行う
- 患者さんをよく知り，その方の人生観にふさわしい医療を考える

1 治療の考えかた

誤嚥性肺炎の患者さんを受けもったら，「とりあえず絶食，スルバクタム・アンピシリンで」と口走ってはいないでしょうか．これを聞くといつも，宴会のはじめに「とりあえず生で」が連呼されるのを連想してしまいます（お酒をまったく飲まない筆者がいうのもおかしいのですが）．とっさに注文を考えるのも面倒だし，どんなメニューがあるのかわからないし，周りもみんなそうしているし，店員さんもそのほうが慣れていそうだし……など，生ビールが好き，という以外にもいろいろな真意が含まれていそうだな，と妄想しています．

さて，話がそれましたが，誤嚥性肺炎の治療選択の理由が，とっさに考えるのも大変だし，どういう選択肢がよいのかわからないし，習慣で何となく，看護師を混乱させなくて済む方法で，ということであれば，残念なことです．とはいえ，次々に指示を求められる現場では，一例ずつ初期対応をじっくり考えている余裕はなく，反射的に対応せざるを得ません．初日からあらゆる専門家に相談することも，現実的ではありません．そこで，初日の食事や抗菌薬について，ここで一度じっくり学んでおくと，現場で判断しやすくなるかと思います．そして，落ち着いて時間がとれるときに改めて治療内容を再考できたら，理想的です．

誤嚥性肺炎の治療は抗菌薬だけというわけにはいきません．痰を出すことにはひときわ力を入れますし，輸液や栄養，リハビリ，口腔ケアなど，さまざまな予防策が治療と密接に関連します．治療から予防にかけて明確な区切りがないですが，本章では便宜上，主に抗菌薬と気道浄化を扱うこととします．

2 抗菌薬

A 抗菌薬の必要性の見極め方

誤嚥性肺炎では**抗菌薬が不要のこともある**ことを，ご存じでしょうか．例えば**胃切除後の逆流による誤嚥性肺炎**や，**嘔吐に伴う化学性肺臓炎**がこれに当たります[1]．細菌感染ではなく，誤嚥物による化学的な炎症が原因であるという理論です．では、細菌感染の有無をどのように見分けるのでしょうか。プロカルシトニンはあまり有用ではないことが報告されています[2]．重要なのは胃食道逆流症 gastroesophageal reflux disease（GERD）の病歴や口腔内などの身体所見，そして画像もヒントになります．

胃切除後の誤嚥では両肺底部の気道周囲に散布影が，大量嘔吐による化学性肺臓炎では急性呼吸促迫症候群 acute respiratory distress syndrome（ARDS）に類似したすりガラス影がみられるともいわれます．細菌感染の可能性が低そうと判断すれば，抗菌薬を投与せずに経過をみることも妥当な治療です．また，慢性誤嚥がある場合に，食後や夜間に湿性咳嗽や痰の増加とともに微熱が出ることがありますが，**熱が出るたびに肺炎をきたしているとは限りません**．一時的な誤嚥に伴う炎症で熱が出るものの，抗菌薬の投与なく軽減することも多いのです．訪問看護師や施設職員は慣れていることかもしれませんが，入院症例を担当する若手医師はこうした微少誤嚥による微熱をあまり見慣れておらず，かえって不安になったり過剰に反応したりしてしまうことがあります．

抗菌薬を投与せずに様子をみるのは，臨床医にとって勇気のいることではありますが，「不安だから」，「念のため」の抗菌薬は患者にとって利益がないだけでなく，副作用などの観点から害になることもあることは留意しておく必要があります．念のための抗菌薬投与と関連しクロストリジウム・ディフィシル（*Clostridioides difficile*）腸炎により死亡した症例[3]も報告されている他，それ以外の抗菌薬起因性腸炎，アレルギー，耐性菌の増生，肝腎障害なども起こり得ます．

一方で，**誤嚥の原因は一つとは限りません**．併存症が多い場合や高齢者では特に，化学性肺臓炎のみによる肺炎と言い切ることが難しくなります．その患者さんの病態の中心は胃酸誤嚥による化学性肺臓炎であったとしても，逆流したものが口腔内の細菌とともに誤嚥されていたり，あるいは化学性肺臓炎により呼吸状態が悪化し頻呼吸のまま飲水をしたりしたために，その後に新たに口腔内常在菌を誤嚥していることもあります．このようなときは，たとえ GERD に伴う誤嚥であったとしても細菌感染も伴っていることがあり，抗菌薬の投与が望ましいと考えられます．また，胃液誤嚥であったとしても，プロトンポンプ阻害薬などの**胃酸抑制薬を内服している**（胃内の pH が上昇し，消化管で bacterial translocation が起こる）場合や，**小腸閉塞**がある（腸液を誤嚥している可能性がある）場合には，抗菌薬の投与が推奨されています．

病歴や身体所見から，化学性肺臓炎と細菌感染をできるだけ見分ける努力をするのはもちろんのこと，筆者は患者さんの**全身状態も踏まえて治療方針を選択**するようにしています．つまり，「おそらく化学性肺臓炎なので抗菌薬の投与なしで乗り切れそうだし，もしも細菌感染があったとしてこの後，熱が続いたとしても，それから抗菌薬を投与する猶予がありそう」と判断すれば，抗菌薬を投与せず経過をみることを検討します．同じように化学性肺臓炎の要素が大きくとも，「呼吸状態が差し迫っており，もし細菌感染があった場合には抗菌薬を待っている余裕がない」と判断した場合には，その限りではありません．患者さんやご家族には，「今日すぐには原因の見分けがつきにくいので，どちらの治療も行おうと思います」と病状説明を行って，投与を選択しています．

抗菌薬を投与するしないに関わらず，重要なのは肺炎の病勢を示す指標をこまめに評価し，治療効果や抗菌薬の必要性をその都度，検討し直すことです．入院時に抗菌薬を投与することに決定しても，のちに化学性肺臓炎を示唆する病歴が明らかになった際は，惰性で継続するのではなく早めに中止をします．逆に抗菌薬が不要と判断しても，感染兆候が悪化する際には躊躇せず抗菌薬を開始します．こうした細やかな振り返りも，主治医として大切な姿勢です．

B 抗菌薬の選択

ガイドライン

成人肺炎診療ガイドライン（2017 年）では，市中肺炎 community-acquired pneumonia（CAP）か，院内肺炎 hospital-acquired pneumonia（HAP）/ 介護関連肺炎 nursing and healthcare-associated pneumonia（NHCAP）かで抗菌薬の推奨が分かれています．まずはこれに目を通し，宿主のもつリスクや重症度に応じて推奨される抗菌薬が異なることを知りましょう．そして院内採用薬を参考に，どの群にどの薬が推奨されているのかを確認しましょう（**図 4-1〜3**）．

誤嚥性肺炎の多くは，基礎疾患をベースに発症するため，HAP/NHCAP 群としての抗菌薬の選択をすることが増えます．しかし，ガイドラインのみに固執していると，どうしても，広域抗菌薬を選択する機会が多くなり，耐性菌の発生や，*Clostridioides difficile* 腸炎などの二次感染が懸念されます．また，NHCAP であったり，入院を要する CAP であっても，内服抗菌薬で治療できることもあります．誤嚥性肺炎だからといって，必ずしも耐性菌が原因とは限りません．そう考えると，確かに誤嚥性肺炎の診療においてスルバクタム・アンピシリンが古くから信頼されている理由がわかる気がします．

その他のエビデンス

一方で，スルバクタム・アンピシリンと他の抗菌薬を比較した研究データもあります．例えば重症ではない誤嚥性肺炎においてセフトリアキソンが有用であることが，NEJMで報告され[4]，後に日本の後方視的研究ではセフトリアキソンのスルバクタム・アンピシリンに対する非劣勢も示されています[5]．さらに，アジスロマイシン点滴静注のスルバクタム・アンピシリンに対する非劣勢も，日本の前向き観察研究で示されているのです[6]．近年では嫌気性菌の関与が減ってきていることや[1]，市中の誤嚥性肺炎では**嫌気性菌が検出されたのはほぼ重症例**であったことなどがまとまった研究で報告されています[7]．ただし，嫌気培養を日常的に行わない環境では嫌気性菌は検出することが難しく，培養結果や研究データだけで判断はできませんが，嫌気性菌が原因菌であったとしても，口腔内嫌気性菌の多くはペニシリン系抗菌薬やセフトリアキソンが有効

外来患者群	一般病棟入院患者群	集中治療室入室患者群
内服薬 ・β-ラクタマーゼ阻害薬配合ペニシリン系薬*1 ・マクロライド系薬*2 ・レスピラトリーキノロン*3, *4 **注射薬** ・セフトリアキソン ・レボフロキサシン*4 ・アジスロマイシン	**注射薬** ・スルバクタム・アンピシリン ・セフトリアキソン or セフォタキシム ・レボフロキサシン*4 ※非定型肺炎が疑われる場合 ・ミノサイクリン ・レボフロキサシン*4 ・アジスロマイシン	**注射薬** A法：カルバペネム系薬*5 or タゾバクタム・ピペラシリン B法†：スルバクタム・アンピシリン or セフトリアキソン or セフォタキシム C法：A or B法＋アジスロマイシン D法：A or B法＋レボフロキサシン*4, *6 E法：A or B or C or D法＋抗MRSA薬*7

図 4-1　CAPのエンピリック治療抗菌薬

＊1：細菌性肺炎が疑われる場合：スルタミシリン，アモキシシリン・クラブラン酸（高用量が望ましく具体的な投与量は成人肺炎診療ガイドライン2017巻末「参考資料：代表的な抗菌薬名と用法・用量」(p.170) を参照）．
＊2：非定型肺炎が疑われる場合：クラリスロマイシン，アジスロマイシン
＊3：慢性の呼吸器疾患がある場合には第一選択薬：ガレノキサシン，モキシフロキサシン，レボフロキサシン，シタフロキサシン，トスフロキサシン
＊4：結核に対する抗菌力を有しており，使用に際しては結核の有無を慎重に判断する．
＊5：メロペネム，ドリペネム，ビアペネム，イミペネム・シラスタチン
＊6：代替薬：シプロフロキサシン*4 orパズフロキサシン*4
＊7：MRSA肺炎のリスクが高い患者で選択する：リネゾリド，バンコマイシン,テイコプラニン，アルベカシン
†：緑膿菌を考慮しない場合

（日本呼吸器学会：成人肺炎診療ガイドライン2017．p18，2017より）

とされます．そこで，**膿胸や重度の肺炎でない場合は嫌気性菌のカバーは初めから必須ではありません**．セフトリアキソンは１日１回投与で治療効果を期待できるため，外来や在宅，施設での治療の他，夜間点滴によりせん妄が懸念される場合にも活用できます．看護師の業務も軽減できれば，もっと他の看護に当てる時間を確保できるでしょう．膿瘍形成の有無，口腔内の状態，併存症や既往歴，生活環境，重症度，治療の場などを鑑みて，総合的な判断をしましょう．

Escalation 治療
・敗血症[*1]（－）で，重症度が高くない[*2]
かつ
・耐性菌リスク[*3]（－）

内服薬（外来治療が可能な場合）
・B- ラクタマーゼ阻害薬配合ペニシリン系薬[*4]＋マクロライド系薬[*5]
・レスピラトリーキノロン[*6, *7]

注射薬
・スルバクタム・アンピシリン
・セフトリアキソン[*8]，セフォタキシム[*8]

非定型肺炎が疑われる場合
・レボフロキサシン[*7, *8]

De-escalation 単剤治療
・敗血症[*1]（＋），または，重症度が高い[*2]
または
・耐性菌リスク[*3]（＋）

注射薬（単剤投与）
・タゾバクタム・ピペラシリン
・カルバペネム系薬[*9]
・第四世代セフェム系薬[*8, *10]
・ニューキノロン系薬[*7, *8, *11]

De-escalation 多剤治療
・敗血症[*1]（＋），または，重症度が高い[*2]
かつ
・耐性菌リスク[*3]（＋）

注射薬（2 剤併用投与，ただし β- ラクタム系薬の併用は避ける）
・タゾバクタム・ピペラシリン
・カルバペネム系薬[*9]
・第四世代セフェム系薬[*8, *10]
・ニューキノロン系薬[*7, *8, *11]
・アミノグリコシド系薬[*8, *12, *13]

MRSA 感染を疑う場合[*14]
＋
・抗 MRSA 薬[*15]

図 4-2　HAP/NHCAP のエンピリック治療抗菌薬

＊1：成人肺炎診療ガイドライン2017 p.12，各論1図3参照．
＊2：重症度が高い：NHCAPではA-DROPで重症以上，HAPではI-ROADで中等症（B群）以上．
＊3：成人肺炎診療ガイドライン2017 p.41，表5参照．
＊4：スルタミシリン，アモキシシリン・クラブラン酸（いずれも高用量が望ましい．具体的な投与量は成人肺炎診療ガイドライン2017巻末「参考資料：代表的な抗菌薬名と用法・用量」（p.170）を参照）．
＊5：クラリスロマイシン，アジスロマイシン
＊6：ガレノキサシン，モキシフロキサシン，レボフロキサシン，シタフロキサシン，トスフロキサシン
＊7：結核に対する抗菌力を有しており，使用に際しては結核の有無を慎重に判断する．
＊8：嫌気性菌感染を疑う際には使用を避けるか，クリンダマイシンまたはメトロニダゾールを併用する．
＊9：メロペネム，ドリペネム，ビアペネム，イミペネム・シラスタチン
＊10：セフォゾプラン，セフェピム，セフピロム
＊11：レボフロキサシン，シプロフロキサシン，パズフロキサシン（パズフロキサシンは高用量が望ましい．具体的な投与量は成人肺炎診療ガイドライン2017巻末「参考資料：代表的な抗菌薬名と用法・用量」（p.170）を参照）．
＊12：アミカシン，トブラマイシン，ゲンタマイシン
＊13：腎機能低下時や高齢者には推奨されない．
＊14：以前にMRSAが分離された既往あり，または，過去90日以内の経静脈的抗菌薬の使用歴あり．
＊15：リネゾリド，バンコマイシン，テイコプラニン，アルベカシン

（日本呼吸器学会：成人肺炎診療ガイドライン．p43，2017より）

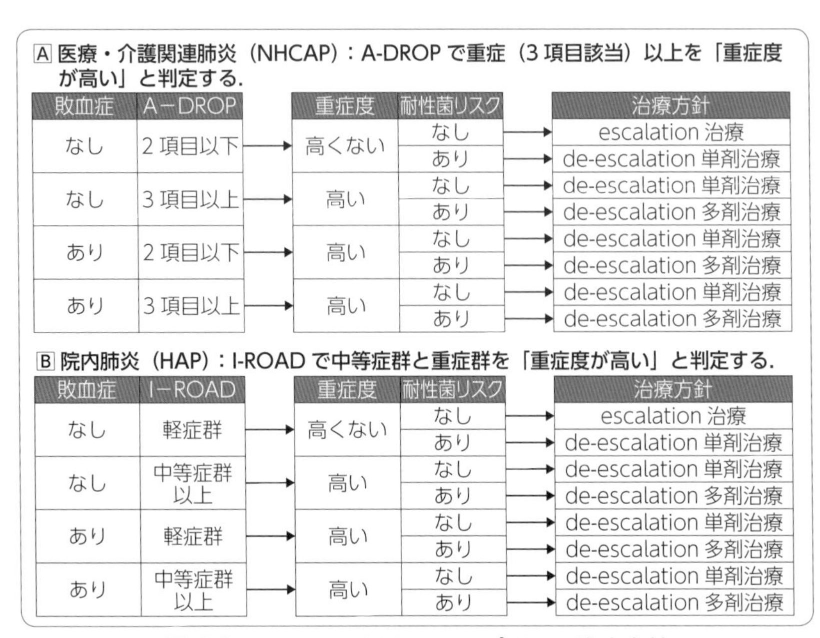

Ⓐ 医療・介護関連肺炎（NHCAP）：A-DROP で重症（3 項目該当）以上を「重症度が高い」と判定する．

敗血症	A－DROP	→	重症度	耐性菌リスク	→	治療方針
なし	2 項目以下	→	高くない	なし	→	escalation 治療
				あり	→	de-escalation 単剤治療
なし	3 項目以上	→	高い	なし	→	de-escalation 単剤治療
				あり	→	de-escalation 多剤治療
あり	2 項目以下	→	高い	なし	→	de-escalation 単剤治療
				あり	→	de-escalation 多剤治療
あり	3 項目以上	→	高い	なし	→	de-escalation 単剤治療
				あり	→	de-escalation 多剤治療

Ⓑ 院内肺炎（HAP）：I-ROAD で中等症群と重症群を「重症度が高い」と判定する．

敗血症	I－ROAD	→	重症度	耐性菌リスク	→	治療方針
なし	軽症群	→	高くない	なし	→	escalation 治療
				あり	→	de-escalation 単剤治療
なし	中等症群以上	→	高い	なし	→	de-escalation 単剤治療
				あり	→	de-escalation 多剤治療
あり	軽症群	→	高い	なし	→	de-escalation 単剤治療
				あり	→	de-escalation 多剤治療
あり	中等症群以上	→	高い	なし	→	de-escalation 単剤治療
				あり	→	de-escalation 多剤治療

図 4-3　HAP/NHCAP のエンピリック治療方針

Ⓒ 投与経路から考える

誤嚥性肺炎の治療となれば，どうしても点滴静注の抗菌薬を使うことが多くなりますが，セフトリアキソンであれば筋肉注射や皮下点滴の安全性も報告されています．末梢静脈路の確保が難しい場合や，在宅での診療に活用できるでしょう．さらに，内服ができそうであれば，ペニシリン系抗菌薬の内服は肺への移行性も良く，誤嚥性肺炎の原因菌の多くに有効です（錠剤やカプセルは服用しにくいことも多く，またクラブラン酸・アモキシシリンは粉砕があまり推奨されていないため，ユナシン®細粒小児用も活用します）．耐性菌の関与が想定される場合や，1 日に複数回服用することが難しい場合などには，ニューキノロンを用いることもあります．ただし，結核を含む抗酸菌感染があった場合には症状をマスクしてしまい，診断が遅れるのみならず，耐性化の原因にもなりかねません．この点を十分検討してから利用するようにしましょう．

薬剤の形態も増えてきている中で，なぜ抗菌薬の坐薬や貼付薬はないのか……と思ってしまうこともありますが，そこまでして投与するものではないのかもしれません．現場にあるものをうまく活用して，なるべく負担の少ない治療を心がけましょう．

D 治療期間

抗菌薬投与期間について，「誤嚥性肺炎だから長めに……」という言葉をよく耳にします．誤嚥性肺炎だから長めの治療が必要ということはありません．

まず細菌性肺炎の治療期間から考えると，近年は短期的な治療が推奨される傾向にあります．CAP では 1 週間以内，HAP/NHCAP も 8 日以内の短期投与群で，より長期に投与された群に比較して非劣勢が示されており，このことは成人肺炎診療ガイドライン 2017 でも取り扱われています．誤嚥性肺炎も，5 日〜1 週間程度の抗菌薬で十分なことがほとんどです．長期治療を要する場合や，治療経過中に発熱がみられて抗菌薬を変更することもありますが，これは「難治性肺炎であった」というよりは，むしろ「再度，誤嚥した」ことが多いように思います．**治療経過中の誤嚥を予防**できるように，口腔ケアや気道浄化，日々の体調に見合った適切な食形態や摂取方法の選択が重要です．

抗菌薬が不要な化学性肺臓炎を見極める視点も大事ですが，抗菌薬投与をむやみに続けず**適切なタイミングで終了する判断力**と，**非薬物療法**を心がけることは，さらに大切です．

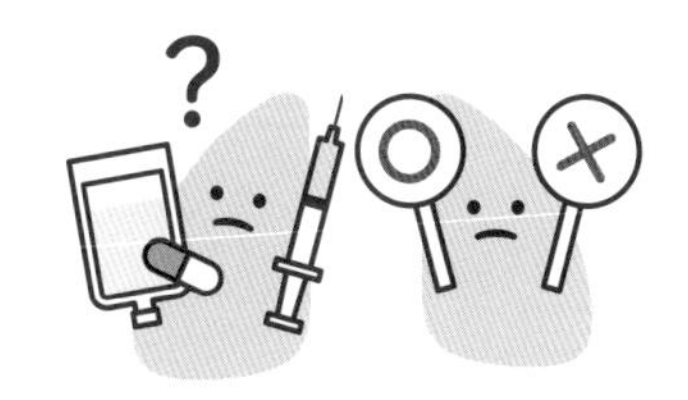

3 気道浄化（排痰）

A なぜ重要？

痰を出すとよさそうなことは，イメージできると思います．肺炎が早期改善するだけでなく，酸素化も改善し症状も緩和され，活気が出て食事や離床にもつながります．ドレナージは，感染症治療の大原則です．尿路感染症では尿閉があれば導尿や尿道カテーテルの留置，肝膿瘍では穿刺やドレナージチューブの留置を行います．肺炎が治りにくい理由の一つは，穿刺が行いにくく，ドレナージが難しいからなのです．では，どうしたら効果的にドレナージをして治癒を促せるのでしょうか．

B 効果的な排痰が得られるように

肺炎の治療を開始するときには，まず**肺炎の部位とその対策をチームに周知**します．例えば，右下肺野に肺炎があり排痰が難しい場合には，左側臥位や半腹臥位を多めにとることを看護師や介護者，理学療法士に依頼します．痰による気管支の閉塞や無気肺が目立つ場合には，初めは右側臥位を禁止とする，吸入後や腹臥位にしたあとに吸引するなど，より積極的な排痰を目指します．リハビリの時間だけで解決することではないので，初めからわかりやすく指示を出すことと，その指示が引き継がれるようにベッドサイドに貼り紙をするなど，チーム内で共通の認識をもつことが大切です．さらに，右下葉の無気肺があるため，左側臥位の時間を長めにとるようにしていたら，今度は左下葉に痰が貯留してきた，ということもあります．**呼吸音や胸部X線で，経時的な変化も確認**するようにしましょう．

また，忘れてはならないことは，**坐位や離床の時間をとる**ことで，体が動き，体力が維持され，深く大きな呼吸や，強い咳も可能になるのです．やみくもに排痰のための（病変部位を上にした）体位ばかりを意識するのではなく，体を大きく使って動くことこそ，効果的な排痰につながり，長期臥床やそれに伴う褥瘡，血栓症，廃用などのリスクの軽減も期待できます．

C 体位ドレナージ（図 4-4）

重要なのは，とにかく物理的に痰を出すことです．その方法はいくつかありますが，最も基本的なのは体位ドレナージ，つまり重力に伴い自然に痰が出るように促す方法です．分泌物が貯留している肺区域が上になる姿勢をとることで，重力により痰が下方（中枢気道）へ流れ出るように誘導します．患者さんが自力で排出することが難しい場合や，分泌物が末梢気道に貯留している場合にも有用です．ただし，中枢気道へ誘導された痰でさえ出すことができない可能性も考え，体位ドレナージをしている際には**呼吸状態に注意を払い，必要に応じて吸引**をする必要があります（痰が中枢気道へと出てきたために，かえって呼吸状態が悪化することがあります）．

入院中は看護師が2時間ごとの体位変換をしてくれるため安心してしまうかもしれませんが，これは褥瘡予防のためにされていることがほとんどです．褥瘡予防であれば，少しの向きの変化や，手を一度背中に入れるなどといった除圧でも効果的ですが，気道分泌物の体位ドレナージを期待するには，よりしっかりと体位を変える必要があります．腹臥位までは難しくとも，ポジショニング用の枕を抱き枕のように利用した半腹臥位も取り入れます．また，坐位をとることで換気量が増し，咳嗽にも力を込めやすくなるため，坐位の時間もしっかり確保するようにしましょう．この際，体位変換による酸素化，呼吸数，呼吸様式や背側の呼吸音の変化や，本人の苦痛がないか観察します．

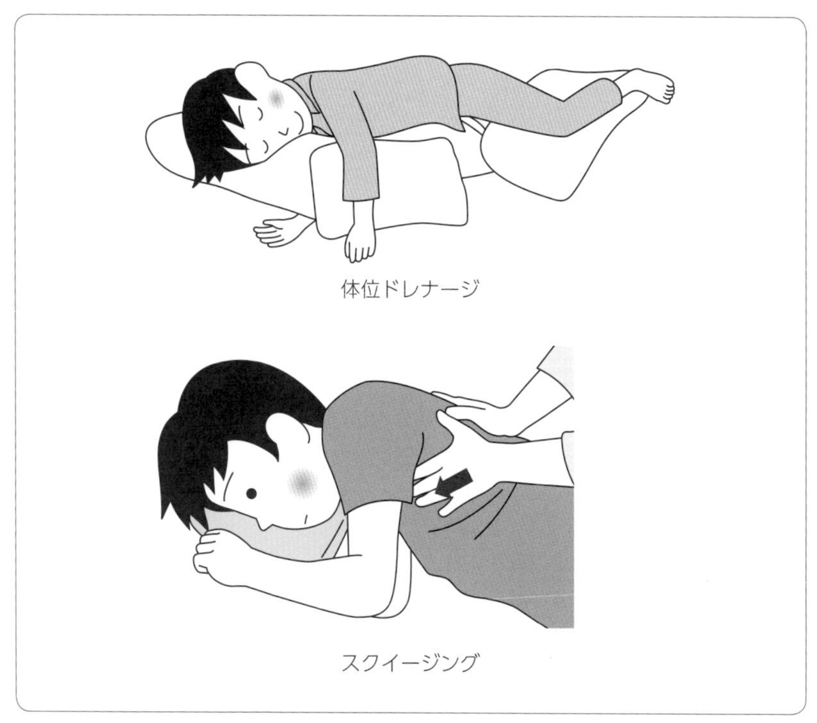

図 4-4　枕を利用した体位ドレナージとスクイージング

D 呼吸理学療法

排痰手技

気道内の分泌物が排出しやすくなるように，能動的に動かす方法です．体位ドレナージと組み合わせて行うと有効です．

1）**スクイージング**（図 4-4）：呼気に合わせて胸郭へ圧迫を加えることで呼気流速を速め，次の吸気での吸気量を増大させ，閉塞した肺胞への空気の流入を促すことで，分泌物の移動をもたらします．

2）**軽打法**：水をすくうように手を丸くして，呼気時に胸壁を軽くたたくことで，分泌物を動かします．

3）**振動法**：手を胸郭に置き，呼気時に合わせて細かく振動させます．

具体的な方法は，理学療法士や看護師に相談してみましょう．

咳嗽

気道分泌物を出すために，もともと備わっている咳嗽機能は，特に**中枢気道の分泌物を出すには効果的**です．

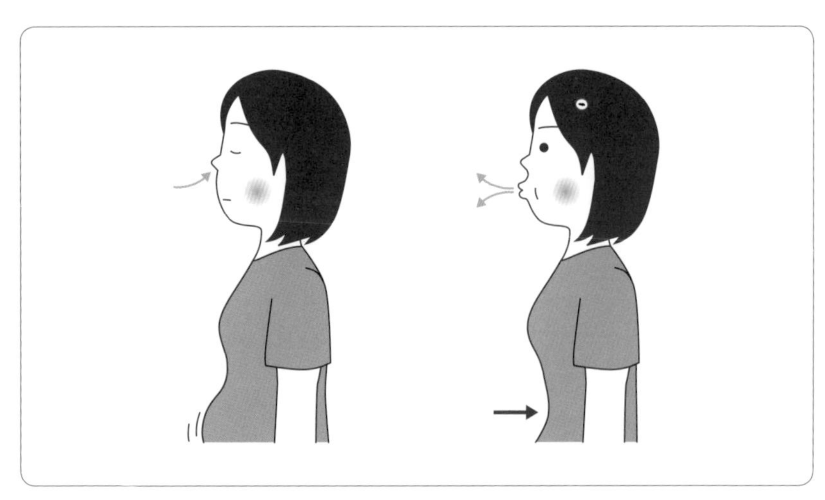

図 4-5　呼吸法

1) **練習法**：力を込めやすいよう，できるだけ坐位（または，ベッドをギャッジアップし両ひざを立てる姿勢）をとり，ゆっくり深吸気をしたあと息をこらえ，勢いよく息を吐きます．誤嚥性肺炎になる患者さんでは咳嗽の力が低下していることが多いため，咳嗽介助を併用するとさらに効果的です（咳嗽に同調して胸部を圧迫することで呼出を補助します）．

呼吸法（図 4-5）

負担がかかりにくく，自力でも練習しやすく，活用しやすい方法です．

1) **深呼吸**：声かけや時計に合わせて，ゆっくりと大きな呼吸をします．
2) **腹式呼吸**：吸気時に腹部を膨らませるようにして横隔膜を引き下げることで，横隔膜を運動させ，肺の換気を改善します．
3) **口すぼめ呼吸**：鼻から息を吸い，呼気時に口をすぼめてゆっくりと口から吐きます．気道内圧が陽圧に保たれ，呼気時に気道が虚脱することを防ぎ，換気量を増大させます．

E 薬物治療

薬物治療を効果的に組み合わせることで，さらに排痰効果を期待できます．病態や分泌物の性状，患者さんの状態に応じて選択しましょう．

去痰剤（表 4-1）

去痰剤には種類や製剤が増えており，それぞれ作用が少しずつ異なります．誤嚥性肺炎の診療で活用しやすいものから覚えましょう．

加湿

排痰前に生理食塩水をネブライザーで吸入することで，気道内の分泌物が軟らかくなり，喀出しやすくなることがあります．ただし，加湿によって予想以上の分泌物が流れてくることがあり，注意が必要です．看護師と共有し，意識的に観察し，必要に応じて咳嗽補助や吸引を行えるよう準備をしておきます．

また，飲水，輸液での水分補給も有用です．心不全や肺水腫を懸念して輸液を減らしていたり，利尿剤や透析による除水を心がけていると，気道分泌物も固く乾燥してしまい，喀出しにくくさせていることがあります．マスクを着用してもらったり，クッションや枕で頸部の体勢を調整することで，閉口を維持できるようにする工夫も負担少なく行えます．

現場の声　慢性呼吸器疾患看護認定看護師 長嶋ひとみさん（飯塚病院）

痰吸引の考えかた

胸がゴロゴロと鳴っている患者さんを見ると，真っ先に吸引したくなることがあります．でも，吸引が第一選択ではないですよ．自己排痰しやすいように姿勢を整えたり，タッピングをしたり，うがいをさせるだけで痰を出せる人もいます．ほかの方法を試してもどうしても出ないときに，吸引を検討します．

それから，終末期の痰絡みや，死前喘鳴があるとき．ご家族はゴロゴロした呼吸をみているのが辛いので，吸引を頼まれることがあります．でも吸引すると苦痛を増やしてしまうので，どうしましょうか，ってご家族に聞くようにしています．口腔内で取れる範囲だけにしておきましょうか，などと相談するといいですよ．目標は痰をゼロにすることじゃなくて，患者さんが楽になることですから．吸引するかしないとか，鼻腔からの吸引が妥当か，気管内の吸引は安全か，など見解が一致しない部分もあります．やってみたあとには，アセスメントをしてほしいですね．酸素飽和度や患者さんの症状が楽になったのなら，今後も必要最低限の吸引を行えばよいし，効果がなさそうならやめればいい．

看護師は「痰詰まり」という言葉を聞くと，すごく傷つきやすいんです．先生たちが看護師を責めるわけじゃないですが，それでも，もっとできることがなかったのかと，過度に自分を責める看護師が多いです．患者さんごとに，痰の扱いについて，先生たちやご家族ともっと話し合えるといいですね．

表 4-1　去痰剤の使い分け

アセチルシステイン（ムコフィリン®）

気道粘液溶解薬．粘稠度が高くて固い痰をサラサラにして，出しやすくする．ネブライザーで使える吸入液があるため，錠剤の内服が難しいときに，活用しやすい．加湿の必要性に応じて，溶解する生理食塩水の量を調整する．

処方例：ムコフィリン®1包＋生理食塩水 5mL（1回量）1日3回吸入

ブロムヘキシン塩酸塩（ビソルボン®）

気道分泌促進薬．痰の成分を分解することで，切れにくく出しづらい痰を出しやすくする．痰の量が増えるため，喀出が困難な場合や，もともと痰が多い病態では注意する．吸入液は加湿効果と併せて活用できるが，アスピリン喘息には使えない．錠剤や注射製剤は（吸入薬ほどには）効果は実感しにくい．

処方例：ブロムヘキシン塩酸塩 0.2% 2mL ＋ 生理食塩水 5mL（1回量）1日3回吸入

カルボシステイン（ムコダイン®）

分泌細胞正常化薬/気道粘液修復薬．粘液の産生を減らすことで，痰の量を減らす．肺炎急性期で痰の量が多いとき，内服が可能であれば使用する．錠剤は大きいためシロップが良い．経管投与も可能（ドライシロップ製剤はチューブが詰まりやすい可能性があり，錠剤を簡易懸濁するかシロップが良い）．

処方例：カルボシステイン液1,500mg 分3毎食後

アンブロキソール塩酸塩（ムコソルバン®）

気道粘膜潤滑薬．肺のサーファクタントを分泌させることで，気道粘膜に付着した痰を滑りやすくする．カプセルが服用できる場合は，1日1回の徐放剤を選ぶ（夜に服用すると，朝の痰切れが良い．COPDなど慢性的に痰が多い病態での有効性が示されている）．

処方例：アンブロキソール塩酸塩徐放剤 45mg 分1 夕食後

漢方薬

誤嚥性肺炎で使う印象がないかもしれないが，意外に反応が良い．お湯に溶かして（必要に応じてとろみをつけて）ゆっくり服用する（経管投与も可）．毎食前の内服が難しいときは回数を減らしたり，食後に服用したり，臨機応変に対応する．

①**半夏厚朴湯**：体力は中等度で，喉のつかえ感があり，痰が切れにくいとき

②**清肺湯**：体力が中等度からやや弱く，粘稠痰が多くて，痰が切れにくいとき（間質性肺炎には使用しない）

処方例：半夏厚朴湯2.5 g 3包分3毎食前

現場の声　理学療法士 奥野将太さん（飯塚病院）

理学療法士が，主治医に望むこと

①早期からリハビリを処方してほしいです：肺炎の早期リハは在院日数の短縮[8]はもちろん，誤嚥性肺炎の生存率の改善[9]も報告されており，治療

の一部なのです．
②痰が出にくい＝体位ドレナージ　は間違いです：痰が出にくいとき，まずは去痰薬や気管支拡張薬，加湿，脱水の補正を考えてください．これらが整わない限り，Chest physiotherapy がうまくいきにくく，逆にこれらが整うと，離床でも十分に痰が出ることは多く経験します．
③理学療法士は痰を出す仕事ではありません：体位ドレナージが必要な重症例も存在しますが，対象は限られています．肺炎時の体位ドレナージを含む Chest physiotherapy が推奨されないことはシステマティックレビューでも示されています[10]．あくまでも理学療法のメインは，早期離床と運動療法により日常生活動作能力を改善することです．
④理学療法士が来ることを伝えて運動の重要性を説いていただきたいです：肺炎で入院したのにリハビリなんて！　と患者さんから言われることは多々あります．一方，医師からリハビリを頑張るよう言われている患者さんは，離床や運動療法がスムーズです．離床までの期間や運動療法の負荷は，日常生活動作能力の改善に大事です．医師が離床の進行状況に興味をもち，患者さんに重要性を説いていただくことはとても重要です．

4 「治療をしない選択肢」の意味すること

忘れてはいけないのが，**治療の目的**です．肺炎があるから，炎症が強いから，感染を起こしているから，というのは，肺炎を治すことが善であるという価値観のもとに（また肺炎は治るものであるという認識のもとに）成り立つ理論です．誤嚥性肺炎の場合，治してもまた再発する覚悟が必要であり，治ってもQOL が下がることや，治らないことも少なくありません．このことが薄々わかっている状況でも，私たちはなぜまた治療をしようとするのでしょうか．患者さんの病気を治したくて，あるいは楽になってもらいたくて医療に携わっているのですから，当然の思いです．また，患者さんが医療を求めて病院に来たのだから，という考えもあるでしょう．

では，誤嚥性肺炎に抗菌薬を投与すると，実際のところどのような効果が示されているのでしょうか．重度の認知症のため米国の施設に入所している高齢者 323 人のデータを前向きに集めた研究[11]では，肺炎の際に抗菌薬を投与することで，肺炎の死亡率が 80% 減少しました．一方で，抗菌薬投与や入院をした群では，QOL はむしろ低下したのです．**抗菌薬投与により生命予後の改**

善はある程度期待できるものの症状緩和には寄与しない（むしろ悪化させかねない）ということです．日常診療で，誤嚥性肺炎の患者さんが治療をしてもすぐに再発してしまい，制限の多い生活を余儀なくされていることをみていると，納得できるデータではないでしょうか．

こうしたデータもあり，米国ではDNR（Do not resusciate：蘇生をしない）ならぬDNH（Do not hospitalize：入院をしない）という意思表示が一般的になってきています．肺炎などの感染症をきたしても，抗菌薬を投与しないか，あるいは内服や筋肉内注射の抗菌薬のみを使用し，施設や自宅で穏やかに過ごすという選択です．DNHを示した群では肺炎罹患時の死亡率は2.21倍に上昇するものの，QOLは保たれたというのです．

日本ではまだDNHという言葉こそ聞き慣れないものの，施設や自宅での看取りが増えてきている傾向はみられます．また，2017年に改訂された成人肺炎診療ガイドラインでは，「肺炎を治療しない選択」が明記されたことが話題になりました．まだはっきりと基準が決められるわけではなく，「本人の意思を尊重した治療を」という表現が印象的です．つまり，**どのような治療を望むかを日頃から相談しておきましょう**，というメッセージとして筆者はとらえています．医療が進歩し選択肢が増えたために，われわれは道に迷い，大切なものを見失いがちです．また専門性が細分化されているために，主治医として患者さんを全人的に診る姿勢を忘れかけている気がします．いつどこで，どういった立場で出会ったかはあまり重要ではありません．肺炎で入院したとき，あるいはちょっとしたことで外来受診をしたとき，定期診察の何気ない会話などをきっかけに，患者さんの価値観や，医療に望むことを話し合う機会をもちましょうという，原点回帰をさせてくれるメッセージです．

参考文献

1) Mandell LA, et al：Clin Infect Dis, 44:S27-72, 2007（Suppl 2）.
2) El-Solh AA, et al：Crit Care Med, 39:1251-1256,2011.
3) Joundi RA, et al：JAMA Intern Med, 175:489-490, 2015.
4) Marik PE：N Engl J Med, 344:665-671, 2001.
5) 寺原史貴，他：医療薬学，43：306-312，2017.
6) Marumo S, et al：BMC Infect Dis, 14:685, 2014.
7) Marin-Corral J, et al：Chest, 159, 58-72. 2021.
8) Larsen T, et al：Physiother Can, 71:82-89, 2019.
9) Momosaki R, et al：Arch Phys Med Rthabil, 96:205-209, 2015.
10) Yang M, et al：Cochrane Database Syst Rev 28: CD006338,2013.
11) Givens JL, et al：Arch Intern Med, 170：1102-1107, 2010.

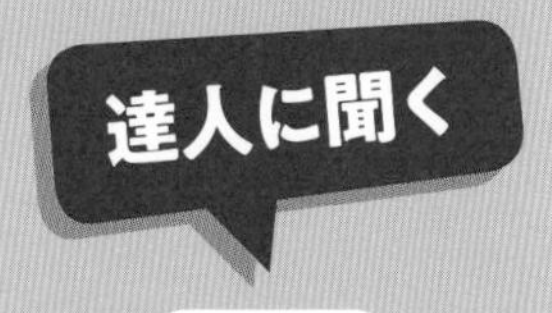

今回の達人

独立行政法人大阪健康安全基盤研究所
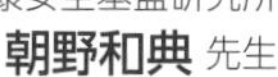
朝野和典 先生

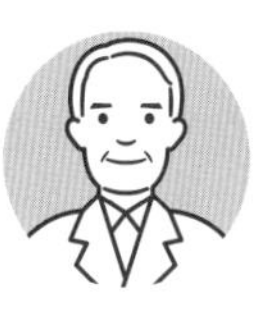

第5回

肺炎を治療しない選択肢

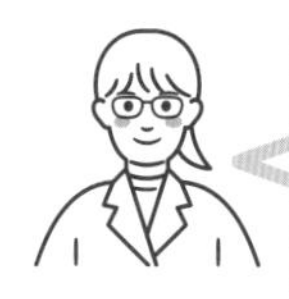

感染症の専門家として，医療・介護関連肺炎の概念を構築するなど日本の肺炎診療を率いる様子を，私が学生の頃からいつも聞かせてくださいました．肺炎ガイドラインに「治療をしない選択肢」を加えられた意図やエンドオブライフケアチームについて伺いました．

吉松　**誤嚥性肺炎の抗菌薬選択は，実際どう考えるとよいのでしょうか？**

朝野　なんで誤嚥するのかが大事です．抗菌薬は原因やその程度に応じて考えないといけません．誤嚥性肺炎は，予後が悪いので広域抗菌薬を選択するというのが今までのガイドラインでしたが，日本呼吸器学会「成人肺炎診療ガイドライン 2017」では，そこの背景を考えてください，ということを明示しました．例えば寝たきりで誤嚥を繰り返す人に広域抗菌薬を選択するか，というのは難しい問題です．そこを考えるぐらいなら良い薬を使うというのが今までの日本の医療の在り方だったわけです．エビデンスを乗り越えて，**患者さんが望んでいる医療は何ですか，この人にどういう医療をやりますかっていう問いかけを提示**したのがあのガイドラインです．

吉松 **ガイドラインが変わり，どのような変化がありましたか？**

朝野 2017 年から，肺炎で亡くなる患者さんは減って，老衰が増えています．老衰の過程では最期，肺炎になって亡くなるんです．そういうのもぜんぶ肺炎と診断しますか？　老衰が増えている理由は，肺炎という病名をつけなくなってきたんですね．誤嚥する人たちの中で，広域抗菌薬を入れたほうが良い人と，良くない人を見分けるのが難しい．**ACP が普及しない限り，解決しない**んです．診た先生が自分で判断しなきゃいけないので，考えるぐらいなら治してしまうほうが早いし，心を痛めなくて済むんです．だから広域抗菌薬を入れる．それでも助けられなかったなら力及ばないので，しょうがない．でも広域じゃないものを入れて力が及ばなかったときの責任の考え方は，今までの日本にはなかったんです．それを考えられるのが，ACP をちゃんとやっている先生たち，つまり在宅や施設でずっとみている先生たちです．

吉松 **ひとまずセフトリアキソンや内服薬で診ることも多いです．**

朝野 ずっとみてきた患者さんがだんだん食べられない，誤嚥をする，寝たきりになる，となれば，栄養をどうしますか，とまず考えますね．物語はそこから始めないといけないんです．**急に肺炎で病院に来たら，その物語が全部なくなる**わけですよ．肺炎を治さなきゃとなれば点滴で広域抗菌薬を投与して，良くなれば de-escalation でもしようとなるわけです．そこを初めからセフトリアキソンにしようというのはどういう意識なのか，その**根拠が大事**です．カルバペネムまではいかないけれども，セフトリアキソンぐらいで良くなればよいかな，それでだめだったらしょうがないかな，という真ん中ぐらいの意識ですよね．みた目でももちろん判断できるけれども，それってあまりに失礼じゃないですか．せっかく患者さんがこの病院に来て，自分が受けもちになったんだから，できるだけその人のためにと思うことが大切．自分でなければもっと良い医療ができたかもしれない，というのはちょっとね．

吉松 **考えて選択しているつもりで，実は医師よがりになっていたのですね.**

朝野 本当に患者さんの人生そのものに関与してきた先生は，その手前で悩んでいるわけです．**一人ひとりの人生の話**です．ご飯を食べたらむせる．食べる意欲がなくなってくる．無理やり食べさせたら誤嚥する．そこから始まるわけです．そこには選択肢がいくつかあって，ご家族と話し合ってみる．私の母のときもそうでしたが，今ではあまり無理はしないというご家族が多いですが，胃ろうを入れてほしい人もいる．そこで説明する先生の**人生観も経験も必要**になってきます．生き永らえることはできるけれども，あなたのことがわからなくなってる状態からは戻らないです，かえって苦しみを長くするかもしれません，と説明すれば，それだったらもうよいです，ということが多い．こういう物語の先にあるのが誤嚥性肺炎．その，先のところで急にどうしますかという話をしても難しいんです．だからその手前で，**誤嚥はどういうプロセスで起こったのか**，ということからまず始めます．

吉松 **肺炎をきたしてから診たとしても，原因から遡ることが大切ですね.**

朝野 医師として治療するのは簡単です．セフトリアキソンにしますか，メロペネムにしますか．でもその判断は表面的になってしまうわけです．そこはもう議論してもしょうがないんじゃないかなと思っています．正解がないというか．ガイドラインで何を一番いいたかったかというと，欧米では，苦しみや快適さを素直に感情表現する認知症患者さんでは肺炎を治したほうが明らかにQOLが落ちていたという研究がよくありますね．客観的なエビデンスがあるんだから，**治療することが必ずしも正義ではない**という認識になるわけです．でもそれは肺炎になってから会うのではもうわからないんです．そこで判断しろといわれてもわからないんで，あのガイドラインではそこをご家族に聞きなさい，ずっとみてきたプライマリ・ケアの先生に聞きなさい，そして決定は必ず**多職種を含めた意見と，患者さんあるいはご家族の意見を基に治療**しなさいといっているわけです．

吉松 **研修医が診る肺炎は，救急搬送されて慌てて抗菌薬を開始したり，病棟で担当になり，投薬を続けてしまうことが多い気がします．**

朝野 研修医のナイーブな時期に考えてみることが大事です．教育というより，患者さんが教えてくれるそういう経験を積むことのほうが大事です．言われたとおりに抗菌薬を続けて良かったですね，という話にしないほうがよいと思います．誤嚥性肺炎という入り口から入っていって，その誤嚥を生み出した過程を遡っていくことのできる研修医になるべきだと思いますね．そこに物語があるし，**ナラティブ・ベイスド・メディスン（NBM）**がある．研修医は時間がないかもしれないですが，それでも探っていく価値はあります．ご家族や，在宅や施設でケアしていた人たちがその患者さんの人生について考えている，あるいは見聞きしています．そこにたどり着かないと，その患者さんの**誤嚥性肺炎の治療の本当の最適化**というのはできないはずなのです．

吉松 **施設に食形態は聞いても，患者さんの人生観は聞けていませんでした．**

朝野 チャンスがあるならばご家族やプライマリ・ケアの先生たちともディスカッションして，その患者さんの人生を一緒に遡ることができれば，それは研修医の先生たちにとって，最も意味のあることだと思います．どう治すかより，**治せたとしてもそれが幸せですか**と，そういう問いかけを研修医がしてくれたら，良い医者になると思うんです．誤嚥性肺炎というのはすごく物語に富んでいます．

吉松 **抗菌薬より大切なことがあるという先生のお言葉は説得力があります．**

朝野 研修医が**医師としての経験を積む上で，誤嚥は一番良い切り口**になります．遡らないとわからない，その患者さんの人生に入り込まないとわからないじゃないですか，誤嚥っていうのは．じゃあそこに入りますか，その興味がありますか，その意欲がありますか．それがその**研修医の医師としての人生を変えていく**んじゃないかな．誤嚥性肺炎の入り口から入っていって，その人の人生を客観的に，かつ共感しながらみていく能力が育まれてくれば，良いなあ．助かることが正義なのか，そこまで思い至る若い先生になってほしいなあ．

吉松　エンドオブライフケアチームとは，どういう位置づけですか．

朝野　老衰や誤嚥性肺炎は，欧米ではホスピスケアになります．自分はこういう治療をしてほしい，と言うならそれは自費になってしまう．日本では誤嚥性肺炎にはホスピスケアは適応されません．代わりに，病気があればなんでも治療してよいという特有の医療制度があって，かえって患者さんを苦しめています．患者さんのQOLを阻害するような治療はやめましょう，老衰や誤嚥性肺炎のエンドオブライフケアをやりましょうよ，という取り組みが市中の病院で必要だと思いますね．主治医とご家族で信頼関係を築けているときはよいんですが，主治医が考えきらない，入っていききらないときもありますよね．主治医もそのプロセスのトレーニングを受けていないでしょうから，それをサポートする，きちんと勉強して研修を受けた人による専門的なチームが広まっていけばよいなと思います．海外の輸入物ではなくて，**日本の制度の中で生まれて育っていくのが必要**です．

吉松　そのようなチームがない現状ではどうしたらよいでしょうか．

朝野　やっていかないと作れません．やらなければと思う人がいて，勉強して，仲間を集めて，病院長を説得していくのです．そういう人が一人いたら，周りも共感して，うちもやらなくてはという人が出てきて，組織になり，保険制度の中に入っていきます．厚労省も人生会議の大切さを出してきているし，同じ方向に向かっていると思います．ICTも25年前はみんなボランティアで，感染症に興味ある人たちが集まって，感染対策の勉強をして，こうしないといけないんですよ，と始めたんです．お金がかかるからやめろと圧迫されたときもありました．でもだんだん，アウトブレイクが起こったりして必要性がわかってきて，公式にチームができて，2012年にようやく診療報酬として加算がつくようになったのです．エンドオブライフケアチームも，10年で作らないといけないと思うんです．

吉松 **最後に，若手医師へのメッセージを聞かせてください．**

朝野 患者さんの身体的な病気を診るのは EBM だけれども，誤嚥性肺炎という，**長い人生の果てにある病態**は，その人生そのものから診断しないといけないということを考えていただきたいです．**どのような人生を歩んできて，今どのような結末を望んでいらっしゃるのか**を，CT を撮るように診断する．そこまでもっていくのが NBM であって，そこから生まれる ACP を道しるべに患者さんと一緒に進む，そういうことをできる医者が増えてきたら，私たちも死ぬときは楽だよね．

達人の教え

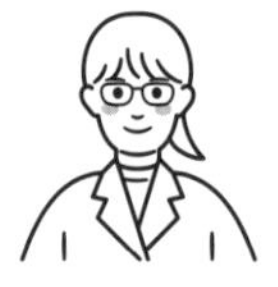

患者さん本位の誤嚥性肺炎診療をするには？

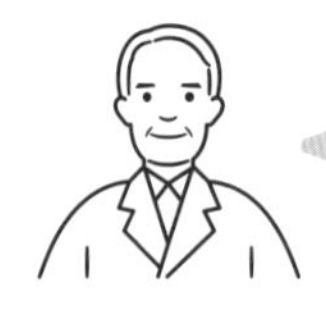

患者さんをよく知る多職種で，その方の人生観にふさわしい医療を考えよう

ちょっと、ひと工夫

肺炎を再び,「老人の敵」にしないために

「肺炎は老人の友」 という言葉を，どこかで耳にされたことがあるのではないでしょうか．偉大な内科医ウィリアム・オスラー博士が100年以上前にこのように表現し，現在も肺炎の話題になるとなにかと引用される言葉です．

しかし，オスラーも初めから肺炎を「老人の友」と呼んでいたわけではありません．それどころか，1892年に彼が執筆した『内科学の原理と実践』の第1版では **「老人の敵」** としていました．「肺炎は老人にとっては仇敵である．老人が肺炎になると，回復する可能性は低い．老人の天敵とも呼ばれてきたほど，致命的である」と記されています[1]．

オスラーは1800年代，まだ医学に診断学もなく，治療法といえば飲酒か瀉血か，といった頃に内科学の基礎を築き上げ，内科学の父とも呼ばれる，われわれの大先輩です．前述の医学書も一人で執筆し，改訂を繰り返しました．1899年に改訂された第3版では，皆さまもおなじみの「肺炎は老人の友」と言い換えています．「肺炎は老人の友と呼んでもよいだろう．急性の，痛みを伴わないことも多いこの疾患により，老人たちは，自分自身にとっても友人にとっても苦悩の種となる『じわじわと進む冷たい腐食』から逃れることができるからだ」と記しています[2]．生涯をかけて，肺炎の病態究明や治療に奮闘した末にこのような考えに至ったのは，不思議と腑に落ちます．その20年後，彼自身も肺炎を患い，「70歳で肺炎になるのは致命的だ」という言葉を残して生涯を閉じました[3]．

オスラーの死後に，抗菌薬の発見をはじめとするさまざまな医学の進歩を経て，われわれは肺炎を治す手段を得ました．一方で，「高齢者が肺炎になると苦しむことなく死んでいく」とオスラーがとらえた **終末期の肺炎** をも治療してしまうことで，苦しみを永らえさせているのかもしれません．一世紀の時を隔てても変わらない肺炎という概念を，われわれの手で「老人の敵」にしてしまわないよう，その人らしい生き方を支えられるよう，何ができるのかを模索する日々です．

参考文献

1) Osler W: Principles and Practice of Medicine. New York, D. Appleton and Co., 1892.
2) Osler W: Principles and Practice of Medicine. Third Edition. New York, D. Appleton and Co., 1899.
3) Bliss M: William Osler: A Life in Medicine. Oxford University Press. 2007.

5 栄養，食事

ここが大切

- 栄養状態の評価と栄養療法も肺炎の治療
- 入院３日目までには経口摂取を開始しよう
- 百聞は一見に如かず！　食事場面を観察しよう

1 栄養管理の重要性

栄養療法について耳にする機会も多くなり，その重要性は本書読者の皆さんも認識されていると思います．けれどなんとなく，落ち着いたら検討することのような気がしていませんか．今すぐに救命のために必要というわけではありませんが，栄養療法も，抗菌薬に負けず劣らず重要であることを今一度，認識したいと思います．

高齢者は一日臥床していると，数年分の筋力が低下することがわかっています．また同様に，一日の絶食のもたらす影響も甚大です．余力のない患者さんが，ひとたび低栄養状態になれば，そのまま筋肉が減っていきます．一度痩せてしまった筋肉を元に戻すには，何倍もの時間と努力が必要になります（病状によっては，戻りません）．まずは，自分自身が主治医のときに，**栄養状態を悪化させない**，さらには，できるだけ改善へもっていけるように考えましょう．

2 リハビリテーション栄養

例えばスポーツ選手では，適正体重や，トレーニング前後に摂取するドリンク，大会の直前期や大会中の食事が栄養士の管理のもと分析され決められています．その選手の訓練の効果が最大化し，大事なときに最大限の力を発揮できるようにするための「スポーツ栄養」です．皆さんも部活やジムでの運動と合わせて，プロテインを飲んだことがあるかもしれません．この考えに基づいているのが，近年話題の「リハビリテーション栄養（リハ栄養）」です．健康な若者がスポーツをするために栄養を考える必要があるならば，超高齢者が肺炎で入院後に，食事も十分に摂れないままで離床を進める際には言わずもがなでしょう．近年は早期からの積極的なリハビリにより廃用を未然に防ぐことが浸透してきましたが，それに伴い，**リハビリで消費する分を加味した早期からの積極的な栄養管理**もまた，重要性が増しています．せっかく元気になってもらおうとリハビリを頑張ってもらっていても，栄養量が足りないために，体力がつくどころか，筋力が低下して，かえって衰弱させているかもしれません．

末梢輸液で可能な範囲で最大限の栄養を投与するのはもちろんのこと，一日も早い経口摂取の再開，またはそれが困難な場合には経管栄養を検討します．心血管疾患や腎障害などにより食事制限を課すことも多いですが，そのときの摂取量や病態に応じて，タンパク質や塩分，カロリーの**制限を緩和する**柔軟性も重要です．例えば心血管疾患などで，塩分が6 g/日以下に制限されることがありますが，そのために食事がおいしく感じられず，数口しか摂取していない場合はどうでしょうか．塩分を10g/日摂取してしまうことで，どれほどの確率で脳梗塞を発症するのでしょうか．そのリスクは，摂取する栄養が足りなくて痩せて歩行できなくなることに伴うQOL，嚥下機能，生命予後への影響よりも，大きいのでしょうか．**疾患名に従い反射的な制限を行うのではなく**，その患者さんにとっての**優先度**を考えましょう．

3 栄養状態の評価

栄養療法の第一歩は，**まず目の前の患者さんの栄養状態を知ること**です．痩せてきた，アルブミン値が低い，などが目安になりますが，客観的に評価をする習慣をつけましょう．場を問わず評価しやすいものをご紹介します．

A MNA®-SF

65歳以上の高齢者の栄養状態を評価するためのMNA®（Mini Nutritional Assessment：簡易栄養状態評価法）の，さらに簡易版（SF：Short Form）です（**表5-1**）．世界的に使われているので臨床での評価の他研究など，まとまったデータをとりたい場合にも信頼性があります．

B SGA（Subjective Global Assessment）

日本の医療現場では最もなじみのある栄養評価法です（**表5-2**）．最終的な判断が評価者の主観的な評価になりますが，どういった項目が栄養評価の指標になるのかを学ぶためにも，有用です．

表 5-1　MNA-SF

下の□欄に適切な数値を記入し，それらを加算してスクリーニング値を算出する．

スクリーニング		
A	過去3ヵ月間で食欲不振，消化器系の問題，そしゃく・嚥下困難などで食事量が減少しましたか？ 0＝著しい食事量の減少 1＝中等度の食事量の減少 2＝食事量の減少なし	□
B	過去3ヵ月間で体重の減少がありましたか？ 0＝3kg以上の減少 1＝わからない 2＝1～3kgの減少 3＝体重減少なし	□
C	自力で歩けますか？ 0＝寝たきりまたは車椅子を常時使用 1＝ベッドや車椅子を離れられるが，歩いて外出はできない 2＝自由に歩いて外出できる	□
D	過去3ヵ月間で精神的ストレスや急性疾患を経験しましたか？ 0＝はい　　2＝いいえ	□
E	神経・精神的問題の有無 0＝強度認知症またはうつ状態 1＝中程度の認知症 2＝精神的問題なし	□
F1	BMI（kg/m^2）：体重（kg）÷［身長（m）］^{2} 0＝BMIが19未満 1＝BMIが19以上，21未満 2＝BMIが21以上，23未満 3＝BMIが23以上	□
	BMIが測定できない方は，F1の代わりにF2に回答してください． BMIが測定できる方は，F1のみに回答し，F2には記入しないでください．	
F2	ふくらはぎの周囲長（cm）：CC 0＝31cm未満 3＝31cm以上	□
スクリーニング値	12-14ポイント：　栄養状態良好 8-11ポイント：　低栄養のおそれあり（At risk） 0-7ポイント：　低栄養	□□

（Rubenstein LZ, et al：J Gerontol A Biol Sci Med Sci, 56(6)：M366-372, 2001より作成）

C MUST（Malnutrition Universal Screening Tool）

在宅診療向けに開発された簡単な評価法です（図 5-1）．急性期病棟でも有用であるというエビデンスが増えてきています．すぐに算出できて点数に応じて方針が決まるため，慣れていなくても扱いやすい指標です．

表 5-2 SGA (Subjective Global Assessment)

A. 病歴・栄養歴

1. 体重変化
   過去6ヵ月間の体重減少量______kg，減少率______%
   過去2週間の変化 □増加 □不変 □減少
2. 通常と比較した食事摂取量の変化
   □不変 □変化あり：期間______週
   食種：□固形食 □流動食（栄養量充足） □流動食（未充足） □絶食
3. 消化器症状（2週間以上持続）
   □なし □嘔気 □嘔吐 □下痢 □食欲不振
4. 機能制限
   □なし □あり：期間______週
   種類：□就労に制限あり □歩行は可能 □寝たきり
5. 栄養要求量に関係する疾患
   主病名________________
   代謝亢進（ストレス）：□なし □軽度 □中等度 □高度

B. 身体所見（それぞれ0＝正常，1＋＝軽度，2＋＝中等度，3＋＝重度で評価）

皮下脂肪の減少（上腕三頭筋部，胸部）______
骨格筋の減少（大腿四頭筋，三角筋）________
踝部浮腫________ 仙骨部浮腫________ 腹水________

C. SGA評価

□A＝良好 □B＝中等度低栄養（または低栄養疑い） □C＝重度低栄養

（Detsky AS, et al：J Parenter Enteral Nutr,11(1):8-13, 1987より作成）

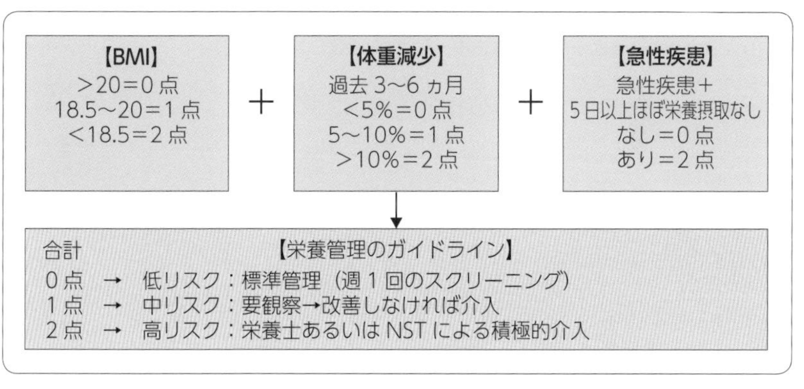

図 5-1 MUST

（Bouillanne O, et al：Am J Clin Nutr, 82(4):777-783, 2005より作成）

D 栄養計算アプリ「急性期栄養療法 N」

手計算は大変という方にお勧めしたい，便利な無料アプリです．必要栄養量やタンパク量が簡便に計算でき，目標栄養成分設計からの栄養剤逆引きもできます．2018 年段階で栄養製剤年鑑に記載されているすべての栄養剤も登録されており，各施設オリジナルの栄養剤や新規栄養剤の登録も可能です．

4 必要栄養量

一般的に，1 日の必要栄養量は，ハリス・ベネディクトの式により算出されます（**表 5-3**）．すぐに計算ができなくとも，初期の栄養投与量の目安として，大雑把な数値を覚えておくと便利です（細かく計算できても，計算式通りの量を初日に投与できるとは限りません）．体重に対して，おおよそ 30kcal/kg/ 日を基準とし，低栄養やストレス下にある場合，活動量の多い場合などには 300～500kcal/ 日ほど追加します．筆者はひとまず，1,500～2,000kcal/ 日程度を目標にするようにしています．

表 5-3　必要エネルギー量の求め方

投与エネルギー量（必要エネルギー量　kcal/日） [BEE×身体活動係数×ストレス係数]	
Harris-Benedictの式　基礎エネルギー消費量（BEE：kcal/日）	
●男性［66.47＋13.75W＋5.0H－6.76A］ ●女性［655.1＋9.56W＋1.85H－4.68A］ W：体重（kg）　H：身長（cm）　A：年齢（年）	
身体活動係数	
寝たきり：1.0，歩行可：1.2，労働：1.4～1.8	
ストレス係数	
術後3日間	軽　度：1.2→胆嚢・総胆管切除，乳房切除 中等度：1.4→胃亜全摘，大腸切除 高　度：1.6→胃全摘，胆管切除 超高度：1.8→膵頭十二指腸切除，肝切除，食道切除
臓器障害	→ 1.2＋1臓器につき0.2ずつup（4臓器以上は2.0）
熱　傷	→ 熱傷範囲10％ごとに0.2ずつup（Maxは2.0）
体　温	→ 37℃：1.2，38℃：1.4，39℃：1.6，40℃以上：1.8

（東口高志：鈴鹿中央総合病院NST.Old&New，1998より作成）

5 経口摂取 / 栄養管理の戦略

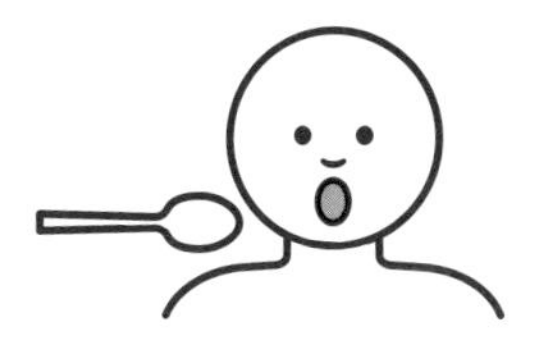

一度低下した機能を取り戻すことの難しさは計り知れません．受験生の頃は反射的に手が動いていた計算問題も，今はまったく手が出ません．歩行や嚥下も同じです．入院して臥床がちになると筋力や認知機能が低下して歩行が難しくなり，経口摂取をしていない期間が空くほど嚥下機能は低下します．しかも，もともと誤嚥性肺炎で入院している（嚥下に何らかの障害がある）患者さんでは，なおさら少しでも期間が空くと，機能はさらに低下します．一日でも早く，**少なくとも 3 日目までには経口摂取を開始**するようにします．常食を摂取する必要はありません．第 6 章（132 ページ）を参考に，フードテストなどを行いながら，例えば毎食ゼリー1 個でも摂取する習慣を続けるようにします．これは嚥下機能の維持だけでなく，見当識を保つことでせん妄を起こりにくくし，QOL の向上や治療意欲へもつながります．

とはいえ，なかなか経口摂取量が保たれないことがあります．必要栄養量を末梢輸液ですべて賄うことは非常に困難です．栄養量が充足されない日々が続くと，低栄養状態が進行し，サルコペニアの原因となり，悪循環に陥ります．機能の維持や肺炎の治療にも，栄養量の確保は重要です．

点滴 500mL に含まれるおおよそのカロリーは覚えておきましょう．乳酸リンゲル液で 100kcal，3 号液で 150kcal，アミノ酸含有輸液で 200kcal 程度です．例えばビーフリード®を 2L 投与しても，まだ必要栄養量の半分です．必要分を投与しようとすれば，浮腫や肺水腫，低 Na 血症などの合併症を容易に招きます．早期からの経口摂取が重要であることがわかります．

そこで少量しか摂取できない患者さんのために開発されている，1g 当たり 2〜3kcal もあるゼリーやプリン類であれば，少量のみの経口摂取でも栄養量を確保することができます．まずは院内で採用されている補助食品や輸液を知り，経口摂取と末梢輸液を組み合わせ，**初日からの積極的な栄養療法**を心がけましょう．また，初日には経口摂取が開始できない（あるいは肺うっ血などにより輸液を十分に投与できない）場合には，早期の経鼻栄養を検討します．初日からいきなり経鼻胃管の挿入は抵抗があるかもしれないので，例えば「3 日以内に 1,000kcal に満たない場合には経鼻胃管を留置する」というように，**目標をあらかじめ定めておく**と，漫然と低栄養状態を進行させてしまうことを防ぐことができます．その際，例えば指導医のいる平日に再評価をできるように，あえて２日目にするといった柔軟な計画性も重要です．また，こうした目標は，患者さんやご家族，病棟看護師，栄養士とも共有しておくことで，より円滑に行えます．

6 使えるなら腸を使え（If the gut works, use it!）

栄養療法の大原則を掲げた標語です．効率的な栄養の吸収・代謝，免疫能の維持などのためにも，栄養は経静脈的ではなく経腸管的に取り込むのが生理的で良いというのが，医療の常識です．消化管を長期間使わないと，小腸粘膜が廃用性萎縮を起こして栄養素を吸収できなくなる他，腸管免疫機構の破綻に伴い，bacterial translocation を誘発します．

経口摂取の代替手段としては，経鼻胃管などを用いた**経腸栄養を第一に考えます**．重度の胃食道逆流などで胃への栄養投与が困難な場合には，十二指腸への留置を検討します．経管栄養が月単位に及ぶ場合には，経鼻管による合併症や QOL の低下が懸念されるため，胃ろう造設を検討します．どうしても消化管が使えないときや，すでに中心静脈カテーテルが留置されている場合は中心静脈栄養も選択肢となります．巻頭の**付録 11** を参考にしてください．

7 経管栄養

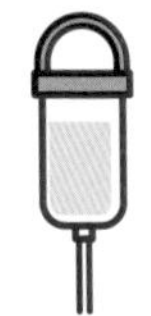

経腸栄養剤は，半消化態栄養剤，消化態栄養剤，成分栄養剤に分かれます（**表 5-4**）．浸透圧性の下痢を起こしにくい半消化態栄養剤が用いやすいですが，消化が必要になるため，消化吸収障害が高度な場合には適しません．脂質の吸収が保たれている場合には消化態栄養剤を選択します．脂質で下痢をきたしやすい場合には成分栄養剤を選択しますが，必須脂肪酸の欠乏に注意します．通常は 1kcal/mL の濃度に調整されていますが，2kcal/mL など高濃度の栄養剤もあります．少ない投与量でカロリーを投与したい場合には高濃度のものを選択します．ただし下痢を起こしやすくなるため，下剤を中止しておく，低速度から開始するなど，工夫が必要です．

経腸栄養剤を選ぶ際には組成だけでなく，味や香り，また医薬品か食品かという点にも着目します．味や香りは経口摂取する場合だけでなく，経管投与の場合にも無視できません．投与中に口元に込み上げてくる匂いやげっぷの匂いも患者さんの QOL に影響するためです．経管栄養を開始した際には，匂いが

表 5-4　経腸栄養剤の種類の比較表

		半消化態栄養剤	消化態栄養剤	成分栄養剤
成分	窒素源	タンパク質	ペプチド	アミノ酸
	脂肪	多	中	少
適応		消化管機能が正常（軽度障害）	消化管機能異常があっても可	消化管機能異常，脂質吸収障害があっても可
製品例	医薬品	ラコール®，エンシュア・リキッド®，エネーボ®	アミノレバン®，ツインライン®	エレンタール®，ヘパン®
	食品	メイバランス®，テルミール®，アイソカル®	ペプタメンAF®，ペプチーノ®，エンテミール®	
味や香り		良好（経口摂取も可能）	不良	不良（味付け用のフレーバーあり）
浸透圧性下痢		起こしにくい	起こしやすい	起こしやすい
必須アミノ酸欠乏		起こさない	起こしにくい	起こしやすい
欠点		細いチューブは詰まりやすい 吸収障害には適さない	脂質消化吸収障害が高度な場合は下痢を起こす	単独で2週間以上使用するときは脂肪乳剤の点滴が必要

不快ではないか，と一言聞いてみるだけでも，患者さんに寄り添えるでしょう．

医薬品扱いである栄養剤は，薬剤として医師が処方します．種類は限られますが，患者さんの費用負担は軽減されます．ただし，保険適用を得るには栄養障害など適用疾患であることが必要であるため，食思不振などを理由に長期処方することは困難になってきています．

一方，食品扱いのものは患者さんの費用負担がある（あるいは病院食として提供する場合には病院側の負担になってしまう）ものの，好みに応じて選択することができるため，合うものを選択する喜びがあり，配達サービスを活用すると重さも負担にならず便利です．

8 経鼻胃管の取り扱い

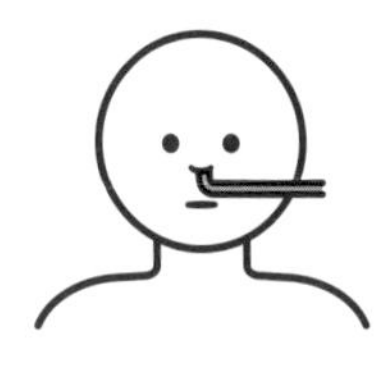

経管栄養は誤嚥や下痢を起こしやすい印象があり，抵抗があるかもしれませんが，よく出会う合併症は限られています．予防法や対策を知っておくと有用です．

A チューブ挿入時の問題と予防策

気管への誤挿入

気管内に栄養剤が入れば，致死的な肺炎をきたします．胃管が気管内に入ると通常は激しく咳込みますが，**誤嚥性肺炎の患者さんでは気づきにくい**こともあります．送気音による確認だけではなく，**X線で位置を確認**しましょう．

また，例えば右鼻腔から挿入する場合には，頸部を左へ回旋した状態で挿入することで，右梨状窩が開き，食道へ入りやすくなります．この方法ではさらに，胃管が鼻腔と同側の梨状窩から入るため，**咽頭での対側への交差を防ぎ，不快感も軽減**できます．特に片側性の病変がある場合などには，どちらの咽頭を通したいかを考えて選ぶとよいでしょう．より正確に挿入するには咽頭を内視鏡で観察しながら挿入します．例えば経口摂取も併用している場合，右の咽頭機能が良好であるなら，右を経口摂取時に使いやすいように，あえて左側へ胃管を挿入すると，嚥下訓練が進みやすいかもしれません．

痛みや不快感

チューブの自己抜去や拒否は，痛みや不快感からくることがほとんどです．必要な栄養療法を快適に続けられるように，できる限り細いチューブ（**理想的には8Fr，太くとも10Fr**）を用います．チューブが鼻腔に長時間あたることによる潰瘍形成や，テープによる皮膚障害をきたしやすいため，固定法に注意します．象の鼻のように，チューブが鼻から自然にのびる角度で固定する**Elephant nose型固定**を意識します．自己抜去のリスクが低い場合には，テープを最小限のものにします．

チューブの閉塞

細径のチューブに，粉末状の薬剤を通すと詰まりやすくなります．薬剤は**簡易懸濁法**[1]を用いると，閉塞のリスクを大幅に軽減できます．酸化マグネシウム細粒やパナルジン細粒など閉塞を起こしやすい薬剤は避けます．薬剤師とも相談しましょう．また，栄養剤ごと，あるいは薬剤ごとに白湯を流します．

B 経管栄養の注入による合併症と対策

気道分泌の増加，誤嚥性肺炎

食事を摂取すると唾液が出るように，経管栄養も唾液分泌を促します．嚥下障害があると唾液をうまく嚥下できず，喉元に貯留しやすくなります．これを誤嚥すれば誤嚥性肺炎をきたすかもしれません．肺炎を予防するため，**経管栄養の注入前には口腔ケア**を行います（これは注入中の口腔内の不快感も軽減しQOLも向上します）．嘔吐や下痢などの消化器症状で困っていないようであれば，注入速度を上げることで，投与時間を短縮し，唾液分泌を抑えられます．

下痢

経管栄養で最も多い合併症が下痢です．原因を知ることで対処が可能になります．注入速度が速い，栄養剤の浸透圧が高い，栄養剤の温度が冷たい，乳糖不耐症，食物繊維不足などが下痢の原因になります．1kcal/mLの栄養剤を，経腸栄養ポンプを用いて50mL/時程度の速度で，少量から開始するなどといった工夫をしましょう．事前にREF-P1を投与する方法もあります．これは栄養剤のカルシウムと反応してゲル化させるペクチン製剤で，フルーチェ®が牛乳で固まるのと同じ原理です．栄養剤の注入時間も短縮できて介護負担も軽減できます．経管栄養開始時には普段服用している緩下剤をいったん中止することも考えます．また，抗菌薬による下痢も鑑別しましょう．

逆流，嘔吐，誤嚥

患者さんの意思で摂取する食事と異なり，定められた速度で入ってくる栄養剤は，逆流や嘔吐をきたしやすくなります．栄養剤投与中およびその後1～2時間はギャッジアップの姿勢を保持し，緩徐に注入し，蠕動を促進する薬剤の併用を考えます．リスクが高い場合には胃管の先端を空腸まであらかじめ進めておくことも検討するとよいでしょう．前述のREF-P1の活用も検討します．

血糖異常，電解質異常

栄養剤は糖濃度が高く，消化吸収が速いため，血糖値が上昇しやすくなります．血糖測定を行い，血糖降下薬やインスリンの併用を検討します．また投与内容や下痢の程度により電解質異常を起こすこともあるため，初めは定期的に採血を行います．

9 間欠的食道栄養法（IOE 法）

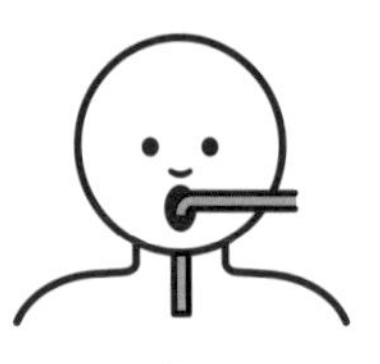

経鼻胃管は常時入れていると，不快感や，感染，潰瘍の原因となり，重度の嚥下障害では，嚥下訓練を妨げる原因にもなり得ます．こうした難点を解決するのが，間欠的食道栄養法 intermittent oro-esophageal catheterization（IOE 法）です．チューブを食前に経口的に挿入し，食道に急速に栄養剤を注入し，すぐに抜去します．例えば 500mL の水やジョッキのビールを一気飲みしても通常は嘔吐しないことからわかるように，食道であれば急速に投与をしても，自然な蠕動運動で胃へ流れていくため，逆流などの問題になりにくいのです．経鼻栄養の不快感や自己抜去，下痢で困っている場合に，胃ろうを考える前の手段として試してみると有用です．また，胃ろう造設が行えない患者さんにも有用です．

手技の練習さえすれば，患者さん本人やご家族にもできます．経鼻に留置するよりも太くてコシがある胃管（12Fr 程度）を使うことが多いです．口から挿入して嚥下し，まずは胃内へ入ったことを確認します．そこから 10～15cm ほど浅くして，胃内から空気の注入音が聞こえなくなったところが食道です．そこでチューブを固定し，栄養剤を 50mL/ 分の速度で注入します（500mL の栄養剤でも，10 分で投与が完了します）．投与後，30 分間は坐位やギャッジアップの姿勢を保持してもらい，逆流に注意します．逆流性食道炎がある場合には栄養剤の逆流による誤嚥をきたす可能性があるため推奨されません．

なお，深さや行いやすさは患者さんによって異なるため，初めに行うときには必ず主治医が付き添い，X 線での確認なども検討します．

10 胃ろう

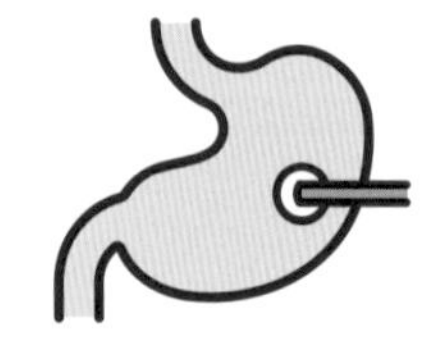

食べられなくなれば栄養投与の手段として胃ろうが選択されやすかった頃から，今度は一転して，胃ろうの弊害が大きく報道されるようになりました．確かに，胃ろうの功罪がよく理解されないまま，食べられないからといって誰にでも選択するとよいわけではありません．臨床経験が蓄積されてきたところで歯止めをかけることは必要です．しかし，胃ろうが大変有用な患者さんもいます．適応を慎重に評価してよく話し合うこと

が重要です．

A よくある誤解

胃ろうが頻繁に選択されていた頃も，忌避されがちな現在も，多くの誤解が一般市民だけでなく医療者にもみられます．例えば，経口摂取を行わず胃ろう栄養のみにすることが，**誤嚥性肺炎の予防になるわけではありません**．唾液や胃内容物を誤嚥することもあります．また，胃ろうにすることで嚥下をする機会が減れば，嚥下機能はさらに低下し，誤嚥機会も増えます．

胃ろうにしたら口から食べられないというのも，よくある誤解です．機能によっては，**好きなものだけ経口摂取**して，足りない分の栄養や水分を胃ろうから投与できます．また，胃ろうは**不要になれば閉鎖**できます．筆者はこれまで二人の患者さんで胃ろうを選択しましたが，いずれも，基礎疾患が安定し栄養状態が改善したところで，胃ろうを閉鎖しました．

胃ろうといえば，寝たきりになると想像されることもよくあります．胃ろうから栄養を注入している間はあまり激しく動き回るわけにはいきませんが，最近では短時間で注入できる栄養剤も増えています．われわれが食事を摂るのと同じで，注入以外の時間は家事をしたり，仕事にも行けます．

B 適切な選択をするために

嚥下の訓練に数ヵ月以上の時間がかかる場合には，経鼻胃管ではチューブ留置に伴う合併症のリスクがあり，中心静脈カテーテルは感染のリスクも高まります．胃ろう造設に伴う（内視鏡検査や出血などの）リスクが許容できるならば，胃ろうは良い選択肢になります．じっくりと訓練を行っている間，自宅や施設でも過ごせます．一時的ではなくずっと胃ろうを留置する場合も，経鼻胃管より不快感が少ないため苦痛が軽減できます．不快感がなければ自己抜去してしまう可能性も減らせるため，身体抑制も不要になることが多く，自宅や施設の慣れた環境へ帰り，家族旅行をする患者さんもいます．

患者さんご本人が，こうした情報も知った上で，良い選択をすることが重要です．経口摂取や末梢点滴，中心静脈栄養，経鼻胃管などと合わせて，胃ろうの利点や欠点も共有します．胃ろうを選択した場合に，もし訓練がうまくいけばどのような経過が期待できるかを具体的に提示します．神経筋疾患や呼吸器疾患による重度の慢性呼吸不全では呼吸状態への配慮や，抗凝固薬を中止する必要性も考慮し，胃ろう造設時の内視鏡操作のリスク共有します．

11 中心静脈栄養（TPN）

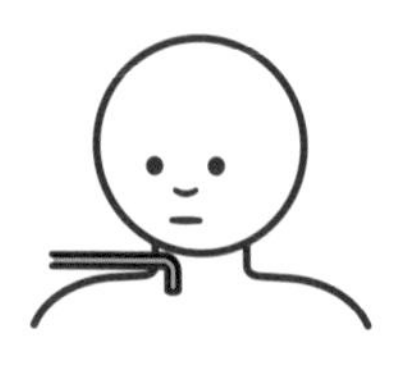

消化管が使えるなら経腸栄養を選択するのが原則ですが，消化器疾患で経管投与が困難なときは中心静脈栄養法 total parenteral nutrition(TPN) が選択肢となります．あるいは，末梢静脈路が確保しづらかったり，昇圧剤を投与する必要があったりするなどして，すでに中心静脈カテーテルを留置している場合にも，一時的に TPN を選択することがあります．また，経管栄養を工夫しても鼻咽腔の痛みや下痢が改善せず，経口摂取もしばらく開始できそうにないときにも考慮されます．

ただし，消化管を使用しない弊害の他，挿入時の出血や気胸，留置中の血流感染などのリスクを十分考慮します．また投与時には血糖や電解質異常が起こりやすいため，こまめに確認します．また，下痢が懸念される経管栄養と異なり，TPN では初めからカロリーを多く投与してしまうことがあります．誤嚥性肺炎の患者さんではもともとほとんど食事を摂れておらず高度の低栄養状態のことがあるため，**リフィーディング症候群**には気をつけましょう．

A カテーテルの種類

中心静脈カテーテルには以下の 3 種類があります．用途や環境に応じて，適切なものを選択します．

通常のカテーテル

最も手軽に挿入でき，救急などの現場で一般的に使われます．ルーメン数は多いと便利ですが，感染リスクの観点から，最小限のものを選びます．

PICC（末梢挿入式中心静脈カテーテル）

肘や上腕から挿入するため穿刺に伴う気胸や出血のリスクが少なく，最も安全です．在宅でも使用でき，年単位で留置可能なものも報告されています．

皮下埋め込みポート式

月単位での長期留置や在宅での管理に適しています．投与時以外はカテーテルがない状態で過ごすことができます．

B TPN の種類（巻頭の付録 11）

現在使われている TPN 製剤の多くは，必要な成分がすでにバランス良く組み込まれています．まずはブドウ糖と電解質からなる基本輸液のうち，1 号液（開始液）を選択します．血糖や電解質をモニタリングしながら安定していれば 2 号液への変更や，より長期化する場合にはアミノ酸，ビタミン，微量元素も含まれる製剤を考慮します．わからないときは薬剤師に相談しましょう．

12 嚥下調整食

誤嚥のリスクがある患者さんにとって，食事はただやわらかければよいというわけではありません．最も安全性の高い嚥下調整食は，なめらかで，口腔内でまとまりやすく，喉を通過しやすい性質をもっています．段階が上がる（嚥下機能がよくなる）につれて，これらの条件が少しずつ緩和されます．

A 4 つの性質

患者さんの食事場面を観察したり，適切な食事を考えるときに気にかけたい 4 つの要素を知っておきましょう．

付着性

食べ物が舌や口の中へくっつく程度を表します．例えばカボチャやマッシュポテトはべたつきやすく，付着性が高いといえます．付着性が高い食べ物は，口腔や咽頭機能が低下していると残留しやすく，後に（食後，眠った後などにも）誤嚥する恐れがあります．

凝集性

食べ物を押しつぶしたあとの，まとまりやすさ（食塊の形成しやすさ）を指します．例えばとろみのない水分や，刻まれたキャベツなどは凝集性が低いため，口腔内や咽頭でばらけてしまいます．食塊形成能力が低下していると，残留したり，誤嚥しやすくなります．

粘性

液体の流れにくさを表します．通常の液体は粘性が低く，濃厚な乳製品やとろみのついた液体は粘性が高いといえます．嚥下機能が低下していると，流れが速い（粘性が低い）液体に咽喉頭が対応できず，誤嚥の原因になります．

均質性

混ぜ合わせたあとに粒が残っていないかどうかを示します．実の入った果汁や，米粒の残ったお粥は均質性が低く（不均質で），残留しやすくなります．

B 嚥下調整食の学会分類 2013[2)]

患者さんが「やわらか食」であれば食べられるということを施設へ申し送れば，退院後もまったく同じものが提供されるのでしょうか．実際には，施設によって，嚥下調整食の名前や内容はばらつきが大きいのです．例えば病院のやわらか食では，誤嚥のリスクに配慮して，噛むと液体が出てくる高野豆腐などは除去されていたのに，施設では咀嚼に焦点をあてて（やわらかければよいとして）そういったものも含まれていたとすると，退院後に誤嚥性肺炎を再発してしまうかもしれません．したがって，**共通言語を使用する必要**があります．

細やかな配慮のなされた嚥下調整食を，施設間，地域間でも統一するため，日本摂食・嚥下リハビリテーション学会嚥下調整食分類 2013（略称：学会分類 2013）に統一することとなっています．それぞれのコードの意味する内容を簡単に紹介します．また，他にも介護食品の分類があります．市販の介護食品にもこれらのコードが記載されていることがあるので，確認してみてください．なお，嚥下機能が改善するにつれて，数字の通りに食形態を上げていくというわけではありません．前述の 4 つの性質に注目し，ふさわしい食形態を選択します（**表 5-5**）．

コード 0j （訓練用ゼリー）

初期評価時などに最も安全な分類です．ゼリーの頭文字「j」がついていますが，ゼリーであればなんでもよいというわけではありません．嚥下訓練用に配慮されたゼリーが該当します．タンパク質含有量が少なく，性状が均質で，付着性が低く，凝集性が高く，やわらかく，離水が少ないゼリーを意味します．スライス状にして，咀嚼せずに丸呑みする訓練を意図しています．

なお，ゼラチンゼリーは体温で溶けて液状になるため，誤嚥に注意が必要です．一方で寒天ゼリーは硬く，ばらけやすいため，残留や窒息に気をつけます．

コード 0t （訓練用とろみ水）

訓練用に，お茶や果汁に中間あるいは濃いとろみをつけたものを指します．均質で，付着性が低く，粘度が適切で，凝集性が高いとろみの形態です．小さなスプーンで適切な量をすくい，そのまま飲み込む訓練を目的としています．ゼリー（0j）では誤嚥する場合には，0t がより適しています．タンパク質を含むものは，誤嚥をすると肺炎をきたしやすいため，コード 2 になります．

コード 1j （ゼリー食）

卵豆腐や，介護食として販売されているゼリーやムースが該当します．均質でなめらかで，離水が少なく，咀嚼したり舌で押しつぶさなくても食べられるものを指します．咀嚼・食塊形成能力が低く，嚥下時の誤嚥のリスクもあるものの，咽頭通過しやすいものであれば嚥下できる患者さんを対象としています．

コード 2 （ミキサー食）

ミキサー食，ピューレ食，ペースト食などと呼ばれるものが該当します．なめらかで均質なものは 2-1，やわらかい粒などを含む不均質なものは 2-2 とさらに細分化されています．咀嚼はできなくても摂取できますが，口腔内のものをばらけさせずに咽頭へ送り込む能力を必要とします．

コード 3 （やわらか食）

やわらか食，ソフト食などが該当します．形はあるが，歯や義歯がなくても押しつぶすことができ，まとまりやすく，多量の離水がなく凝集性があり，ばらけにくいものとされます．食べ物を舌で押しつぶし，それをまとめて送り込むことができる患者さんが対象になります．

コード 4 （軟菜食）

一般には全粥，軟飯，軟菜食などと呼ばれています．嚥下機能が軽度低下した場合を想定して工夫された食事です．硬すぎず，ばらけにくく，貼りつきにくいもので，箸やスプーンで切れるやわらかさです．舌だけで押しつぶすには難しく，歯茎でつぶせる程度に配慮されて調理されたものを指します．

表 5-5　食品早見表

コード【I-8項】		名称	形態	目的・特色
0	j	嚥下訓練食品0j	均質で，付着性・凝集性・かたさに配慮したゼリー 離水が少なく，スライス状にすくうことが可能なもの	重度の症例に対する評価・訓練用 少量をすくってそのまま丸呑み可能 残留した場合にも吸引が容易 タンパク質含有量が少ない
	t	嚥下訓練食品0t	均質で，付着性・凝集性・かたさに配慮したとろみ水 （原則的には，中間のとろみあるいは濃いとろみのどちらかが適している）	重度の症例に対する評価・訓練用 少量ずつ飲むことを想定 ゼリー丸呑みで誤嚥したりゼリーが口の中で溶けてしまう場合 タンパク質含有量が少ない
1	j	嚥下調整食1j	均質で，付着性，凝集性，硬さ，離水に配慮したゼリー・プリン・ムース状のもの	口腔外ですでに適切な食塊状となっている（少量をすくってそのまま丸呑み可能） 送り込む際に多少意識して口蓋に舌を押しつける必要がある 0jに比し表面のざらつきあり
2	1	嚥下調整食2-1	ピューレ・ペースト・ミキサー食など，均質でなめらかで，べたつかず，まとまりやすいもの スプーンですくって食べることが可能なもの	口腔内の簡単な操作で食塊状となるもの（咽頭では残留，誤嚥をしにくいよう配慮したもの）
	2	嚥下調整食2-2	ピューレ・ペースト・ミキサー食などで，べたつかず，まとまりやすいもので不均質なものも含む スプーンですくって食べることが可能なもの	
3		嚥下調整食3	形はあるが，押しつぶしが容易，食塊形成や移送が容易，咽頭でばらけず嚥下しやすいように配慮されたもの 多量の離水がない	舌と口蓋間で押しつぶしが可能なもの 押しつぶしや送り込みの口腔操作を要し（あるいそれらの機能を賦活し），かつ誤嚥のリスク軽減に配慮がなされているもの
4		嚥下調整食4	かたさ・ばらけやすさ・貼りつきやすさなどのないもの 箸やスプーンで切れるやわらかさ	誤嚥と窒息のリスクを配慮して素材と調理方法を選んだもの 歯がなくても対応可能だが，上下の歯茎で押しつぶすあるいはすりつぶすことが必要で舌と口蓋間で押しつぶすことは困難

	主食の例	必要な咀嚼能力【Ⅰ-10項】	他の分類との対応【Ⅰ-7項】
		（若干の送り込み能力）	嚥下食ピラミッドL0 えん下困難者用食品許可基準Ⅰ
		（若干の送り込み能力）	嚥下食ピラミッドL3の一部 （とろみ水）
	おもゆゼリー，ミキサー粥のゼリー　など	（若干の食塊保持と送り込み能力）	嚥下食ピラミッドL1・L2 えん下困難者用食品許可基準Ⅱ UDF区分4（ゼリー状） （UDF：ユニバーサルデザインフード）
	粒がなく，付着性の低いペースト状のおもゆや粥	（下顎と舌の運動による食塊形成能力および食塊保持能力）	嚥下食ピラミッドL3 えん下困難者用食品許可基準Ⅱ・Ⅲ UDF区分4
	やや不均質（粒がある）でもやわらかく，離水もなく付着性も低い粥類	（下顎と舌の運動による食塊形成能力および食塊保持能力）	嚥下食ピラミッドL3 えん下困難者用食品許可基準Ⅱ・Ⅲ UDF区分4
	離水に配慮した粥　など	舌と口蓋間の押しつぶし能力以上	嚥下食ピラミッドL4 高齢者ソフト食 UDF区分3
	軟飯・全粥　など	上下の歯茎の押しつぶし能力以上	嚥下食ピラミッドL4 高齢者ソフト食 UDF区分2およびUDF区分1の一部

（日本摂食・嚥下リハビリテーション学会医療検討委員会：日摂食嚥下リハ会誌，17（3）：259，2013より）

13 食事介助の方法

A 摂取時の姿勢（図 5-2）

食事を摂取するときは，患者さんの嚥下機能や体力に応じた姿勢を考えるところから始まります．重度の嚥下障害がある場合や，入院時の初めての評価の際はまず一般的に最も安全な体位を選択しておくのがよいでしょう．では，最も安全なのはどんな姿勢でしょうか．われわれは坐位でやや下を向いて食事をしますが，口から咽頭への送り込みが弱っていると飲み込みにくく，また喉頭挙上が遅延すれば角度的に誤嚥もしやすくなります．食塊が重力の助けを得て，身体の後ろにある咽頭や食道へ送り込まれやすく，かつ誤嚥をしにくくなることを考えて姿勢をとります．さらに，**頸部が後ろ方向へ伸展**していると，まるで**気道確保**をしているかのような姿勢になります．これは空気を気道へ送り込みやすい姿勢ですが，同様に，食塊も誤嚥しやすくなります．頸部を前屈した，嚥下しやすい姿勢を保持できるよう，しっかりした枕を使いましょう．

嚥下に不安があるときは，まずは上半身のギャッジアップを 30°～40° にして，頸部を前屈させた姿勢を基本とします．このとき，身体がずり落ちると姿勢が崩れてしまって誤嚥のリスクが高まるだけでなく，褥瘡の原因にもなります．下肢も少し挙上するか，膝の下や足底にもクッションを入れるなどして安定させましょう．肩や腰に力が入っていると，疲労感が出やすいため摂取量が減ってしまったり，食事の終盤に誤嚥をしやすくなったりします．どうしたらより安全で心地よい姿勢をとれるかを，**理学療法士に相談**してみてください．

30° ギャッジアップの姿勢で摂取に問題がないようであれば，45°，60°，坐位などと姿勢を徐々に上げていきます．理想的には 1～数日ごとに，痰の増

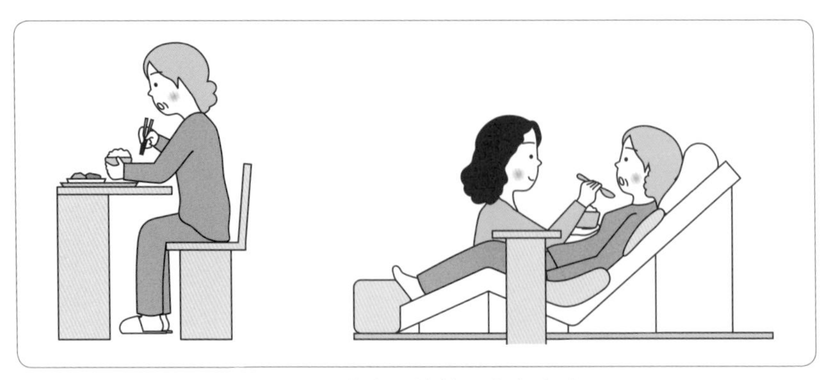

図 5-2　食事の姿勢と食事介助

加や熱などがみられないことを確認しながら，**段階的に変更**していきます．

なお，30°が一般的には安全であることが多いといっても，身体を起こしたほうが安全なこともあります．例えば角度が下がると傾眠傾向になる患者さんの場合は起こしたほうが覚醒が保持できるでしょう．また，**重力によって咽頭流入が加速**することで，喉頭閉鎖が間に合わず，かえって誤嚥をしやすくなることもあります．嚥下評価や食事の際には，摂取時の体幹の角度や姿勢も記録し，どの姿勢が良かったのかを後にも確認できるようにします．

B 介助の方法

自力摂取と介助の基本姿勢

食事は自力で摂取するのが最適です．自主性をもって食べたいものを食べたいペースで食べることができます．また，嚥下は喉の問題だけでなく，食事をみて食べようとするところから**一連の動作**として体にしみついています．食事を無理やり口に入れられると，動作の途中から（いきなり食塊形成から）しなければならず，嚥下がうまく惹起されないこともあります．ただし，自力での摂取になると一口量が多くなる，摂取速度が速すぎる，誤嚥や喉頭侵入の徴候があるのに次々と食べてしまう，疲れてしまうといった問題点もあります．

このため，嚥下機能や摂食時の様子がわからないときは，注意深く見守り，必要に応じて介助をするのが望ましいといえます．このとき，介助者が立ったままであれば患者さんは介助者や食事をみようとして頸部が伸展してしまい誤嚥しやすくなります．介助者は患者さんと**目線が合うように，座って介助**を行います．また，介助者が右手で介助をする場合には，**患者さんの右側に座る**ことで，口腔内へ真っすぐと食事を運べます．スプーンが真っすぐ入って来なかったり，口の周囲にべたべたと食事がついてしまうのは不快であり，食事を嫌がる原因にもなります．さらに，口腔内がきれいかどうかを確認し，**口腔ケア**や口周囲のマッサージを行います．義歯は咀嚼だけでなく食事の摂り込みや食塊形成，送り込みにも必要なので，**咀嚼を必要としない食形態でも，必ず装着**します．

介助の実際

まず初めに食事を一品ずつみせて，内容を伝えます．できれば希望する順で摂取できるよう介助しましょう．ただし，**食事の初めの一口め**はまだ患者さんも本調子ではなく**最も誤嚥しやすい**ため，とろみ水など，最も安全なものを選びます．スプーンは，口に入りやすくて一口量が多くなりすぎないよう，すくう部分がティースプーン程度の小さいものを選びます．ティースプーンは自力での摂取には使いやすいのですが，介助で摂取する場合にはもち手は長いほうが介助がしやすいため，介助専用のスプーンもあります．スプーンは舌の中央（やや奥の方）へしっかりと置き，引き抜く時は少し上方向へ引き抜きます．咀嚼や嚥下の動作を確認し，ごっくんと嚥下したら，**口腔内を確認**します．残留が多い場合には，もう一度嚥下をしてもらいます．口に何も入れずに，指示にて嚥下してもらう空嚥下が難しい場合は，空のスプーンを口腔内へ入れると，また食事が入ってきたと感じて嚥下が促されます．残留が除去されにくいときには，性状の異なるものを飲むことでつるっと流れやすくする**交互嚥下**も重要な方法です．例えば，パサつきやすい魚料理を一口食べたあとは，とろみのついた味噌汁を一口飲む，といった具合です．

食事の序盤から中盤，終盤にかけて本人の活気や，摂取速度，嚥下の起こりやすさ，残留の程度などを比較します．また，喉頭侵入や誤嚥を示唆する**湿性嗄声（ゴロゴロした声），咳払い，息遣いの変化，酸素飽和度の低下**にも着目しながら介助します．これらがみられた際には食事は休憩し，咳を促します．

C 食事の提供方法

食事の状態や味付けへの配慮

嚥下障害がある患者さんに気をつける食事の性状に関しては後述の通りです．ただし，性状だけを気にしていればよいというわけではありません．例えば**食事の温度**を，温かいものはしっかり温かく，冷たいものはきちんと冷やした状態で食べることで，感覚が刺激されて嚥下反射が惹起されやすくなり，美味しくなるため摂取量や摂取速度も改善することが期待できます．

味覚や嗜好への配慮も大切です．ただでさえ形態が望むものではない上に，味も嗜好に合わなければ摂取が進みません．好みの味で，摂取意欲が湧くほうが，覚醒度も上がり，嚥下反射も惹起されやすくなるかもしれません．また，できるだけ希望に応じて，味付けを濃くすることにも配慮します．加齢や認知症に伴い，嗅覚障害の頻度が高く，食事の香りや味がわかりにくくなります．塩分制限や糖質の制限が必要な基礎疾患があることも多いのですが，まずは必要栄養量を摂取しないと，衰弱してしまいます．

食器類への配慮

同じ食事を食べるにしても，食器によって印象は大きく異なります．病院では白一色など単調な食器に偏りがちですが，普段使い慣れている食器に入れ替えてみたり，少し上質な食器に変えてみたりする工夫もあります．また，認知症があると，食器やテーブルクロスの模様が虫や汚れにみえてしまうことがあります．こうした場合は食卓の上はできるだけシンプルにして，**柄のない食器**を選択します．できれば食事を一皿ずつ順番に提供すると，たくさんある食器に混乱せず，一つを食べることに集中できます．白米がみえやすいように濃い色の茶碗に入れるなどといった**色の配慮**も考えます．

市販食品の活用

工夫を凝らしても，どうしても嚥下調整食を摂取したくないという場合もあります．そんなときは，市販されている食品のうち比較的安全なものを選択すると受け入れられやすいことがあります．例えば，ハーゲンダッツ®などの濃厚なアイスクリームが代表例です．冷たいので良い感覚刺激になり，嚥下がなかなか惹起されず溶けてしまっても，ある程度とろみのある液体になります．また，患者さんが好きな飲み物（ココアやジュースなど）にとろみをつけて，小さな製氷皿で凍らせる「**とろみシャーベット**」も同様です．市販のゼリーやプリン，ヨーグルトのうち，離水が少なく，やわらかめのものを選ぶのもよいでしょう．葛湯や生姜湯も，とろみのついた水分といえます（温度により，とろみの度合いが低下してしまうため気をつけます）．また，あかちゃんせんべいは口に入れると咀嚼をしたくなるので，嚥下の口腔期を促すほか，唾液で溶けてミキサー食のような性状になるため，重度の嚥下障害の患者さんにも安全といわれています．きなこ餅，みたらし味など懐かしい味わいがそろっているお菓子「ふんわり名人®」も同様です．もう少し嚥下機能が良ければ，選択肢はさらに広がります．お金はかかりますが，みた目や味，食感にもこだわって作られた嚥下障害者用の食品も市販されています．患者さんにとってどのような食材なら勧められそうか，言語聴覚士や栄養士に相談してみましょう．

14 とろみ水

A 水分にとろみをつける意義とリスク

「むせているので水分にとろみをつけておきました」という表現をよく耳にします．では，なぜ誤嚥を疑ったときには，とろみをつけるのでしょうか．液体は流れが速いため，喉頭閉鎖（喉頭蓋の反転や喉頭挙上）が間に合わないうちに咽頭から喉頭へ流れると，誤嚥をしやすくなります．とろみをつけることで，水分がまとまりやすく，**流れが遅くなるため，喉頭閉鎖が間に合う**のです．

では，水分でむせていたら，とろみを使うべきなのでしょうか．これは，むせている原因によります．水分の早期咽頭流入や喉頭侵入，誤嚥によりむせているなら，とろみをつけることでリスクが回避できるかもしれません．しかし，嚥下とは関係なく呼吸器疾患で咳が出ているだけなら，とろみをつけても効果はありません．さらに，食道入口部の開大が弱く，嚥下後に咽頭残留があり，これが次の一口を飲むときに溢流性に喉頭へ流れてむせているのであれば，どうでしょう．とろみをつけるほど，咽頭残留は増えます．**とろみをつけるほうが，リスクを悪化させてしまうこともある**かもしれません．

とろみを指示することは簡単ですが，病棟でも自宅でも，飲水のたびにひと手間増えます．費用もかかり，何より不自然な味や，のどごしの悪さを嫌がる患者さんがほとんどです．結果的にあまり飲水しなくなって脱水になり，活気が低下して，さらに誤嚥のリスクが高まることさえあります．

B とろみの必要性の評価

とろみの必要性と程度

まずは，実際に水分で誤嚥をしているのかどうかを，注意深く観察します．嚥下内視鏡や嚥下造影ができればわかりやすいですが，ベッドサイドでも水分を飲む前後で声の質や頸部聴診所見，咳込み，酸素飽和度，呼吸数を比較することで参考になります．また飲み方にも注目します．例えば頸部を大きく後屈したり，しゃべりながら，テレビを見ながらなどといったリスクのある飲み方をしているようなら，飲み方を変えるだけでも，誤嚥をしにくくなります．頸部を後屈しなくていいように，「楽のみ」や「ノーズカットカップ」などの商品も発売されています．ストローを使うことで誤嚥をしにくくなることもありますが，通常の飲水よりも大きく息を吸い込むことで，より咳込んでしまうこともあります．よく観察し，**飲み方の調整だけで改善できないか**，検討しましょう．

やはりとろみが必要と判断した場合には，必要最低限のとろみの程度にします．これは，残留を防ぐためにも，味や飲み心地の不快感を減らすためにも重要です．とろみをつけたことで，むせこみなどの症状が軽減したかどうかも，きちんと評価しましょう．とろみの程度については，施設間で基準を統一するため，**表 5-6** の学会分類が用いられます．とろみ粉（増粘剤）の種類によって，水分と粉の比率は変わるため，自施設で使われている製品の表示を確認しましょう．

では，一度始めたとろみは，ずっと継続しなければならないのでしょうか．入院時には熱による覚醒度の低下や息切れ，気道分泌物のためにうまくいかなかった嚥下も，肺炎の改善や離床とともに改善してくることがほとんどです．**惰性でとろみを続けるのではなく**，退院を検討するときなど，節目には必ず，

表 5-6 とろみの分類

学会分類 2013	薄いとろみ	中間のとろみ	濃いとろみ
イメージ	フレンチドレッシング	とんかつソース	マヨネーズ
作成時の確認方法	フォークの歯の間やスプーンから，すっと流れ落ちる	とろとろと，ゆっくり流れる	スプーンを傾けても，流れにくい．コップにスプーンが立つ
のどごし	とろみがあまり気にならない．ストローでも飲みやすい	明らかにとろみがある．ストローでは飲みにくい	明らかにとろみがあり，送り込むのに力が必要．ストローで吸うことは困難

必要性を再度評価します．

とろみの離脱方法

とろみを段階的に離脱する方法として，**LIP（Liquid Intake Protocol）**というものがあります[3]．これは 2 つの段階からなる方法です．まず第 1 段階では，水とお茶のみ，とろみをなくします．この段階で問題がなければ，第 2 段階では汁物や牛乳，ジュースなども含めて，すべての液体のとろみをなくします．それぞれの段階では，初めの 3 日間は昼食時のみ，とろみをなくします．問題がなければ 4 日目から常時とろみをなくします．1 週間の観察期間中に発熱やむせこみの頻度に変わりがなければ，クリアしたと判断します．日本で開発された方法ですので，ぜひ本文を読んでみてください．

とろみの代わりに**飲水前に徹底的な口腔ケアを行う**ことで誤嚥性肺炎のリスクを軽減する **Frazier Free Water Protocol** が使われることもあります[4, 5]．聞こえはよいのですが，実際には専門家が適応を慎重に判断し，かつ介護者も患者さんも，細かいプロトコルを厳重に守る必要があり，当院では導入できていないのが現状です．興味がある方は原著をご参照ください

C とろみ水の作り方

皆さんはとろみを指示したことはあると思いますが，とろみ水を作ったことはあるでしょうか．水分に粉を入れて混ぜるだけと思われるかもしれませんが，

それではうまく混ざらず，ダマができてしまいます．とろみ水を作るときには，あらかじめ攪拌している水分の中に粉を少しずつ入れていくと，ダマができにくくなります．また，とろみはすぐにつくのではなく，2分ほど経つと，最終的な粘度になってきます．とろみが足りないからと慌てて粉を追加していては，飲むころには，過剰なとろみがついていることがあります．とろみ粉はどんどん追加せず，とろみがつくのを待ちましょう．手早く，切るように縦横に混ぜたら，しばらく放置して，飲む前にもう一度混ぜると滑らかに混ざるといわれています．フォークを使用すると，より混ざりやすくなります．ダマはおいしくないだけでなく，性状が不均一となり，誤嚥や残留のリスクにもなるので，飲む前に取り除きます．

また，とろみ水を作成し終わったあとに，より濃くしようとしてとろみ粉を加えると，ダマになってしまいます．加える際には別の器に濃いとろみ水をつくって，（粉ではなく）その濃いとろみ水を元のとろみ水に加えると，ダマができにくくなります．牛乳や栄養剤などの乳製品には，とろみがつきにくいため，どうしても必要な場合には，乳製品にも使えるとろみ粉を選択します．

D とろみを飲みやすくする方法

とろみを嫌がられる場合には，とろみを中止できないかを検討するのはもちろんですが，どうしても必要なことも多いのです．できるだけ不快感を少なく摂取してもらうには，まず**とろみの程度をできるだけ薄く**します（薄いとろみよりさらに薄い，「超薄いとろみ」も，とろみがないよりは流速が抑えられて，有用です）．**冷やしたり温めたり**すると，とろみ独特の味や匂いが気になりにくくなります．とろみ粉の製品によって味や食感にも多少の違いがあるため，別の製品を試してみてもよいでしょう（業者に相談して製品サンプルを自施設に取りそろえておくと便利です）．

とろみが嫌な理由を聞いてみると，実は作るのが面倒ということもあります．そんなときは，ペットボトルなどに大量に作る方法を提案するか，あるいは，とろみがついた状態でボトルに入って売られている既製品（とろみ飲料®）を紹介すると喜ばれます（コーヒー，ジュースなど種類も豊富です）．最近では，とろみのついた飲料の自動販売機や，とろみ茶をすぐに提供できるよう専用のサーバーを導入している施設もあります．摂食嚥下の分野は医学の進歩だけでなく，こうした企業の先進的な取り組みにも大きく支えられています（筆者も，ある企業の製品開発に携わらせていただいていますが，患者さんのため，そして医療者のためにというその思いにいつも心打たれます）．

15 観察による食形態判定のための手引き

2020年に新しく「観察による食形態判定の手引き」が作成されました．嚥下造影や嚥下内視鏡が行えない環境でも，**食事を観察して適切な食形態を判定できること**を意図したもので，在宅や介護施設のスタッフでも妥当性が調べられています．食事を観察するポイントが簡潔にまとめられており，食形態を上げられるかどうか，誤嚥をしているかどうか，などの疑問点に合わせて，評価方法と，結果に応じた対応法が明示されています．印刷すると冊子を作れるPDFがありますので，ぜひ活用してください（観察による食形態判定の手引き．http://www.hosp.ncgm.go.jp/s027/100/A_202007.pdf）（嚥下造影および嚥下内視鏡を用いない食形態判定のためのガイドラインの開発．http://www.hosp.ncgm.go.jp/s027/100/R1_Report.pdf）．

16 誤嚥性肺炎の患者さんにリスクのある食べ物

嚥下に配慮した食事についていろいろとご紹介してきました．では逆に，誤嚥性肺炎の患者さんにとって，特にリスクになりやすい食べ物はどういったものなのでしょうか．「**サラサラ，パラパラ，パサパサ，ネバネバ**」を覚えておきましょう（**表5-8**）．とろみのないサラサラした水分は流れが速いため誤嚥をしやすいといえます．飲み方を工夫するか，とろみを検討しましょう．キザミ食のようにパラパラしたものは，ばらけて残留したり，誤嚥しやすくなります．当院では，嚥下が心配な患者さんがキザミ食を食べる場合には，とろみ粉と出汁で作った「とろみあん」も提供し，食べる前にキザミ食に混ぜ込んでもらっています．パンのようにパサパサするものは嚥下しづらく，ばらけたもので誤嚥をしたり，塊ごと窒息することもあります．小さく切ってから，注意して食べるようにします．お餅などのようにネバネバしたものも，喉に貼り付きやすく，窒息の原因になります．最近では窒息に配慮された，お餅に似た介護食品も増えているので，代用品を考えます．

さらに，ミカンなどのように，**噛むと液体が飛び出てくるもの**は要注意です．固形を咀嚼している間に，急に出てきた液体への対応が遅れ，誤嚥することがあります．味噌汁のように，**異なる性状のものが混じったもの**も，誤嚥をしやすいため，具と汁を分けて食べるか，汁にとろみをつけることを検討しましょう．嚥下が悪いからと主食がお粥にされていることがありますが，これも逆にリスクを高めていることがあります．全粥や，さらに水分の比率を高くした五

表 5-8　誤嚥性肺炎の患者さんで，特に注意する食べ物

	例	対　策
サラサラ	飲み物，汁物	とろみをつける
パラパラ	キザミ食，そぼろ，チャーハン	とろみあん，マヨネーズ，ドレッシングなどを混ぜる
パサパサ	パン，カステラ，クッキー，きな粉，芋，魚	水分をとりながら，少しずつ注意をして食べる
ネバネバ	餅，まんじゅう	代用品を用いる，小さく切る，意識して食べる
噛むと汁が出る	ミカン，お浸し，高野豆腐，うす揚げ，牛乳に浸したパン	注意をして食べる，水分をできるだけ除去する
異なる性質が混じる	味噌汁，スープ，煮物	具と汁を分けて提供する，汁にとろみをつける
	粥	粥用の酵素剤を入れる，ミキサー粥にする

分粥，三分粥などは，消化管や咀嚼に問題がある患者さんを想定して用意された食事です．嚥下機能が気になる場合には，主食で安全なのはミキサー粥（粒のない均一なお粥）です．レベルを上げるときには，酵素剤を入れて水分と米をなじませたお粥を検討します（当院では「えんげ粥」と呼ばれています）．軟飯でもよいですが，案外モチモチとしていて窒息しやすいこともあるため，咀嚼できているかどうかを観察します．

こうしたことを知っておくと，軽度の嚥下障害であれば，これらの食べ物を避けたり適切な対策をとることで，**特別な嚥下食の対応はせず，自宅で安心して過ごす**ことができます．外来でも，嚥下が心配な患者さんにはお伝えするとよいですよ．「ミカンを食べるとむせる」などと，患者さん自ら教えてくれることも多いです．

17 食事の観察と段階的アップ

嚥下食を議論する上で何よりも大事なのは，食事の場面を観察することです．食事場面を回診することをミールラウンドとも呼びます．診察や検査でみる姿は，どうしても日常の食事からは切り離された状況です．例えば嚥下造影検査では患者さんも緊張していますし，日常の食事の環境やスタッフの対応をみることができません．食事の時間にできるだけベッドサイドへ足を運び，摂取時の状況を観察します．食事がうまく進まないときの対応は原因により異なりま

す．まずよく観察して原因を特定します．例えば食事中に声が湿性嗄声になってくるときは喉頭侵入を考え，形態や角度の変更，あるいは咳払いや交互嚥下を考えます．詳しい観察項目と対応は巻頭の**付録 6** を参考にしてください[6)]．

食事介助の仕方をみていると，看護師から「このおかずはなかなか食べてくれないんですよね」，「むせるときはどうしたらいいですか」，「佃煮を食べたがるんですが，ご家族にもってきてもらってもいいですか」など，わざわざ電話するほどのことではないということで，これまで聞けていなかったであろう疑問点がふと出てきます．また，主治医がみに来てくれることで患者さんも喜び，とろみや嚥下調整食の必要性も伝わりやすくなります．

できれば栄養士や理学療法士にも食事の時間帯に病棟に滞在してもらうようにすると，例えば「魚が食べづらそうなので提供方法を変えられないか」とか，「今日のミキサー粥はいつもより粘度が低い」といったことを共有できます．どのように角度やクッションを工夫すれば楽な姿勢をとれるかを，理学療法士に相談することもできるでしょう．実際にその場面をみて調整をしてもらうと，百聞は一見に如かずというのを実感します．

上述のような観点で食事摂取の場面をみながら，食形態を調整します．ただし，ある日の昼食を問題なく摂取できたからといって，食形態を上げてよいとは限りません．夕食時には，リハビリや入浴後で疲弊していて咽頭残留が増えたり，朝食時には，十分に覚醒しておらず誤嚥をしやすくなっていたりするかもしれません．**3 食連続**（できれば 3 日連続）問題なく摂取できていることが確認できてから，食形態を上げることを考えます．食形態だけでなく，**摂取時の姿勢**（例：ギャッジアップ 30°→ 60°），**摂取方法**（全介助→自力摂取），**食事の量**についても同様に慎重に上げていくようにします．このように，新しい条件を試す際には，主治医として観察に行きましょう．どうしても同席できない場合は，担当看護師や栄養士と，初めてであるためどういったことに注意をして摂取させるかを事前に共有するようにします．

18 発熱時の対応

誤嚥性肺炎の患者さんが，入院中に発熱をしたら，皆さんはどうしていますか．痰が増えたり，呼吸状態が悪化したりしたときはどうでしょうか．誤嚥性肺炎の再燃を心配して，絶食になってしまうことがあります．誤嚥や窒息のリスクを考えると致し方ないこともありますが，**不要な絶食は避けたい**ものです．指導医や嚥下の専門家に相談するまでの間，ひとまず行っておきたい初期対応を覚えておくと有用です．

A 熱の原因の考え方

まずはその熱の原因を考えるのが主治医として行うべきことです．抗菌薬を投与中の患者さんでは，クロストリジウム・ディフィシル腸炎や薬剤熱は高頻度で経験します．また，臥床がちになると，偽痛風や褥瘡感染をきたすこともあります．さらに，誤嚥性肺炎をきたしやすい高齢の患者さんは，尿路感染症や胆嚢炎など，別の感染症をきたすこともあります．種々のカテーテル類が留置されていると，末梢点滴周囲の蜂窩織炎，中心静脈カテーテルの血流感染，経鼻胃管による副鼻腔炎なども鑑別にあがります．

B 誤嚥の原因の考え方

丁寧な診察や必要な検査を行い，やはり誤嚥性肺炎をきたしているということであれば，絶食がよいのでしょうか．これもまた，初めの誤嚥性肺炎の診断と同じで，誤嚥の原因を考えます．例えばいつもは看護師の介助で食べていたが，その日は自力で摂取したとか，面会に来たご家族が介助してくださったのであれば，**介助方法や食べ方が変わったことで誤嚥をしている**かもしれません．あるいは，摂取の姿勢，食前に入浴をして疲れてしまった，脱水のため活気が低下したまま食事を摂っていた，という理由もあるかもしれません．またパーキンソン病など，**原疾患の薬剤調整に伴う影響**も考えます．

さらに，食事以外でも誤嚥は起こっています．例えば**睡眠薬**が増えたために，夜間の唾液誤嚥が増えることがあります．**口腔ケア**を介助で行っていたのを，自分で歯磨きをするように変更したら口腔内が不衛生になって熱が出るということもあります．また，**うがいや内服**をするとき，ペットボトルから直接飲み物を飲もうとして，頸部を後屈して気道確保の姿勢になりやすいため，誤嚥をしやすくなります．うがいのときに危なっかしい様子がみられれば，ガラガラうがいをやめて，頸部を後屈させないブクブクうがいだけにすることもあります．もちろん，口腔ケア中にも誤嚥をしないよう，注意します．

C 食形態の考え方（図 5-3）

原因がやはり食形態が合っていないということであれば，**安全な形態にレベルを落とす**ことを考えます．例えば軟飯を食べている患者さんが発熱をした場合に，意識や呼吸の状態が保たれているなら，絶食にまではしなくてもよいでしょう．ここでよくある間違いが，「軟飯で誤嚥するので全粥に変更」という

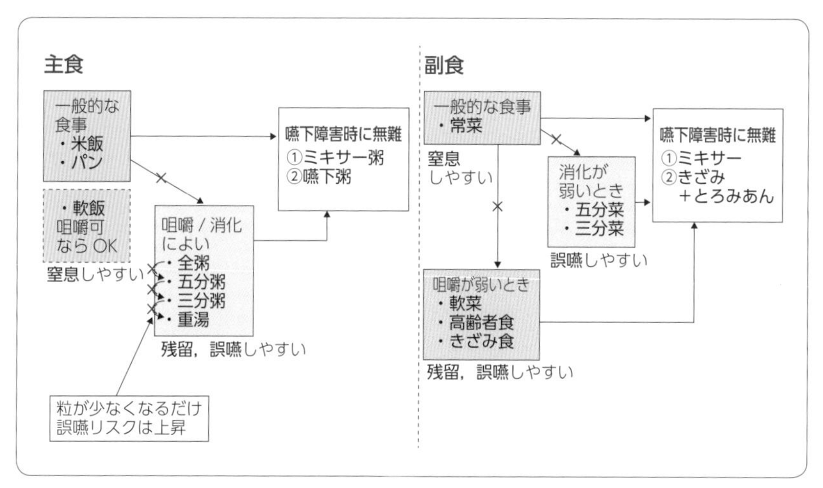

図 5-3　嚥下障害時の食形態の考え方

判断です．咀嚼が難しいだけなら全粥も選択肢ですが，嚥下機能が低下した患者さんでは，全粥のように水分と固形分が混じったものは，誤嚥しやすくなります．五分粥，三分粥は水分の比率が増えるため，リスクもさらに増します．こういったときは，粥に酵素剤を混ぜて水分が離水しにくくしたものを選択します．あるいは，ミキサー粥も選択肢になります．

副食も，考え方は同じです．「常食でむせるため，キザミ食に変更する」ということを見かけることがありますが，キザミ食はバラつきやすく，安全とはいえません．五分菜や三分菜も，水分含有量が多くなります．常食は，鶏肉のように大きくて硬い食材も提供されるため，軟菜に変更して一口大にして提供するだけでも，リスクが軽減することもあります．キザミ食を選択する場合には，とろみ粉でつくられたあんかけを混ぜ込む方法を検討します．あるいは，（患者さんには嫌がられるかもしれませんが）取り急ぎの安全第一で，ミキサー食への変更も方法の一つです．もしすでにミキサー食を摂取していて症状が悪化した場合には，毎食ゼリー１個，あるいは昼食時にゼリー１個だけでも経口摂取を続けると，口を使う習慣が維持できます．ただし，発熱に伴い倦怠感が強いときや，呼吸状態が安定しないときは絶食にせざるを得ないこともあります．こうした場合は，早めに経口摂取を再開できるよう，適宜嚥下評価を行いながら，相談しましょう．

現場の声 栄養部（飯塚病院）

管理栄養士の視点

栄養管理をする上で，体格の確認は重要です．BMIが低く，るい痩を認める場合は，嚥下に必要な筋肉も衰えている可能性が高いため，食形態に注意が必要です．また，小食のことが多いため，嚥下機能を考慮した栄養補助食品も検討し，栄養状態の維持や改善に努めています．入院前の食事形態はもちろん，いつまで食事摂取ができていたか，食が細くなってきていなかったかも重要です．長期間食事摂取ができていなかった場合は，体重減少に伴い，筋肉量も減少していることがあるため，嚥下機能が低下していることが予測されます．食事開始時は，食形態，提供量などに注意し，食事摂取量が十分に確保できない場合は，輸液と併用することも検討します．

現場の声 言語聴覚士 Lizzie(スウェーデン)，Jana(スイス)，Maja(オランダ)

高齢者に伝えている，食事の工夫

とにかく栄養を摂ることを強調しています．食事を3回と間食を2回摂るよりは，少なめの食事を5回摂るように伝えるほうがよいのですよ．呼吸や全身の疲労が少なく，誤嚥のリスクも軽減して，栄養をバランス良く摂取できます．食事中は顎を引いて食べるように伝えます．これなら高齢者も簡単に行えて，有効な患者層も広いのです．残留や早期咽頭流入が軽減することが嚥下造影でも確認されています．衰弱してきた患者さんなら，食事中に疲労しやすいので，食事中は話したりテレビをみたりせず，食事に集中することを伝えています．誤嚥のリスクが高い場合には，ときどき咳払いをしてから空嚥下をすると，誤嚥しそうになっているものを誤嚥せずに済みます．30分したらいったん終了するなど，食事にかける時間を決めておくのもよいです．認知機能や視力が低下した患者さんでは，食物を視覚的に認知しにくいので，食器の色合いを工夫し，食事がみえやすいようにします（色の濃いおかずは，白いお皿に乗せるなど）．口の中にため込んでしまって飲み込んでくれない患者さんでは，感覚を刺激することを意識して，味や温度の異なるものを交互に摂取させるようにします．形態もいろいろなものを交互に食べることで残留が軽減できる患者さんもいます．それから毎食後に，歯や歯茎の汚れを舌で落とすようお願いしています．これは口腔内の残渣をきれいにして誤嚥を減らすだけでなく，舌の訓練にもなりますね．

19 窒息対策

日本で，不慮の事故による死亡原因の 1 位が何であるか，ご存じでしょうか．交通事故と思われがちですが，実は窒息なのです．そしてその 80% 以上が高齢者です．死亡を免れたとしても，不可逆的な中枢神経障害を残し得ます．最近では訴訟で医療者側の過失が問われたケースもあり，医療・介護の現場では緊張感が高まっています．しかし怖がって絶食にしたら，窒息そのものは防ぐことができるかもしれませんが，栄養障害や QOL の低下を招き，根本的な解決にはなりません．適切な知識と評価のもと，ふさわしい対応をとるとともに，もしも窒息に遭遇した際には，速やかに対処できるようにしておきましょう．

A 窒息を予防するには

気をつける背景

窒息を起こす危険因子として，咀嚼機能が低下していたり，義歯を使用せずに食事をしていると，驚くほど大きい食塊のまま嚥下してしまうことがあります．さらに体力や嚥下機能が低下していると，食塊を嚥下しようとしても，舌による送り込みの能力や咽頭収縮力が不十分で，食道まで送り込めずに咽頭で停滞したり，喉頭挙上が不十分であるため喉頭侵入をするなどして，窒息する危険性があります．また，認知機能が低下すると，嚥下をするまでに次々と口へ運んでしまうなど，安全でない摂食行動をとることがあります．危険因子のある症例では，自力摂取ができる場合でも，**初回の食事時には必ず見守り**ながら，**咀嚼や送り込み，摂取のペースなどを確認**するようにしましょう．

気をつける食べ物

窒息しやすい食べ物は何でしょうか．皆さんがイメージするお餅はもちろん危険なのですが，むしろそういった認識があるため，一般に避けられていることが多いのです．小児ではこんにゃくゼリーでの窒息事故を記憶している方もいるかもしれません．実際に，ゼリーやこんにゃくによる窒息は小児以外でもみられています．文献上，窒息の原因として最も多いのは**米飯**（161 例），次いで**餅**（135 例），**パン**（113 例），**魚**（84 例），**菓子**（79 例），**肉**（77 例），**野菜・果実**（77 例）です[7]．日常的に提供されるものの多くが，状況によっては窒息をきたしうることを認識し，嚥下評価に基づいて提供する内容を考えるとともに，摂食時の様子を観察し修正していきます．

B 窒息に遭遇したら

注意をしていても，窒息している場面に遭遇することはあります．1 秒でも早く解除しなければなりません．大声で人を集めるとともに，すぐに行える対処法を知っておきましょう．他職種や介護者にも指導するとよいでしょう．

背部叩打法

左右肩甲骨の中央を手根部で強くたたき，食塊を出させます．最も行いやすい方法です．

ハイムリッヒ法（腹部突き上げ法）（図 5-4）

換気が十分に行えていない，重度の気道閉塞に対してまず行います．患者さんの背後に立つかひざまずいて，胴体に両腕を回します．片手で拳を作り，もう片方の手をその上に乗せるようにして患者を抱きかかえます．拳を患者の腹部に強く押し込み，力を込めて素早く上に突き上げます．気道から異物が排出されるか，反応がなくなるまで，突き上げを繰り返します．妊婦や肥満者の窒息では，腹部ではなく胸部突き上げ法を行います．

喉頭展開，吸引

喉頭鏡で（気管挿管を行うときに準じて）喉頭展開を行い，食塊を鉗子で取り出します．形状によっては吸引が有効なこともあります（食塊をさらに奥へ押し込まないよう，注意します）．

指掻き出し法（図 5-5）

口角から頬粘膜，舌線に沿って示指を挿入し，指を内側に動かすことで，喉頭にある食塊を掻き出します．道具がない場面でも即座に行えます．ただし，嘔吐反射，指を噛まれる事故，掻き出した食塊が再び気道へ吸い込まれることに，注意します．成功率は 60% とされています[8]．

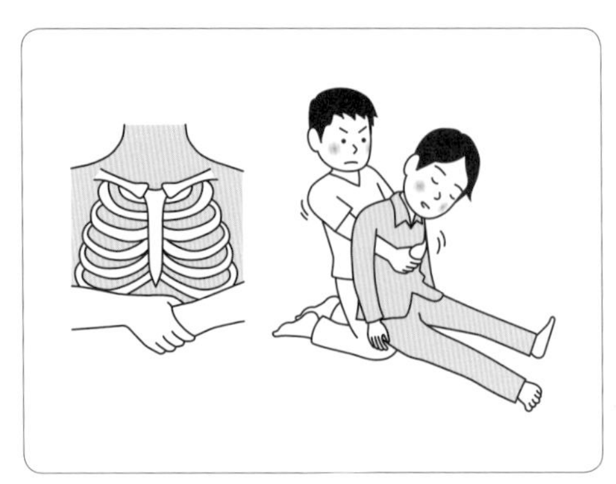

図 5-4　ハイムリッヒ法

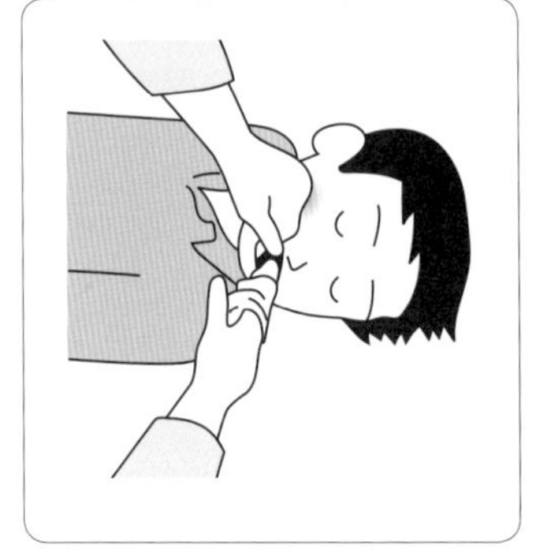

図 5-5　指掻き出し法

心肺蘇生法

食塊が出てこない場合や，手技中に患者さんの反応がなくなってきた場合には，速やかに心肺蘇生法に切り替えます．状況によっては，気管挿管以外に，気管切開術などの緊急気道確保が必要になることもあります．

参考文献

1) Kunieda K：Dysphagia, 2021.（Online ahead of print）
2) 日本摂食・嚥下リハビリテーション学会医療検討委員会：日摂食嚥下リハ会誌，17(3)：257-261，2013.
3) 福山小百合，他：嚥下医学，7:211-215，2018.
4) Panther K：Dysphagia，14:4-9，2005.
5) Gillman A, et al：Dysphagia，32:345-361，2017.
6) 菊谷武 編著：『歯科が活躍するミールラウンド＆カンファレンス』高齢者の「噛めない」「食べない」に訪問診療で取り組むためのガイドブック．医歯薬出版株式会社，2019.
7) 中島純子：嚥下医学，8:50-54，2019.
8) 鹿野真人：嚥下医学，8:21-27，2019.

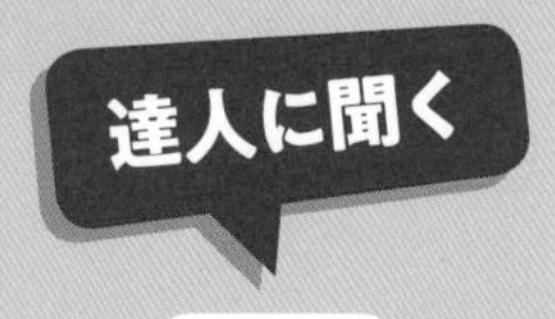

今回の達人
マタロ病院 栄養士
Alicia Costa 先生

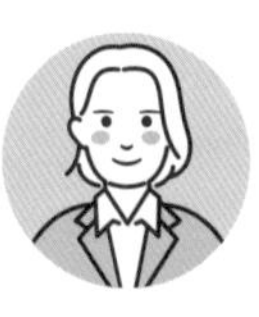

第6回

誤嚥性肺炎の栄養指導

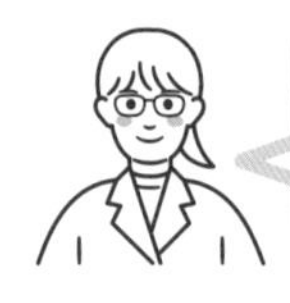

嚥下障害における栄養管理を専門とする栄養士です．スペインでの修士課程でご指導いただきました．健康的な食文化として注目される地中海料理を生かした嚥下食を開発し，市民講座，インターネット，論文を通じて広く発信しています．栄養指導や食事の工夫について教わりました．

吉松 **誤嚥性肺炎の患者さんの栄養指導の際には，ついいろいろと伝え過ぎてしまいます．指導のコツを教えてください．**

Costa たくさん伝えてしまって，患者さんを混乱させてしまうことがありますよね．私たちもよく経験します．特に初めは，嚥下障害があると言われて患者さんも困惑しています．**栄養摂取のどこに課題があるのかを把握し，優先順位を決めて提案をする**ようにしています．

もし**安全性**に問題がある（誤嚥や窒息の危険がある）ならば，安全策が最優先です．とろみの使い方，摂取時の姿勢，口腔ケア，異なる性質が混じった食べ物に関する注意に重点を置きます．誤嚥はないものの，**嚥下効率**が問題である（残留がある，嚥下に時間がかかる）場合には，滑らかな食事内容など，調理法に重点を置きます．栄養状態が不良なら，ナッツや油，卵を食事に取り入れる工夫を伝えます．

患者さんのもともとの**習慣を変えてしまうような介入は最小限**にして，**小さな工夫を加える**ことで，生活にうまくなじむように考えます．そして，数ヵ月ごとに栄養指導を継続的に行います．一度にたくさん伝えても全部はできないですし，病状や季節により，気をつけることも変わります．

吉松　指導の事前準備と，個別化した対応，継続的な関わりが大事ですね．

Costa　そうです．嚥下評価の結果と，栄養状態，普段の食習慣について詳しく把握しておくことが，指導の基本です．そして，検査はあくまでも検査であることを念頭に置いて，患者さん自身を知ること，**生活の実状を知る**ことも重要です．“指示は守られるか”“濃いとろみを指示したとして，どの程度摂取できるか”“中間のとろみでは誤嚥のリスクが高まってしまうか”などをこれまでのカルテや検査から予習し，担当している多職種で確認し合います．

食生活について，提供しているものと摂取している割合を詳しく記録すると，摂取できていない理由がみえてきます．体調のため食べられないのか，おいしくないのか，私たちが制限し過ぎているのかを考えます．例えば食事に時間がかかり疲れてしまって摂取量が保てない患者さんに，食後のゼリーをいくら追加しても，摂取量は増えません．ゼリーを食前に摂取するか，食事自体のカロリーが増えるよう，スープやソースに油分を加える方法もあります．油やマヨネーズ，ナッツをすりつぶして使うことを勧めています．私たちは技術者ではなく臨床家です．プロトコル通りにはいかないことも多いです．患者さんとその生活をよく知りましょう．

吉松　指導の際に，資料を使用していますか．既存の冊子は，ページ数も多くて，伝わりにくいこともある気がしています．

Costa　患者さんは高齢の方が多く，すでに薬剤やリハビリについていろいろな指導を受けている方がほとんどです．ですから，栄養については，**できるだけシンプルに伝える**ようにしています．それから，栄養士がいない場面でも，医師や看護師からも指導ができて，患者さんがもち帰って確認しやすいことが大事です．私は，食事，水分などについて写真も交えて記載した一枚の用紙を準備しています．栄養士が指導するときには，その患者さんに適したとろみの濃さや食形態に応じた，より詳しい指導用紙も渡します．どんな患者さんにもすぐ対応できるように，たくさんのパターンを準備して，院内のどのパソコンからでも印刷できるようにしています．

吉松 **嚥下障害があっても，おいしく食事をできる工夫はありますか？**

Costa 嚥下障害のある患者さんがおいしく，安全に栄養を摂れるようにと，**Triple adaptation diet** を提案しています．スペインで根づいている地中海料理に，次の 3 つの工夫を加えた食習慣です．
①安全性のため：食物の物性の適合
②栄養状態改善のため：水分，カロリー，タンパク質の調整
③コンプライアンス向上のため：五感で楽しめるような工夫
　季節ごとのレシピを一流シェフとともに開発し，街の市場で料理教室を開催したり，調理動画も配信しています．

吉松 確かに，食事時にゼリーを与えられて，困惑している患者さんをみかけます．嚥下機能が低下したからといって，急に慣れないものを提供されても，それを日常の食事とは認識しにくいのは想像できます．患者さんの普段の食文化，食生活を軸として，機能に合わせてどう工夫するかを考えるのは素晴らしい視点です．Triple Adaptation Diet については，Costa 先生の論文を読んでみてください．

達人の教え

誤嚥性肺炎の患者さんへの
栄養指導のコツは？

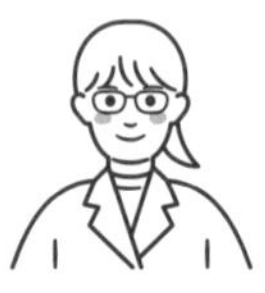

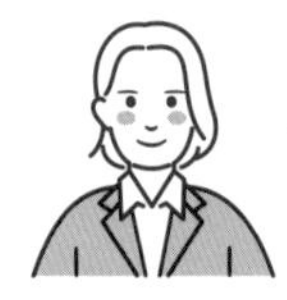

栄養摂取における課題を見極めて，
安全性とおいしさを両立する，
生活になじみやすい提案を．

参考文献
Costa A, et al : Nutrients, 11, 2019. pii: E425. doi: 10.3390/

ちょっと、ひと工夫

24 時間とろみチャレンジ

「患者さんに勧めることは，麻薬以外はできるだけ自分でも経験するようにしている」．これは私が学生の頃からの緩和ケアの恩師の教えです．

なるほど，自分が風邪をひいたときに実際にいろいろと試してみると，咳止めの粒が小さ過ぎて扱いづらいとか，日に何度服用したかは覚えていられないなど，意外なことに気づきます．また喘息の吸入薬も，吸えていると思っていても意外と薬剤が全量噴霧されていないとか，急いでいるときや不調時にはうまく押せない，苦味が強い，などなど．見本品を触っただけでは気づき得ないことを実感します（もちろん薬剤は，適応があって初めて使用するものなので，むやみに使用を勧めるわけではありません）．

そこで行うようになったのが，24 時間とろみチャレンジです．呼吸器内科をローテートしてくれている研修医に，とろみ粉を渡して 24 時間使ってもらい，翌日に感想を聞きます．その一部を示します．

- とろみをつけるのを，つい忘れてしまった
- 覚えてはいたけれども，実は全然使わなかった
- スープに入れたら意外と味が気にならなかった
- ポトフの汁に，とろみをつけないままうっかり飲んでしまった
- 外食先でとろみ粉をもち出すのが恥ずかしかった
- 喉の渇きが癒えなかった
- 飲み物を飲みたいと思わなくなり，飲水量が減った
- 食事の時間が憂鬱になった
- とろみ水を冷やすと，味はまろやかになったが，とろみは強くなった
- ダマができると，苦いような辛いような，飲みづらい味になる

とろみ水を一口飲んだだけでは気づけなかったことばかりですが，どれもきっと**患者さんも日々感じていること**なのでしょう．

相手の立場でものごとを考えるのは，思っている以上に難しいことです．できることは，あえて経験してみると，主治医力が高まるかもしれません．

ちょっと、ひと工夫

好きなものは誤嚥しない？

受けもち患者さんのことで看護師からよく相談されるのが，「○○を食べたがっているのですが，ダメですよね」ということです．誤嚥性肺炎で入院中の患者さんの場合，提供している食事以外を摂取することはどうしても，誤嚥や窒息をしてしまうのではないかと心配になります．病院は治療を通じて救命をする場なので，せめて退院までは安全第一の方針をとる，という考え方も理解はできます．

けれども，食べることが唯一の楽しみ，という患者さんも多いのです．その楽しみが，慣れない嚥下食に置き換わってしまい，選ぶこともできないとなると，どうでしょう（しかも，いつまで続くのかわからない絶望感もあるでしょう）．食欲が湧かなくなる患者さんが多いのも無理はありません．せっかくそれが食べたいと教えてくれているのだから，何とかして食べてもらいたいと思ってしまうのは，決して主治医が食いしん坊だからではないはずです．

好きなものは，むせないといわれる患者さんがいます．「またまた～」と笑い飛ばしてしまいそうですが，実は意欲をもって食べることに集中するということは，しっかりと嚥下する上で思っている以上に重要です．確かに，私たちも何かをしながら慌ててお茶を飲んだり，食べている最中に話しかけられると，むせ込んでしまうことがあります．逆に嚥下機能が少し低下していても，「これは気管へ入り込みやすいので，意識して飲み込みましょう」とお伝えすると，誤嚥をしにくいものです．また，注意力が散漫にならないよう，食事中はテレビを消してカーテンを閉めるなど，食事に集中できる環境を整えることも重要です．この「飲み込むことに集中する」というのは，think swallow（嚥下の意識化）という嚥下手技でもあるのです．偽性球麻痺や加齢により，嚥下や喉頭挙上のタイミングが遅れてしまう場合や，水分や特定のものだけがむせるという場合には特に有効とされます[1]．

よく相談されるのは，コーラやソーダなどの炭酸飲料です．とろみ水ばかり飲まされて喉の渇きがなかなか癒えないためでしょうか．「そんな刺激のあるものはダメですよね」と言われますが，誤嚥性肺炎になる患者さんは喉の感覚が低下していることが多いため，刺激はむしろ良い作用となります．実際，炭酸飲料は嚥下障害を有する患者さんにとって効果的であるとする研究報告が増えています．例えば，レビー小体型認知症やパーキンソン病の患者さんの飲み込みにくさや咽頭通過時間を改善したという報告[2)]や，神経疾患による嚥下障害の患者さんでは炭酸飲料のほうが誤嚥や喉頭侵入が少なかったとする報告[3)]もあります．

どうしても食べられない形態の場合は，誤嚥をしにくくする工夫を加えるか，似たものに置き換えてみるのもよいかもしれません．これはご家族にとってもうれしく，やりがいのあることですし，患者さんにとっても自分の思いを知って努力してもらえているというのは励みにもなります．ただし，このとき，“患者さんと相談しながら考えることが重要”ということを付け加えさせてください．以前，ようかんを食べたいという患者さんがおられました．何とかかなえたいと思い，言語聴覚士と相談し，固くてボロボロと崩れるものは誤嚥のリスクが高いということで，ご家族にお願いして水ようかんを準備してもらいました．しかし，この患者さんにとっては“訓練を頑張って，嚥下が良くなったときの目標”として，“小豆の濃厚な味”を味わうことが重要であったようで，やわらかい水ようかんをみて，かえって機嫌を損ねてしまいました．もしかしたら，濃厚に作ったお汁粉にとろみをつけるほうがよかったかもしれません．あるいは，無理をして小豆製品を食べてもらうことよりも，どれぐらい訓練を続けていけばようかんを食べられそうかということをお伝えしたほうが，訓練の原動力につながったかもしれません．いずれにしても，ご本人ともっと相談できればよかったかと思います．願いをかなえようとすることを大切にしてきましたが，願いが発せられた根底にある思いをよく聞き，考えることこそ主治医力かもしれないと，気づかされたのでした．

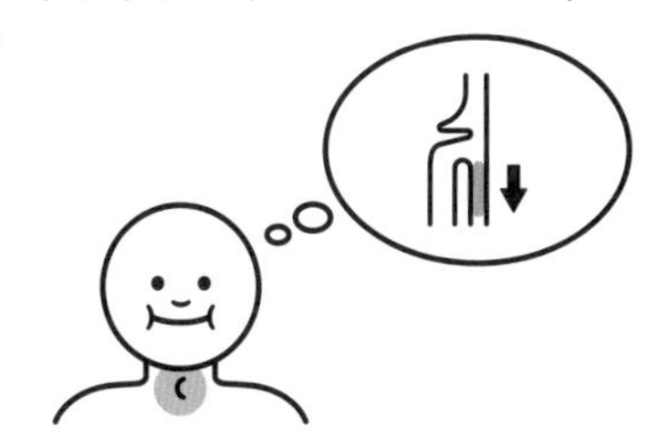

参考文献

1) Larsen GL：Arch Phys Med Rehabil, 54: 180-185, 1973.
2) Larsson V, et al: Clin Interv Aging,12:1215-1222,2017.
3) Sdravou K, et al:Dysphagia,27:240-250,2012.

6 嚥下評価

ここが大切

- 嚥下のスクリーニングは医師としての基本手技
- 簡易検査を組み合わせると，精度が高まる
- 嚥下の精査では,「どうすれば安全に食べられるか」まで調べよう

1 嚥下評価は難しい？　怖い？

嚥下評価といわれると，とたんになんだか難しい気がしませんか．それもそのはず，あまり学ぶ機会がなく，目にみえない部分が多いのです．嚥下評価は，言語聴覚士（ST）にお願いするものと思われているかもしれません．食事を出してみて，悪かったら考えるという対応もよく見かけます．そんな皆さまに朗報です．誰でも簡単に行える嚥下の評価法がいくつもあるのです．これらをうまく活用することで，初めの食形態を決めたり，より詳細な評価の必要性を判断できます．

でも，嚥下評価で誤嚥させてしまうかも……という不安もあるでしょう．もちろん，「嚥下評価を行える状態かどうか」を確認することが第一歩です．これを満たしていれば評価に用いる少量の水をたとえ誤嚥したとしても，そう重篤にはならないでしょう．1日に1Lの唾液を嚥下していることを思うと，量も相当少なく，また口腔ケアもしているので，きれいなはずです．つまり，なんとなく水を飲んでみるよりは，計画的に行われた嚥下評価は，よほど安全です．

では，段階に分けて具体的にみていきましょう．

2 嚥下評価を行える状態作りから

嚥下評価は，いつでもやってよいわけではありません．皆さん自身が苦手なことを想像してみてください．例えば気持ちよく眠っているときに無理やり起こされて，「今からマラソンを走れ」と言われたら筆者なら不機嫌になるでしょうし，上手に走れるわけがありません．高熱があるときや，100m走の直

後で息切れしているときも，そうでしょう．あるいは，どろんこに汚れた足のまま，靴を履いて走るよう言われても不快ですね．自分たちができないことや，したくないことを，肺炎で入院している高齢者にさせるのは，考え直したいものです．まず評価を行える条件を満たすかを確認します．**救急の初期評価で用いるABCDEと同じ**と覚えると，思い出しやすくてお勧めです（**表6-1**）．

Ⓐ 気道・呼吸・循環・意識の状態

まず，気道（airway）や呼吸様式（breathing）が保たれていることが重要です．**唾液や痰があふれてくることなく気道が保たれており**，**呼吸回数が20回/分以下，酸素は経鼻投与**で酸素化が保たれていれば，評価が可能と考えます．忘れがちですが，**循環動態**（circulation）**が安定**していることも必須です．嚥下評価を行うためにギャッジアップしたら，起立性低血圧で活気が下がってしまう，ということは意外によくあることです（すぐには症状が出なくても，評価をしているうちに血圧が低下してくることもあります）．また，指示すれば口を開けたり，水を水と認識できたりするような**意識状態**（dysfunction of CNSがない）が必要です．普段と比べて大幅に意識レベルが異なるときは，嚥下評価のときではないでしょう（どうしても行う場合は，慣れた人と相談しましょう）．

Ⓑ 口腔内の環境

最も重要なのは**口腔内の環境**（environment）です．肺炎の患者さんは，口腔内が乾燥して亀裂がある，汚れのため強い口臭がある，痰が膜のように貼り付いている，ということがあります．そのような状態のまま嚥下評価をしようとすると口を開くのも痛いでしょうし，水を含めばしみて痛みが増したり，まずく感じたり，舌や咽頭を動かしづらくて誤嚥をしやすくなったりします．不快感を生じさせてしまっては，今後また評価や訓練をするときに，トラウマになります．また，（乾燥や汚れのために低く見積もられた状態ではなく）そ

表6-1　嚥下評価を行うための条件

Ⓐ気道	唾液や痰があふれてこない
Ⓑ呼吸	呼吸回数 20回/分以下，酸素は経鼻投与
Ⓒ循環	ギャッジアップした体勢を維持できる
Ⓓ意識	覚醒を維持できる，水を認識できる
Ⓔ口腔環境	湿潤，清潔

の時点での嚥下機能をしっかり発揮してもらうためにも，口腔内の状態を万全にしておきましょう．評価に伴う誤嚥や肺炎のリスク軽減にもつながります．

口腔ケアは，一日にして成るものではありません．汚れがひどい場合には，一気にすべてを取り除こうとすると出血したり，粘膜を傷つけてしまいます．入院時からこまめな保湿と，無理のない清掃を重ね，少しずつ整えます．

3 嚥下にまつわる問診，質問紙票

嚥下評価といえば喉を詳しく診たり，何かを飲み食いしてもらうことを思い浮かべるでしょう．では例えば，胸痛を訴える患者さんに，いきなり造影 CT を撮影したり，いきなり循環器内科医に相談したりしますか？　まずはいつからどのような胸痛があるのか，どれぐらい強いのか，また既往歴や内服薬を聞くでしょう．そして診察を行い，虚血性心疾患が考えられるようであれば，まずは心電図を行います．嚥下も同じです．まずは問診や診察を行い，何が問題なのか，どのようにして進めていくのかを，主治医として考えます．

第 2 章（10 ページ）では誤嚥性肺炎の診断や原因精査にまつわる問診を取り扱いましたが，ここでは嚥下評価の視点から問診をもう一度考えましょう（巻頭の**付録 7**）．いつどのような状態で誤嚥をしやすいのか，どのようにすれば誤嚥を軽減できるのかを考えながら聞く姿勢をもちましょう．また，患者さんだけでなく，ご家族や介助者にも聞くことが重要です（患者さんが気づいていない変化も往々にしてあります）．

A EAT-10（摂食嚥下障害スクリーニング質問紙票，Eating Assessment Tool-10）[1]

嚥下に関わる自覚症状を問う質問紙です（巻頭の**付録 9-1**）．嚥下にまつわる質問紙が多数ある中で，EAT-10 は国際的に最も広く利用されているため，いろいろな疾患や患者群でのデータも増えており，広く活用できます（日本語版の信頼性・妥当性も証明されています）．質問紙は自覚症状を点数として客観視できるため，症状の強さを想像したり，経時変化や治療効果の判定に役立ちます．しかし，各症状について 0〜4 点までで答えていきますが，自分の症状が何点であるかがよくわからずに困るという声も聞きます．また，問診に答える理解力や記憶力が必要です（食事中の様子をよく知る人であれば介護者が回答してもある程度の信頼性はあるといわれています）．合計点が 3 点以上を異常とした場合に，誤嚥に対する感度は 0.758，特異度は 0.749 とされます[1]．

B 聖隷式嚥下質問紙[2]

嚥下に関する自覚症状を 15 問，三段階に分けて回答してもらうものです（巻頭の**付録 9-2**）．日本で広く活用されています．1 つでも A がある場合には摂食嚥下障害があるとして精査や指導を考慮することになっています．質問内容が多岐にわたるため，感度が高いのが特徴です（嚥下造影などで確認された誤嚥に対して，感度が 0.92，特異度は 0.90 にも上るというデータもあります）．ただし，呼吸器内科では嚥下以外の要素で肺炎や咳，体重減少をきたすことも多いため，逆に特異度が低くなります．対象集団によって，適切なスクリーニング法を見極め，総合的に判断するのがよいでしょう．

4 誰にでもできる診察，嚥下評価

まず初めに診察のポイントを**表 6-2** にまとめます．ついで，簡単に行える嚥下評価をご紹介します．

表 6-2　診察

	診察のポイント	嚥下に及ぼす影響や考えられる病態
口　腔	義歯，歯列	咀嚼
	口臭，舌苔，残渣	細菌増殖による肺炎
	流涎	嚥下困難，感覚障害，自律神経障害，閉口不全，認知症など知能障害
	乾燥	口腔内知覚減弱，水分摂取困難，シェーグレン症候群，脱水
	挺舌（左右差），不随意運動，萎縮	食塊形成不全，送り込み障害，口腔内残留
咽喉頭	腫脹，発赤，疼痛	感染，炎症，腫瘍
	嗄声，湿性嗄声	喉頭侵入，残留，誤嚥，反回神経麻痺
胸　部	聴診（背部も）	気道分泌物，肺炎の判断
	随意的な咳嗽	誤嚥物や気道分泌物の喀出力
	呼吸数，努力呼吸	呼吸と嚥下の同調能
	強制換気能力	呼吸機能，呼吸と嚥下の同調能，喀出力などの指標
神　経	意識状態，認知機能	食欲低下，食事摂取不良，誤嚥，窒息
	脳神経系	特に三叉神経（顎関節の開閉と左右運動，歯の咬合，口腔感覚），顔面神経（口唇の突き出しや閉鎖，流延），舌咽神経（咽頭反射），迷走神経（軟口蓋の動き，喉頭・舌骨の動きと力強さ），舌下神経（舌の前後・左右・上下・反転運動）
姿　勢	頸部の位置	軽度屈曲位を保てるかどうか（伸展位→誤嚥のリスク）
	体幹	坐位保持能，亀背や円背がないか
嚥下運動	安静時の唾液嚥下	咽頭感覚
	随意的な唾液嚥下	喉頭挙上の速度や程度（甲状軟骨や輪状軟骨の触診，視診）
全身状態	浮腫，るい痩	栄養状態，筋力の指標

Ⓐ 反復唾液嚥下テスト Repetitive Saliva Swallowing Test（RSST）

最も侵襲がなく，**誤嚥のリスクがない**ので，誰にでも安心して行えます．道具も必要ありません．その名の通り，唾液を繰り返し飲んでもらう検査です．患者さんの舌骨と甲状軟骨に指を当てて，30 秒間でできるだけ何回も唾液を嚥下するよう指示します．舌骨・甲状軟骨が指を十分に越えたときのみを 1 回と数え，30 秒間に嚥下できた回数が 3 回未満であれば，異常です（嚥下造影と比較し，感度 0.98，特異度 0.66）．感度が非常に高いため，反復唾液嚥下テストで3回以上嚥下できた場合には，誤嚥の可能性は低いということになります．

ただしこの基準は，急性期脳卒中患者を中心とした研究データに基づいて設けられています[3]．ある程度はっきりした嚥下障害を拾い上げる基準になっているため，原疾患によっては，3回（＝検査上は異常ではない群）であっても嚥下機能が正常ではないことがあります．対象集団や疾患によって，カットオフ値は異なるかもしれません．例えば筆者らがCOPDの増悪を予測する因子としてRSSTを活用した研究では，カットオフ値は6回が最適でした（詳しくは第3章の7〈52ページ〉へ）．

この検査は，患者さんにとって安全性が高いだけでなく，咽頭を刺激せず咳嗽も誘発しないため，**感染の観点からも安全**です（新型コロナウイルス感染症流行期にも，各学会の指針により，RSSTだけが蔓延地域でも制限なく行えています）．さらに，特殊な道具や誤嚥をした場合の対処などが必要ないため，どこででもできる利便性があります．医療の**専門知識がなくても行えます**．

ここでは肺炎急性期に経口摂取を開始できるかを判断するためにベッドサイドで主治医が行うことを想定して書きましたが，さまざまな場面で使えます．例えば診療所に通院中の患者さんで定期的に測定したり，在宅でちょっと食べにくいという患者さんに訪問看護師が測定したり，施設やデイケアでも活用できます．問題点としては，認知機能が保たれていないと行えないという点と，頸部の術後は甲状軟骨の上下動がわかりにくいという点があげられます．

B 嚥下の観察

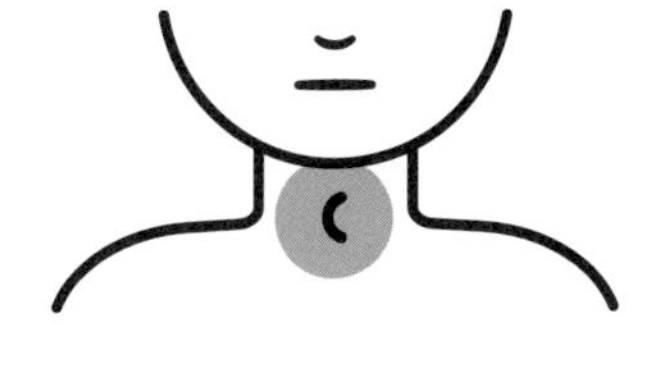

まず安全な方法で嚥下のスクリーニングをしたいけれど，認知機能が伴わないので反復唾液嚥下テストが行えないということがあります．こういうときは，しばらく注意深く観察し，唾液を嚥下しているかどうかをみます．特に口腔内の診察後は，嚥下がみられるはずです．**唾液嚥下の頻度**や，そのときの**喉頭の上下動**（速さがあるか，1横指以上の移動距離があるか）を確認します．慣れないとわかりにくいため，誤嚥性肺炎に限らず，まずは周りの人たちの喉頭の動きを見慣れるところから始めましょう．

さらに，口腔内や咽頭をアイス綿棒でマッサージして，嚥下が起こる様子を確認することもできます（**アイスマッサージ嚥下誘発テスト**）．

〈いろいろなアイス綿棒のつくり方〉

・凍らせた綿棒を氷水に浸す
・割りばしの先に濡れたガーゼや脱脂綿を巻き付けて凍らせる（院内の言語聴覚士に相談してみると，分けてもらえるかもしれません）
・口腔ケア用のブラシに水を浸して，元の個包装の袋に入れて凍らせる（簡単で，衛生的）
・口腔ケア用のブラシに少量の氷水を浸して，固く絞る（あらかじめ作っていないときに有用）

嚥下が起こるまでの時間を観察します．3 秒以上かかるようであれば「嚥下障害の疑いがある」，5 秒以上かかるときは「嚥下障害がある」という目安になります[4]．

C 改訂水飲みテスト modified Water Swallowing Test（mWST）

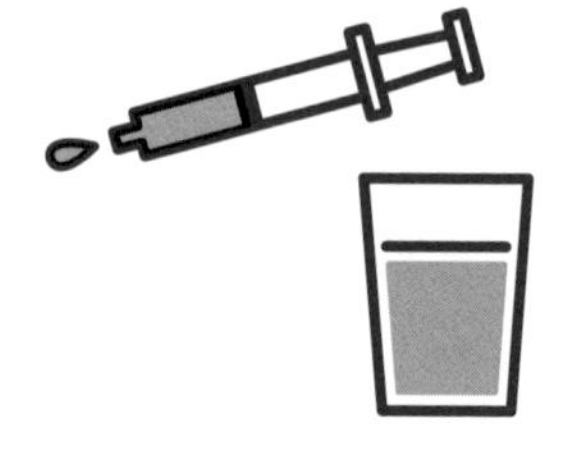

経口摂取を開始できるかどうかの判断には，何かを摂取してもらい，嚥下を確認する必要があります．検査で誤嚥をするリスクを考えると，誤嚥をしても化学性の肺炎を起こしにくいもの（水）が最も安全といえます．世の中には実にさまざまな量や評価尺度を用いた水飲みテストがありますが，誤嚥性肺炎の急性期にできるだけ安全に行うには，少量が安心です．そこで，改訂水飲みテストは，できるようにしておきましょう．

手順はいたって簡単です．まず，**安全な体位**をとります（わからなければ，ベッドの頭側を 30°に上げて，枕で頸部を前屈させます）．このとき，体がずり落ちないように，深く座ってもらうことで体位を安定させます．次に，冷水 3mL を口腔底に注ぎ，飲んでもらいます．このとき，①嚥下をするかどうか，②むせるかどうか，③検査前と比較して頻呼吸になったり呼吸が荒くなっていないか，を観察します（詳しくは巻頭の**付録 10** を参照）．嚥下後，さらに空嚥下（唾液嚥下）を 2 回行ってもらい，点数をつけます．安全でありながら，高い感度・特異度をもちます（嚥下造影検査でみられる誤嚥に対して，感度 70%，特異度 88%）[5]．特に特異度が高いため，病歴や質問紙，あるいは RSST などの感度の高いもので引っかかった患者さんのうち，誤嚥の可能性を除外するために活用できるかもしれません．またこのテストも特殊な道具は必要としないため，場所を選ばず行うことができます．

水が口に入ったことを認知しにくいときや，味を嫌がるために評価が行えないようなときには，**冷水**を用いると感覚が改善します．さらに，少量の**レモン果汁**を加えたり，フルーツジュースなどを用いると嚥下できることもあります（ただし，誤嚥した場合には気道への刺激があるため，注意します）．

水飲みテスト

改訂水飲みテストで問題がない場合の次の段階として，あるいはより元気な患者さんでスクリーニングを行う場合には，水 30mL を用いた水飲みテストが，わが国ではよく使われています．全量を一口で飲めない場合や，むせこみ，呼吸状態の変化があるときは異常と判断します[6]．

二段階とろみ水テスト

水では誤嚥のリスクがあるため心配という場合には，とろみ水で同様の検査を行うこともあります（特に，看護師が行う場合には有用です）．注意すべきは，どの程度のとろみ水で行ったのか，ということです（その後の飲水や訓練において，再現性が重要になります）．検査時のとろみの濃度を統一するか，あるいは，水 200mL に何 g のとろみ粉を混ぜたのかを記録しましょう．筆者は，嚥下評価を行う基準を満たしていれば，水 3mL を誤嚥してもあまり大幅な悪影響はないと考えて，初めは（とろみなしの）改訂水飲みテストを行っています．

なお，嚥下評価を行える条件を満たしているかどうかを確認してからとろみ水飲みテストを行うという流れを定めたのが，二段階とろみ水テストです[7]．

まずは一段階目にプレテストとして，挺舌，空嚥下，湿性嗄声を伴わない発声・咳嗽が口頭指示で可能かを確認します．これらが可能であった場合のみ，二段階目であるとろみ水飲みテストに移ります．とろみ水（とろみ粉 3g/ 水 200mL）4mL を咳嗽なく，声音変化なく，呼吸変化なく，2 回連続して飲むことが可能かどうかを確認します．どちらの段階でも異常がみられなかった場合のみ，検査陰性となります．

V-VST（Volume-Viscosity Swallow Test）

手間が少々かかっても，**食形態や一口量まで系統立てて決めたい**場合に有用です．臨床での嚥下評価や訓練に関する研究で世界を率いているスペインで Clavé 先生らによって開発され，文献も増えてきている検査です．

ネクター状の（薄い）とろみ水 → とろみなしの水 → プディング状の（濃い）とろみ水の順で，それぞれ 5mL，10mL，20mL と順番に嚥下していき，①安全性（SpO_2 3% 以上の低下，嚥下時の咳，声の変化），②効率性（複数回嚥下，咽頭残留）の観点から確認していきます．安全性に問題があった場合にはその形態はその量で中止し，次の形態へ移ります（ただし薄いとろみ水で安全性に問題があった場合には，とろみなしの水は使用せず，濃いとろみ水へ移行します）．安全性に問題のなかった形態を摂取可能とし，効率性に問題のない量を一口量と設定します[8]．嚥下造影検査で検出された誤嚥に対して，感度 0.91，特異度 0.28 とされます．この検査を活用し，入院時に看護師が V-VST を行い，食形態を決定することも可能です．

D フードテスト

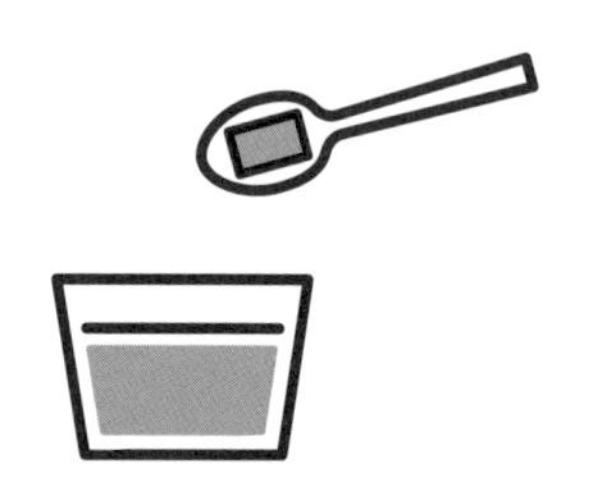

固形物の嚥下をみるには，フードテストを行います（水は誤嚥しても，ゼリーは嚥下できる場合もあります）．プリンをティースプーン 1 杯（4g 程度）舌背に置き，嚥下してもらい，改訂水飲みテストと同様に判定します（加えて，口腔内の残留も確認します）[9]．カットオフ値を 4 点とした場合，嚥下造影検査で確認された誤嚥を検出する感度は 1.0，特異度は 0.82 と報告されています．

ただし，プリンといっても，ものによって硬さや付着性，離水の程度が異なります．筆者は嚥下訓練に用いる離水しにくく，硬くないゼリーで代用し，小さなスプーンでスライス状にしています．重度の嚥下障害が疑われる際には，誤嚥時の肺への侵襲を軽減するために，糖質の少ないものを選択します．

E 簡易嚥下誘発試験 Simple Swallowing Provocation Test（SSPT）

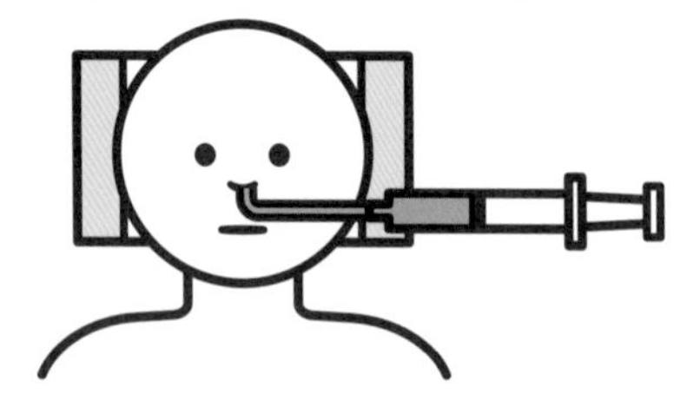

咽頭の感覚や嚥下反射，また**不顕性誤嚥のリスク**をみることができる唯一のスクリーニング法ともいえるもので，患者さんの協力が得られなくても行えます．5 ページでインタビューに答えていただいた寺本先生らが開発されました．

8Fr 以下のチューブを準備し，鼻腔から挿入します（当科では新生児用の 5Fr の経鼻胃管を用いています）．約 14cm ほど挿入したところで，舌圧子とペンライトを用いて咽頭を確認します．先端がみえる位置にくるように，深さを調整します（指でもっておく，あるいはテープで固定します）．常温の蒸留水 0.4mL，2mL を注入し，注入した瞬間から嚥下までの時間を計測します

(当科では 2.5mL の経管用シリンジをあらかじめ経鼻胃管に装着しておき，コップに入れた蒸留水を経鼻胃管で吸い上げて経鼻胃管およびシリンジ内を蒸留水で満たした状態にしてから，鼻腔内へ挿入して，シリジンを付け替えずに 2 回の検査を立て続けに行います)．嚥下までの時間が 3 秒以上かかるとき，あるいはむせるときは異常と判断します（当科では一人で行えるよう，経鼻胃管をテープで鼻に軽く固定しています．片手でシリンジ操作を行い，もう片方の手はストップウォッチをもったまま前頸部に軽く当て，視覚および触覚を用いて，嚥下が開始された瞬間にストップウォッチを止められるようにしています）．

指示を理解することが難しい場合にも評価が可能という点では，優れている検査です．また咽頭感覚の程度や不顕性誤嚥のリスクもみることができる貴重なスクリーニング検査です．ただし，物品を準備する必要があり，患者さんの苦痛も伴うため，容易には行えないかもしれません．必ず事前に練習しましょう．筆者らもお互いに練習しましたが，なかなかうまくいかず，試行錯誤の連続でした（被検者の顔に水を飛び散らしたり，被検者に大きなくしゃみをさせてしまったり，せっかく順調に注入できたかと思えばストップウォッチを押せていなかったり）．体を張って練習に付き合い「飯塚流」を一緒に生み出してくれた当科の嚥下チームと，物品を貸してくれた NICU のスタッフや，呼吸器内科外来の常備品に加えてくれた外来スタッフに今も感謝しています．

F サクサクテスト（SST）

咀嚼力と，**ペースト食の嚥下能力**をみるスクリーニング法で，わが国で開発されました(歯科医が嚥下に積極的に関わっているわが国ならではの発想です)．ハッピーターン®半分を咀嚼してもらい，咀嚼後の食塊を確認します．ペースト状になるまで咀嚼できていればよしとすると，咀嚼能力の精査に対する感度 0.73, 特異度 0.93 とされます．また咀嚼した食塊を中咽頭へ送り込んで集積する能力に対しては感度 0.45，特異度 0.91，さらに，誤嚥に対しては感度 0.25，特異度 0.85 とされます．

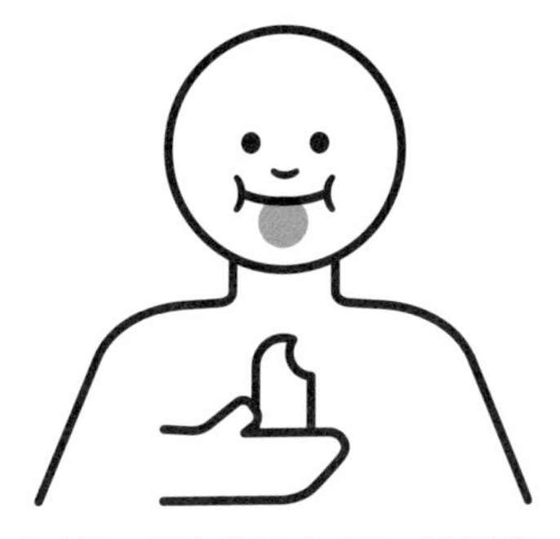

ただし，咀嚼せずにそのまま窒息してしまったり，細かい破片で誤嚥をしないように，検査の意図を理解できて，その他のスクリーニングで大きな問題がない患者さんに検討します[10]．

G 舌圧測定

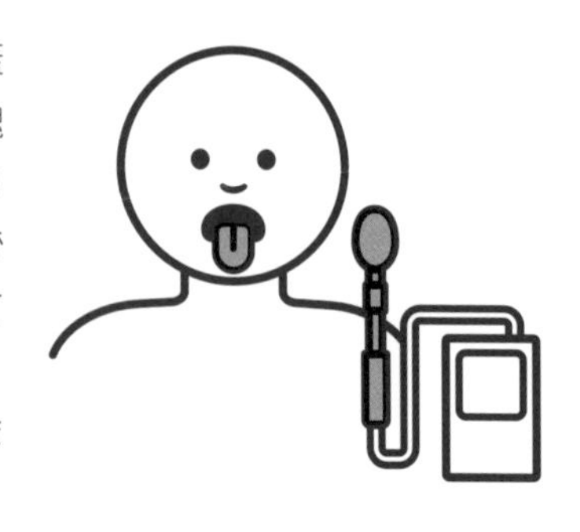

口腔内の食物をすりつぶすには，舌を口蓋に押し当ててつぶす力が必要です．また食塊を咽頭へ送り込む際も，舌の動きや力が頼りです．この舌圧が，簡易的な舌圧測定装置で測定できるようになりました．数値化されてわかりやすく，訓練の効果測定も行えます．

風船のようなプローブを舌で押しつぶしますが，そのことを理解できない患者さんや，理解はできてもうまく力を発揮できない患者さんもいます．誤嚥性肺炎の患者さんにおいて測定するには，使用範囲が限定的な気もしています．入院患者さんに限定するというよりは，スクリーニングとして，外来やデイケアなどで広く活用するのには有用かもしれません．

現在のところ保険点数を請求することができるのは，歯科のみです（医科では請求できないため，当院では歯科介入のない患者さんにおいて測定する場合は，病院のもち出しとなっています）．

H 嚥下前後 X 線撮影

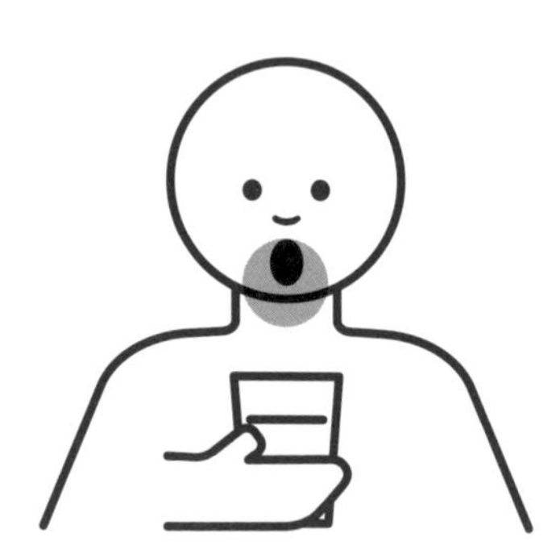

嚥下を詳しく診たいけれど，設備が整わないし，患者さんも大きな病院へ受診しづらいということがあるかもしれません．嚥下造影の代替法として，**バリウムを嚥下する前後に頸部や胸部の X 線を撮影**するという方法があります．かなり簡略化しているため，評価できることは咽頭残留やその左右差，大量誤嚥があるかどうかという程度に限られますが，通常の X 線の設備さえあれば診療所や在宅でも行えるという点では何らかの参考にはなるかと思います．

50% バリウム液 4mL を使用した場合に，嚥下造影でみられる誤嚥に対する感度 0.84，特異度 0.94，咽頭残留は感度 0.88，特異度 0.63 と報告されています[11]．

なお誤嚥や咽頭残留がみられた際には，追加嚥下や咳嗽，吸引などを行い，経時的にこれらが改善するかをみることもできます．

❹ スクリーニング検査の組み合わせ

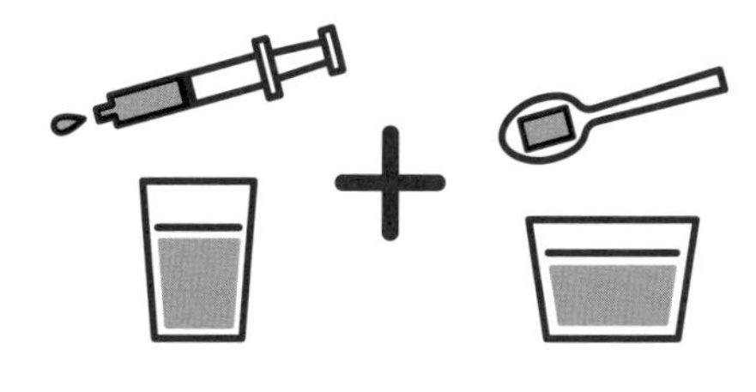

スクリーニング検査をいくつか組み合わせることで，診断精度を上げることができます．例えば改訂水飲みテスト，フードテスト，嚥下前後X線撮影の3つを行い，合計点が12点以下を誤嚥ありと判断した場合，誤嚥に対する感度0.87，特異度0.71でした．またX線撮影が困難な場合には，**改訂水飲みテストとフードテスト**のみで，合計点が8点以下を誤嚥ありと判断した場合，感度0.90，特異度0.56とされます[12)]．

5 機器を用いた詳しい評価

嚥下に関して大きな異常があるかどうかや，精査の必要性をベッドサイドでも簡易にみられるスクリーニング検査に対して，嚥下のどこにどういった問題があるのかを詳しく調べるには，機器を用いた精査を行います．具体的には，嚥下内視鏡 videoendoscopy（VE）および嚥下造影 videofluoroscopy（VF）が標準的です．加えて近年では嚥下エコーも，広まってきています．重要なのは，「誤嚥をしていることを確認すること」が目的ではなく，「何をどのように食べると，なぜ誤嚥をするのか」そして**「どのような工夫を行えば安全に食べられるのか」**です．誤嚥のみならず，残留や喉頭侵入，喀出の様子，鼻咽腔閉鎖なども確認します．また検査で誤嚥が確認されたとき，臨床的には（画面越しではなく，患者さん自身を観察した場合には）どのような兆候があるのかも重要です．せっかく詳しい検査を行うのであれば，あらゆる現象を確認し，診療や生活に最大限役立てられるようにしましょう．

検査に際して，事前に嚥下の状態を把握し，**何を目的として検査を行うのか**，計画を立てておくことも重要です．患者さんの疲労や検査室・人手の問題もあり，検査に使える時間は有限です．例えば施設では90°坐位でしか食事摂取ができないのに（そして施設に絶対に帰りたいという意思があるのに），45°リクライニング位で評価を行って安全ということがわかっても，その患者さんにとって有益ではありません．また患者さんや介護者と今後の食事摂取について検討する上で参考にできるように，**最も安全な条件（best swallow）**と，**危険な条件（worst swallow）**を確認しておくと有用です．例えば，「体幹45°で中間とろみ水3mLずつを介助で摂取する方法が最も安全であり，残留や誤嚥もみられない一方で，体幹 90° でとろみなしの水分であれば 3 回に 1 回は誤嚥がみられた」などとわかっていれば，避けなければいけない姿勢・形態や，できれば守ったほうがよい条件などがみえてきます．通常の訓練や食事ではリスクに配慮して避けていることも，検査というリスク管理をした上で行っている場なので，あえて評価してみるということも，患者さんの状態によっては行っています．例えばとろみなしの水分の場合，やはり誤嚥するので難しいという結果であっても，患者さんやご家族に視覚的に説明できますし，もしかしたら条件が整えば，摂取できるかもしれません（検査での数口で誤嚥をしなくても，完全に誤嚥をしないというわけではないことに留意します）．

A 嚥下エコー[13〜16)]

利点と欠点

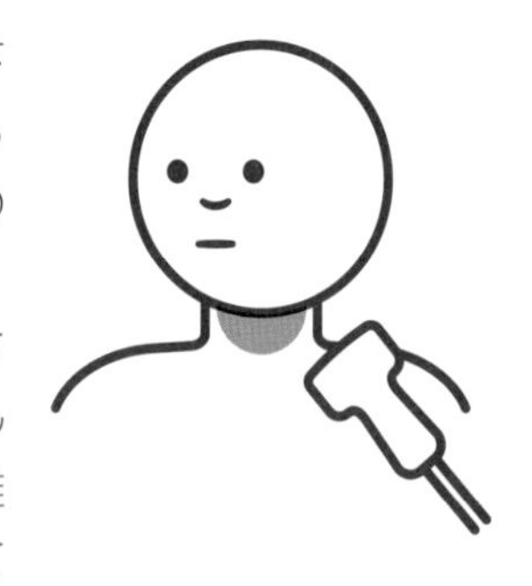

嚥下評価のゴールドスタンダードと呼ばれる嚥下内視鏡や嚥下造影と比較すると，視覚的にとらえるのに初めは苦労をします．けれども，誤嚥性肺炎の患者さんを受けもったときにまず行える検査として，病棟にあるエコーを用いてはどうでしょう．患者さんの被曝や痛みもなく行える，内科医にとってこんなに行いやすい嚥下評価はなかなかありません．難しいことはおいておき，まず一度，プローブを当ててみませんか（かく言う筆者も，病棟のエコーを手探りで自分の前頸部に当ててみました．初めて自分の声帯がみえたときには感動のあまり声を上げてしまい，看護師らを驚かせてしまいました）．

エコーは**筋肉などの軟部組織の描出**に長けています．サルコペニアや高齢者の嚥下障害（老嚥とも呼ばれます），神経筋疾患を疑った際などに，筋の萎縮を評価できて有用です．また，**舌骨の運動**も確認することができるため，喉頭挙上が明らかに弱い症例などは見分けることができるでしょう．さらに，**声帯や披裂部の開閉や左右差**，慣れてくると誤嚥もみえるようになります．

エコーの実際

声帯や気管内など浅いところはリニアプローブを，舌骨や口腔内などの深いところはコンベックスプローブを用います．患者さんに坐位（またはギャッジアップ）の姿勢になってもらい，プローブを軽く当てて観察をします．このとき，体動や嚥下に伴いプローブがずれてしまわないよう，**プローブを体に固定**することが重要です．

プローブの圧迫による不快感は多少ありますが，その他特に合併症は報告されていません．多職種が診療所や在宅，施設でも，また何度でも行えるというエコーならではの特性を活用したい検査法です．

B 嚥下内視鏡

利点と欠点

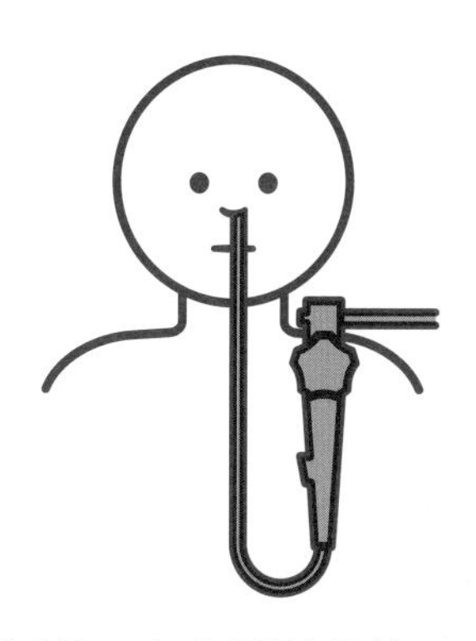

観察できるのはほぼ咽頭期に限られますが，嚥下に関わる部分を**直接視できる**という大きな強みをもちます．ベッドサイドや在宅など，実際に食事を摂取している環境で行うことができます．鼻から内視鏡を挿入する不快感はありますが，熟練したスタッフが行えば，食事の初めから終盤までを通して観察することも可能です．最近では全国で講習会も増えているので，耳鼻咽喉科医，リハビリテーション科医，歯科医に相談してみましょう．なお気管支鏡の最も細径のもので行ったこともありますが，吸引機能があるため喉頭内視鏡より太いため，苦痛が大きくなり，正確な評価が行えず，ゆっくりと評価をしたい場合にはお勧めできません．

検査を多職種や患者さん，ご家族もみることができると，その場で病状を共有でき，改善方法を模索できます．もち運べるモニターと，音声入力のためのマイク，録画装置もあるとよいでしょう．最近では内視鏡のデータをBluetoothなどでタブレット端末に映し出し，そのまま録画できる装置も増えており，より身軽に検査を行えるようになっています．タブレットであれば後日，看護師にもみせながら，現在の介助法の意義を理解してもらったり，患者さんやご家族にもみてもらいやすく，便利です．

嚥下内視鏡の最大の欠点は，**嚥下の瞬間をみられない**ことでしょう．咽頭収縮のため，画面が真っ白になります（ホワイトアウト）．その瞬間に食塊がどう動いたか，誤嚥をしたかどうかは，みることができません．嚥下直後に喉頭を確認すると，喉頭侵入や誤嚥したものを確認できることも多いのですが，必要に応じて嚥下造影も併用します．逆に，ホワイトアウトがない場合や弱いときには，咽頭収縮力が弱いことを示唆します．

内視鏡の実際

覚醒や呼吸状態が安定しているときを選び，検査前には口腔ケアを行います．まずは腫瘍や異物の有無，粘膜の状態，軟口蓋・咽頭収縮・梨状窩の形態や声帯の左右差，唾液貯留の程度などを観察します．嚥下をみる際には，どんな食材も使用できますが，内視鏡でみえやすいように，水には青や緑などの着色料を加えます．誤嚥のリスクが低いものを少量から摂取してもらい，鼻咽腔逆流，早期咽頭流入（口腔内の保持能力），嚥下の惹起遅延，咽頭収縮（ホワイトアウト）の程度，嚥下後の残留などを確認します．

合併症

合併症としては鼻出血がときどきある程度です．局所麻酔を使用した際にはアレルギーが起こり得ますが，局所麻酔は咽喉頭感覚を低下させて妥当な評価が行えなくなるため，そもそもあまり使用しません（使用したとしても，鼻腔に少量のキシロカインゼリーを塗る程度です）．内視鏡を挿入時に水で湿らせておくと，局所麻酔を使用しなくとも滑らかに挿入できます．また喉頭痙攣を起こすと危険であるため，喉頭や声帯に触れることは避けるようにします．

Ⓒ 嚥下造影

利点と欠点

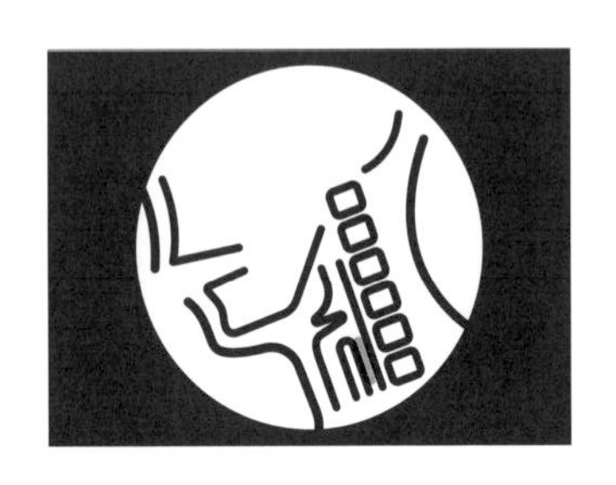

口腔期から食道期，気管も含めてみえる範囲が広く，**嚥下時の各部位の動きや誤嚥の様子**を視覚的にみることができます．カメラ挿入などによる患者さんの苦痛を伴わないため，いろいろな姿勢や摂取方法を模索しやすいという利点があります．一方で被曝や造影剤の誤嚥，また透視室に患者さんが移動しなければならない（通常の摂取場所では行えない）という問題があります．

造影の実際

普段食事摂取している姿勢で，透視室で行います．硫酸バリウムなど肺毒性の少ない造影剤を混ぜた嚥下食や水分を用意し，これらを摂取してもらいながら，そのときの口腔から食道にかけての動きを透視で確認し，録画します．このとき，どういった姿勢で何をどれぐらいの量，どのように摂取したのかを，（音声で）録音しておきましょう（例：「体幹 90°，頸部右回旋でゼラチンゼリーを 3g 介助で摂取」）．後々，動画を見返した際に，必須の情報になります．

検査の準備としては，まず患者さんの体調や覚醒度の良い時間帯に行えるよう手配します（入浴やリハビリの直後にならないよう，事前に多職種で共有しておきましょう）．絶食は必要ありませんが，満腹感や疲労感があると，検査に協力を得られないことがあるので，直前の食事を減らしておくことも考えます．検査直前に口腔ケアを行い，義歯をしっかり装着し，万全の状態で行います（義歯を忘れてしまい，病室までとりに走ったことは一度や二度ではありません）．経鼻胃管がある場合には嚥下の妨げになることもあるので，最善の状態を評価したければ抜去してから検査を行いますし，経鼻胃管がある状態で経口摂取も継続していて大丈夫かどうかを確認したい場合は，あえて経鼻胃管を挿入したまま行います．検査の途中で抜去すれば，胃管あり，なし両方の評価ができます．またスプーンやコップ，食器なども，使い慣れたものがある場合は検査室へ持参してもらいます．

参考として，当院の ST の介入がある場合の嚥下造影検査の手順を**表 6-3** に示します．

合併症

飲食を伴う検査なので，誤嚥や窒息のリスクがあります．硫酸バリウムは大量誤嚥でなければ肺毒性はあまり問題にならないとされますが，もし誤嚥した

表 6-3　嚥下造影検査の手順

■嚥下造影をしようかな，と思ったら，以下に連絡・相談を！■

①担当STと適応や日時を相談
（何を確認するための検査？　目標は？　食形態，姿勢，介助方法のプランを立てる）
②嚥下チーム医と適応や日時を相談
③本人・家族によく説明し，同意書を取得
④透視室の予約枠を取る

■嚥下造影の日時が決定したら，前日までにすること■

①担当STに日時を連絡（→担当栄養士に伝達され，検査食を手配してくれます）
どんな食形態を準備してほしいかも伝える
（ゼリー，ミキサー，キザミ，軟菜，常食など）
②嚥下チーム医に日時を連絡
③病棟に検査日時と注意点を指示（絶食や前投薬は不要）
- □　時間厳守（検査室では，開始前から多くのスタッフが待機しています）
- □　かならず義歯を装着する
- □　本人が普段使用しているスプーンなどがあれば検査室へ持参する
- □　経腸栄養は止めておく
- □　入れ替え用の胃管を用意する

④家族に連絡（できれば同席してもらう．無理なら後日，動画をおみせする）

■検査当日■

①発熱，低酸素血症など，全身状態が思わしくないときは中止→各職種に連絡を
②開始時間までに透視室に来る

■検査後■

①誤嚥，肺炎に注意しましょう（病棟に戻ったら吸引，口腔ケアを）
②バリウムによる便秘に注意しましょう（多量に摂取した場合は緩下剤の使用を検討）
③結果を多職種，患者さん，家族に共有し，訓練や食事のプランを立てましょう

としても喀出しやすいように，濃度を薄めるなど工夫をします．また検査中は SpO_2 モニターを使用し，**吸引をすぐに行えるよう準備**しておきます．嚥下造影に使用する程度のバリウムでは通常は便秘や腸閉塞をきたすことはありませんが，嚥下造影を行う対象となる患者さんは腸管機能も衰弱していることが想定されます．造影剤を多量に用いたときには，緩下剤を一時的に使用したり，便の性状を確認するなど，注意するようにしましょう（嚥下造影からしばらくして腹部 X 線や CT 検査を撮った際に，造影剤が多量に残存していて驚かされることがときどきあります）．

まとめとして嚥下評価法の比較を掲載します（**表 6-4**）．

現場の声 耳鼻咽喉科医 Mukundan Subramanian 先生（インド）

嚥下専門の耳鼻咽喉科医からみた，経鼻内視鏡の有用性

重要なのは，まず腫瘍を鑑別することです．脳梗塞後や加齢に伴う嚥下障害として紹介された患者さんで，内視鏡をしてみたら咽喉頭や食道に腫瘍があったという症例を，1ヵ月で 3 例経験しました．嚥下内視鏡ができなくとも，腫瘍を除外するために，一度は内視鏡で観察をするのがよいと思います．また，特に嗄声があるときは，声帯の機能を評価できるため内視鏡が有用です．もちろん，咽頭残留や喉頭侵入，誤嚥も可視化できるため，食事場面でこうしたことが疑われるときは紹介してもらってもよいと思います．さらに，気管切開をした患者さんでは嚥下内視鏡と着色水を用いた評価が有用です．

表 6-4　嚥下評価法の比較

	嚥下エコー	嚥下内視鏡	嚥下造影
被　曝	なし	なし	あり
場　所	ベッドサイド，在宅も可	ベッドサイド，在宅も可	透視室
合併症，リスク	誤嚥	粘膜損傷，喉頭痙攣，迷走神経反射，誤嚥	被曝，造影剤の誤嚥，アレルギー
検査食	普段の食事（素材によりみえにくい）	普段の食事や内服薬（着色料を使用）	造影剤を添加する
観察しやすい部位など	嚥下筋全般，舌運動（口腔期），咽頭残留，食道	咽喉頭粘膜，咽喉頭感覚，軟口蓋の動き，声帯の動き，唾液貯留，喉頭侵入の有無	口腔準備期，口腔期，咽頭期，食道期，咀嚼，咽頭収縮，喉頭挙上，喉頭蓋の反転，食道入口部の開大
観察しにくい部位など	描出と体への固定に習熟が必要，観察しにくい食塊が多い	口腔準備期，口腔期，食道期，舌，咀嚼，喉頭挙上，喉頭蓋の反転，食道入口部の開大	咽喉頭粘膜，咽喉頭感覚，声帯麻痺，唾液貯留
繰り返しやすさ	良好（害が少ない）	良好，ただし苦痛により拒否されることも	不良（被曝，透視室の使用制限など）
初期投資	既存の機器を使える	内視鏡，記録装置	透視室，専用椅子
検査ごとの実費	なし	内視鏡の管理，洗浄	透視，バリウム
苦　痛	低（プローブの圧迫感はある）	高（痛み，呼吸困難）	低（バリウムの味の不快感）
周囲への感染リスク	低（咳嗽や吸引時）	高（鼻咽腔粘膜のウイルスがエアロゾル化するリスクを伴う）	低（咳嗽や吸引時）
画　像			

現場の声 言語聴覚士　稲本陽子教授（藤田医科大学保健衛生学部）

嚥下障害の最先端

嚥下ってなんだかとっつきにくいなと感じている人，それは「みにくい」からではないですか？　嚥下は今，ここまでみえるようになってきています．

嚥下動態は1970年頃，嚥下造影で初めて可視化され，嚥下の生理や嚥下障害の病態理解，治療が可能となりました．この「みえる化」が嚥下リハビリテーションの始まりで，さらに加速させたのが「嚥下CT」です．嚥下CTによって，初めて嚥下動態を3次元で画像化できるようになりました．そのメリットは，わかりやすいことです．誤嚥した，咽頭に残ったというのが一目瞭然です．患者さんが自分の障害を理解する上でとても大事です．そして最も大きなメリットは，定量化できることです．2次元では限界があった諸器官まで，嚥下中の動きやタイミングを正確にとらえられます．この3次元化，定量化によって嚥下の生理がさらに解明されています．その一つが気道防御のメカニズムです．興味深いことに，さらっとした液体ととろみのついた液体では，誤嚥の防波堤である「声帯」の動態が異なることが明らかとなりました．さらっとした液体では，誤嚥しないように防御機能が働き，早くから声帯を閉鎖するよう調整しているのです．こうした発見は嚥下リハビリテーションをも変えています．

嚥下の世界は他にも，評価では嚥下の圧変化をとらえるマノメトリーが，訓練では磁気・電気刺激が，近年，臨床応用されています．より科学的に嚥下をとらえ，治療できるようになっています．こうした進歩が，嚥下障害に苦しむ患者さんの「食べる・飲む」活動の再建を確実に促進しています．

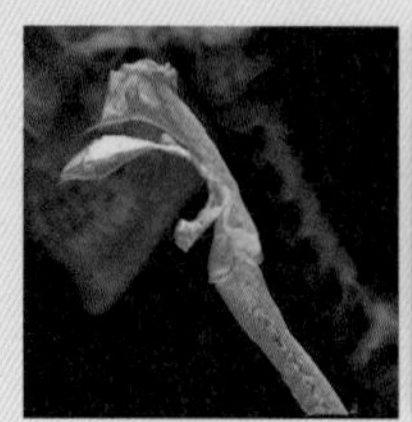
口腔期

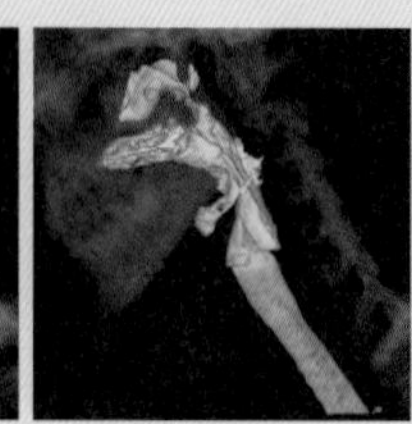
咽頭期

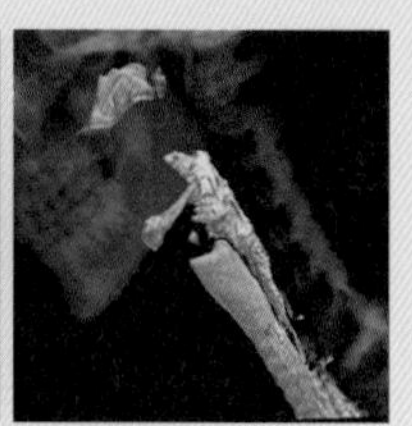
咽頭期～食道期

参考文献

1)　若林秀隆，他：静脈経腸栄養，29(3):871-876, 2014.
2)　大熊るり，他：日摂食嚥下リハ会誌，6(1):3-8, 2002.
3)　小口和代：リハビリテーション医学，37(6):383-388，2000.
4)　日本嚥下障害臨床研究会 編：嚥下障害の臨床 第2版 リハビリテーションの考え方と実際. 医歯薬出版，2008.
5)　Osawa A, et al: Cerebrovasc Dis, 35(3): 276-281, 2013.
6)　Kubota T, et al: 総合リハビリテーション, 10:271-276, 1982.
7)　百崎 良，他：静脈経腸栄養，27(4):1063-1069, 2012.
8)　Rofes L, et al: Neurogastroenterol Motil, 26(9):1256-1265, 2014.
9)　才藤栄一，他：摂食・嚥下障害の治療・対応に関する統合的研究：平成11年度厚生科学研究報告書．2000.
10) Tagashira I, et al: Arch Gerontol Geriatr, 74:106-111, 2018.
11) 水野雅康，他：リハ医学，37(10):669-675, 2000.
12) Tohara H, et al: Dysphagia, 18(2):126-134, 2003.
13) 白石吉彦：離島発とって隠岐エコーで変わる外来診療．中山書店，118-130，2019.
14) Picelli A, et al: May Ultrasonography Be Considered a Useful Tool for Bedside Screening of Dysphagia in Patients With Acute Stroke? A Cohort Study. Minerva Med, 2020.
舌骨喉頭距離と角度がGUSSおよび経口摂取スケール（FOIS）と有意に相関.
15) Miura Y, et al: Respir Care, 65(3):304-313, 2020.
喉頭蓋谷，梨状窩の唾液貯留や食物の残留を検出.
16) https://moura.hateblo.jp/entry/2019/11/29/020706

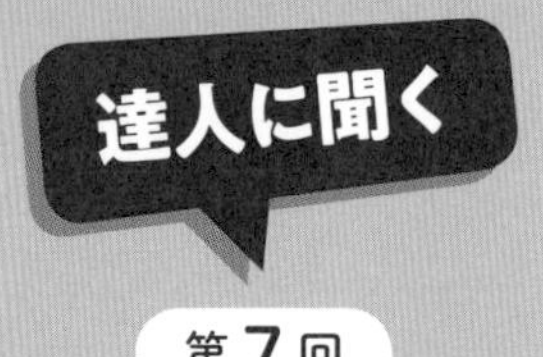

今回の達人

千葉県済生会習志野病院 リハビリテーション室
岩田綾由美 さん

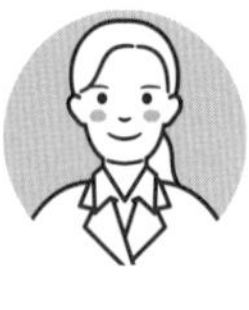

第7回

ST との連携

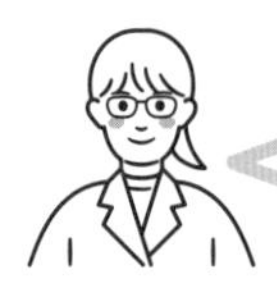

「目の前の患者さんの力を，できるだけ多く丁寧に引き出すこと．可能性を潰さないこと．」をモットーに，言語聴覚士（ST）が国家資格になる前から，急性期病院での嚥下の診療に丁寧に取り組み続けているベテラン ST です．ST とのやり取りに難しさを感じている若手医師のために，ポイントを教えていただきました．

吉松　**ST からみて，主治医に頑張ってほしいところを教えてください．**

岩田　まず，**病気自体の説明を患者さん本人に**していただけるとありがたいです．患者さんには話さずご家族だけに話すことも多いかと思うのですが，われわれが関わるのは，初めは患者さんです．患者さんがある程度理解しているほうが，訓練の受け入れがよいですね．先生からは「肺炎が良くなったので点滴は終わりますね」と話してくださることが多いのですが，なぜ肺炎になったのか，といった説明は抜けてしまうみたいなのです．すると，なぜ口を触るんだ，なぜとろみをつけるんだ，と患者さんに怒られたりします．先生から説明をしていただけると，すんなり入れます．

2 番目は**栄養と水分管理**です．ビーフリード® 2 本では，嚥下が良くなるどころか，フレイルになって筋肉が崩壊してどんどん機能が落ちていってしまいます．せっかく良くなっていたのにまた弱ってきた……というとき，栄養が足りないことが多いです．もし NG も CV も絶対に入れない方針なら，体調の良いときを狙って帰すしかないですが，一時的にでも栄養を入れないと良くならない部分もあるので，栄養管理をしていただけるとありがたいです．

吉松　NGチューブは，嚥下訓練の邪魔になりませんか？

岩田　経口だけで十分な栄養や水分がとれない場合，ないよりあったほうがよいです．邪魔ではあるので，細ければ細いほどよいですし，もし間欠的に挿入できるならそれがよいですが，大体は留置になりますね．例えば，朝夕に経管栄養をしっかり入れて昼は経口摂取と経管の併用という形はバランスがよいと思います．とりあえず1週間入れてみて再評価するのはいかがでしょうか．1〜2週間でもしっかり栄養が入れば，その後の改善が全然違います．食べられる人は管が入ってても食べられるし，**管だけを理由に食べられない人はいません**．もし管の影響が気になるなら，入れ替えのときや自己抜去したときに嚥下を評価するとよいですね．管がなければもっと食べられるか，管がなくても食べられないのか，評価できますから．

吉松　なるほど．他にもわれわれが勘違いしていることが多そうですね．

岩田　肺炎が再燃したときの対応を考えてみたいと思います．いきなり絶食にして口をまったく使わなくしてしまうと，口も汚くなるし，廃用も進んでしまいます．食止めにするときに相談させていただいて，ゼリーだけでも継続できないか，かなり段階を落として食事を継続できないかなど，**安全を最優先に口を使い続けられる方向を見いだしていけたら理想的**だと思います．

　再燃の原因は食形態を上げたことだと思われることが多いのですが，原因は他にもいろいろと考えられます．例えば傾眠だった，介助摂取から自己摂取へ切り替えた，摂食姿勢を上げた，など．経過をみているSTが原因をわかっていることもあるので，お尋ねいただけるとこちらも相談しやすくてありがたいです．

吉松　安易に絶食にする前に相談するとよいですね．他にありますか．

岩田　**退院した後の生活が視野に入っているとよい**なと思います．誤嚥していても肺炎にならずに食べられる条件が見つかって，肺炎にならずに生活できる人もいるのです．もし誤嚥があるから普通の食事が無理ですとなるなら，ではどういう生活が待っているかを知っていてほしいと思います．ミキサー食なら食べられるとしても，ご家族がミキサー食を作って食べさせることができるのかとか．食べるのに時間がかかる方もいるし，お家で姿勢を調整する大変さもあります．一日の必要量をとるには，食べることが仕事みたいになってしまうこともある．それでもよいからやりたいというご家族もいるし，それなら胃ろうと併用がよいなと思う方もいます．

一般の方は，ネットの情報とかで，胃ろうは延命，胃ろうをしたら口からは一切食べられなくなると思ってる人が多いんですよね．面談のときに，例えば**胃ろうをするとQOLが上がることもあると**いうことを共有していただけるとよいのですが．経口や胃ろう，CV，末梢の比較やリスクの話はするけれども，生活のメリット・デメリットまでは説明されないことが多いと思います．一例として，嚥下はできないけれども歩ける患者さんなら，胃ろうを造設すれば自宅に帰って，家族みんなでこたつで紅白をみることができるかもしれない．CVポートを作ってもよい．療養型へ行くよりも経済的な負担も少なく済むかもしれません．CV管理は家や施設ではできなくて療養型へ転院ということになったら，その後は病院暮らしで家へ帰るのは難しく，歩く環境もあまりないから廃用も起こりやすいでしょう．末梢のみなら自然に体力が落ちていき徐々にできないことが増えてくる．リスクもいっぱい話さなくてはいけなくて大変だけれども．それらの方法が確立した後の患者さんの生活をご家族がイメージできるぐらいまで説明できるとよいなと思います．あるいはわれわれからもその話はできるので，依頼してくださっても大丈夫です．

吉松　**面談前に，職種間で具体的な選択肢を共有しておくとよさそうですね．**

岩田　今はコロナ禍で特にご家族に会える機会も減っているので，会える機会を大切にしないといけないと思います．例えば面談の前に，**ご家族や先生にも訓練をみてもらう**と，状況がイメージしやすくて説明の理解や良い選択につながりやすいかもしれません．食事の時間ではなくてもゼリーを食べてもらうなどできるので，事前にSTに声をかけていただければ善処します．

吉松　**STとのコミュニケーションは，どうするとうまくできますか？**

岩田　会うといろいろなことを話せるけれども，カルテには微妙なラインは書けないので，どうしても無難に書いてしまいます．例えば栄養管理までは書きにくいし，食べられるようになるとはっきり書くのはちょっと，となります．顔を合わせておけば先生の方針も伺えるし，ご家族の意向だとか，微妙なラインで伝わりにくいことも話せます．**一度会って話せたらその後は電話やメールでも断然やり取りしやすくなりますね**．特に患者さんのベッドサイドで一度一緒にみる機会があると全然違います．われわれがどこをみているかがわかるだろうし，私たちも先生はこう考えてるんだ，と勉強になります．特にギリギリのことをやるときは先生に同席してもらえたらとても安心できます．

失礼ながらも，ときにSTの範疇を越えたことも言ってしまうことがあります．でも**お互いに範疇を越えたことを言って少し重なるようにしないと，うまく話し合えない面がある**と思うんです．被らないようにしていると，その間に溝ができるでしょう．そこが落とし穴になってしまったら，あまりにも残念です．職域を通り越していることをみんな自覚しつつ踏み込んでいます．誤っていたり度を越した失礼があったら素直に謝って，なにより落とし穴になってしまうかもしれない場所をつぶしておきたいです．

吉松 **STとして，もっと関わりたいのは，どういうことですか？**

岩田 昔からずっと思っているのは内服の仕方の相談です．STが入る前，食事が開始されるまでに内服が始まっていることが多いんですね．粉砕や脱カプセルができる薬なのかどうか，ゼリーに混ぜるほうがよいか，ご飯に混ぜるかとろみ水がよいとか，絶対にスキップできないなら点滴のほうがよいとか．内服はもっとSTが介入しないと怖い部分なんじゃないかなと思っています．

吉松 **STに依頼する症例を，どういう視点で選択するとよいでしょうか？**

岩田 摂食条件の確立が，成果をすぐにあげられることかなと思います．つまり**どうやったら食べやすくなるか**，誤嚥性肺炎になりにくい条件を作ることですね．嚥下障害がなかったことにはできないけれども，機能を引き出す環境を整えて，あとは誤嚥をしにくくなる工夫を考えること．例えば姿勢や，食べ方，食べる物（食形態），水分を安全にとる方法とか，そういったところは2週間あればできることかなと思います．もっと時間があればと思うことはありますが，今の医療行政ではこれが急性期 ST の役割かという気はします．

吉松 **若手医師へのメッセージをお願いします．**

岩田 VF や VE は，普段みえないところを事細かにみせてくれるとてもありがたく有用な検査です．でも，それだけではわからないこともたくさんあるんだということは知っておいたほうがよいです．検査は数口だけれども，食事の終盤もその状態のまま食べられているかはわからないし，緊張感や検査室の気温，検査前に口腔ケアをしたかどうかだけで結果が違ったりします．**検査は検査**だから，全部はみれない．検査で食べれたからといっていつも食べられるわけではないし，検査で誤嚥したからといって肺炎になるわけではないんです．意外に思われるかもしれませんが，形態は同じでも味が違うだけで誤嚥したりしなかったりも結構よくあることです．機械じゃなくて人間なんだな，と思います．

同じことですが，**普段の生活でどうしているかが大事**．ST がいないところで食べたり飲んだりしていることのほうが断然多いので．実際に介助をする看護師や介護職の方，ご家族のことも考えるようにしたいと思います．看護師さんも同じ方が 24 時間いるわけではないので，病棟全体の体制が大きくものをいうところです．

そして，**経時的に変わるという視点**．短い目でみると，退院後は時間をかけて良くなっていくことが多いです．高熱を出した後全力疾走できるようになるのに時間がかかるのと同じで，嚥下機能が最大限発揮できるようになるには時間がかかります．逆に，長い目でみると，今は良くても，悪くなっていってしまうことが多いです．特に脳卒中後，5 年経つと機能はかなり変わる印象です．脳卒中後にリハビリをしてなんとかご家族と同じ食事が食べられていたからといって，それを 5 年後もずっと安全に食べられるわけではありません．25 歳と 30 歳でも体力は全然違うでしょう？　それを思うと，70 歳と 75 歳の機能は違って当然です．機能に余裕があって常食を食べているのならよいけれど，ギリギリ常食を食べられる状態で退院していたならば，例えば外来でみていて，**歩くのが遅くなったなというときには，嚥下機能も落ちただろうという目線でみる**とよいです．外来の時点で早めに拾ってあげると，栄養状態を改善させたり，調子が悪いときだけでもとろみを使ったり，熱が出たときに早めに対処をしていれば，フレイルにならずに済むことがありますから．

似た話になりますが，高齢者が肺炎ではない病気やけがで入院したときも，入院前と同じ食事が摂れなくなることはよくあります．歯車が一つ狂うと，ギリギリのところで保てていた機能がドミノ崩しのように崩れてしまうんですね．ギリギリだったのかどうかの判断は本当に難しいところだけれども，先回りして注意していかなくてはいけないと思います．

達人の教え

嚥下訓練の際に主治医
に期待することは？

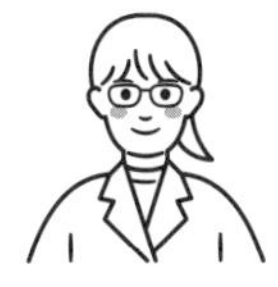

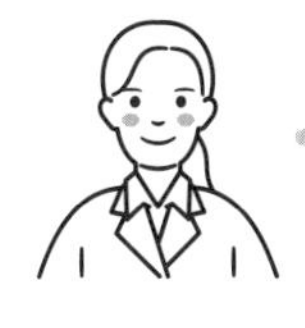

病状を患者さん本人に説明してください．
退院後の生活を多職種で共有し，
具体的に想像できるように伝えましょう．

7 訓 練

ここが大切

- 嚥下は嚥下することでこそ，鍛えられる
- SMART な目標を立て，嚥下障害の原因に適した訓練を行う
- 呼吸理学療法は嚥下の改善と誤嚥の予防に重要

1 原 則

嚥下訓練の大原則は，「嚥下は嚥下することでこそ，鍛えられる」です．嚥下をせずに嚥下機能を維持することは難しく，向上させることはさらに困難です．肺炎になると，食事量の減少や口腔内の乾燥，覚醒度の低下などに伴い，平常時の嚥下回数が減ってしまうため，いわば「日々の訓練をサボっている状態」です．日頃の訓練をサボっている選手がそのまま過酷な訓練を課されてもうまくいかないように，平常時の嚥下回数が減っているのにいきなり特殊な訓練をしたり常食を食べたりするわけにはいきません．まずは唾液嚥下が増えるように，脱水を補正し，口腔内を潤し，覚醒度を低下させる薬剤を最小限にして，口腔内や咽頭を刺激するなどの準備が，訓練にもなることを心得ます．

また，例えば卓球がうまくなりたいとき，ずっと筋トレをしているだけではいつまでも卓球は上達しません．筋肉量が充足しても，実際にラケットを握ると空振りしてばかりなら，課題は筋力ではなく，目線や構えかもしれません．

嚥下も同じです．嚥下が悪いならこの訓練をすればよいというほど，単純ではありません．「舌圧が低下しているので，舌の筋肉を鍛える」ことが，嚥下機能を改善させるとは限りません．その患者さんの嚥下障害が舌圧の低下によるとは限らないからです．喉頭挙上が弱いために誤嚥しているならば，喉頭挙上を鍛える必要があります．訓練は，患者さんの貴重な体力や時間を使います．誤嚥の原因を改善するために，**鍛えるべきはどこなのかを見極めましょう**．

さらに，（これも運動と同じですが）訓練は，やみくもに継続していてはいけません．あらかじめ期間を設定し，経過を評価してから，再度計画を立てます．主治医として，療法士やリハビリテーション科医と相談し，リハビリの計

画に積極的に参加すると，さらに方向性をもったリハビリができます．

2 いつ，誰がする？

リハビリを担当するのは療法士ですが，**リハビリが必要であることに早めに気づき**，**依頼をする**のは主治医にかかっています．また，どんなリハビリも時間をかけることが必要です．しかし療法士が介入できる単位数には限度があり，1日30分のリハビリ以上に，それ以外の23時間30分の過ごし方が重要です．嚥下のリハビリは，看護師，介護士，ご家族にも協力してもらうことで，効果が期待できます．そして，この**周囲の方を動機づける**のもまた，主治医にかかっています．訓練に際して主治医として最も重要なのは，**良い目標を設定して**，**患者さんの原動力につなげる**ことのように思います．

なお，訓練をSTに依頼するかどうかは患者さんの状況や環境によって異なります．認知症や脳梗塞後遺症などに伴う誤嚥性肺炎の患者さんの多くは訓練に取り組むことが難しく，栄養療法を含めた全身管理や口腔ケア，食事内容や摂取方法の調整が中心になります．一方で頭頸部術後などSTによる訓練効果が期待しやすい分野もあります．当科では全例にPTの介入を，どうしても必要な症例にSTの介入を依頼しています．自施設でどのように判断するのがよさそうかを，現場の多職種で話し合ってください．

3 SMARTな目標設定

目標を定めるには，まずは患者さんの身体・心理・社会面も包括的に評価して現状を知り，今後を予測します．その上で，SMARTの原則に沿って考えると適切な目標を定めやすくなります．具体的には**表7-1**に示します．

目標は多職種で考えて，共有し，試行錯誤と振り返りを繰り返します．病状が変動しやすく，訓練の効果が予測しにくいため目標を定めにくいこともあります．こういうときは，**「見極め」を設定する**ことも有用です．例えば，「経口摂取に移行できるかどうかを2週間後に見極める」といった具合です．

4 嚥下訓練の種類

嚥下訓練は，食べ物を用いるかどうかに応じて，2つに分かれます．**食べ物を用いた訓練**を「**直接訓練**」，**食べ物を用いない訓練**を「**間接訓練**」と呼びます．

表 7-1　SMART の原則

原則	心がけること	悪い例→良い例
Specific **(具体的)**	スタッフ，患者さん，ご家族が理解し想像できるように	×ADL向上 ○週に1回の外食
Measurable **(測定可能)**	数値化・具体化する	×栄養状態の改善 ○体重が1kg増える
Achievable **(達成可能)**	低過ぎると能力を発揮しきらない，高過ぎると生涯訓練になる	×常食を1日3食摂取 ○嚥下食を1日3食摂取
Relevant **(切実・重要)**	医療者の数値的目標ではなく，患者さんとご家族にとって切実	×1日1,500kcal摂取 ○自宅で続けられる食形態
Time-bound **(期限が明確)**	計画や進捗状況を評価できるように	×摂取量の改善 ○2週間後に毎食お粥を1膳食べる

さらに，誤嚥性肺炎に対する訓練としては，**呼吸理学療法**が欠かせません．安全に嚥下をしたり，喉頭侵入や誤嚥したものをしっかりと喀出するには，体幹の安定，肺機能の余力，強い喀出力が必要です．

A 間接訓練

食べ物を使わない基礎的嚥下訓練である間接訓練は，まだ経口摂取ができない場合にも行えます．すでに経口摂取をしている場合は，**準備運動として食前に行う**ことで，食事中の嚥下機能が改善します（ただし，食事の前に疲れてしまわないよう気をつけましょう）．自主訓練としても行いやすいため，患者さんやご家族に，方法や意図を伝えながら習慣づけましょう．

しかし，食べ物を使わず，成果も感じにくいため，患者さんにとっては意義を見いだしにくく，継続しにくい訓練でもあります．したがって成果が目にみえるような工夫や，楽しく取り組める方法を考えましょう．可能な限り，ほんの少しでも**直接訓練を交える**ことで，実際に嚥下の訓練になっていることを実感してもらえます（例えば訓練の最後にゼリーを一口食べる，など）．

呼吸訓練

呼吸訓練が誤嚥性肺炎の治療や予防に有用であることは79ページで紹介しました．嚥下訓練の一環として，腹式呼吸や口すぼめ呼吸，胸郭可動性改善のための肋骨捻転法，排痰法など有用な訓練が多数あります．これらは，咽頭などを対象にする（一般的に想像するような）嚥下訓練よりも歴史が深く，エビデンスも多いのです．毎日の介入が難しくとも，週に何度か指導してもらうだけでも違います（継続が大事です）．

発声，構音訓練

意外かもしれませんが，声を出すことは，嚥下の訓練として大変有用です．腹式呼吸や喀出の訓練，声帯を閉じる訓練にもなります．また，口を動かすことで食物の取り込みや咀嚼，送り込みなど口腔期や咽頭期の訓練にもなるといわれています．器具も使用せず，有害事象の心配もなく手軽に行えます．

・**発声訓練**：腹式呼吸を行いながら，母音（「アー」など）をできるだけ長く発音します．
・**口唇訓練**：口唇をとがらせたり，口角を横に引きながら引っ込めたりします．指で運動を介助したり，口唇をマッサージすることも有用です．
・**舌訓練**：舌を前に出したり引っ込めたり，上下や左右に動かしたりします．
・**パタカラ体操**（図 7-1）：摂食嚥下に関わる部分を使う 4 つの文字を，大げさなほどはっきりと発音することで口腔期や咽頭期を鍛える運動です．食前などに「パ・パ・パ・パ・タ・タ・タ・タ」と発音することで**即時効果**が期待されます．また，ただ発音するだけではなく，歌にすることでさらに楽しく訓練できます．みんなでパタカラで合唱することを食前の習慣にしている施設やデイケアもあります．インターネットで探すと，「ふるさと」など馴染みのある歌をパタカラで歌っている動画もあるので，一度歌ってみてください．

アイスマッサージ

市販の綿棒に少量の氷水を浸して使用するか，事前に準備できる場合には市販の綿棒，または割り箸の先端に不織布を巻き付けて水を浸したものを冷凍庫で保管し，使用します．さまざまな作り方があるので，138 ページをご参照ください．

刺激に不快や恐怖を感じてしまうとその後の訓練が進みません．まずどういったことをするのかを説明し，口唇や頬の内側に優しく当てながら，慣らしていきます．口腔内をよく観察し，清潔であれば，綿棒を刺激部位に軽く当てます．軟口蓋や舌根部，咽頭後壁などに軽く当てて，すぐに空嚥下をしてもらいます．嚥下が惹起されやすく，口腔内も湿潤になります．間接訓練としてのみならず，嚥下評価や直接訓練，食事などの直前に行うことで，嚥下運動への効果が期待できます．患者さんによっては，自分で行ってもらうと，催吐反射も出にくくて自宅でも継続してもらえます．

頭部挙上訓練（シャキア法）

舌骨上筋群を鍛えることで，喉頭の前上方への動きを改善し，食道入口部を開大しやすくする訓練です．食道へ通過しやすくなることで，咽頭残留が軽減

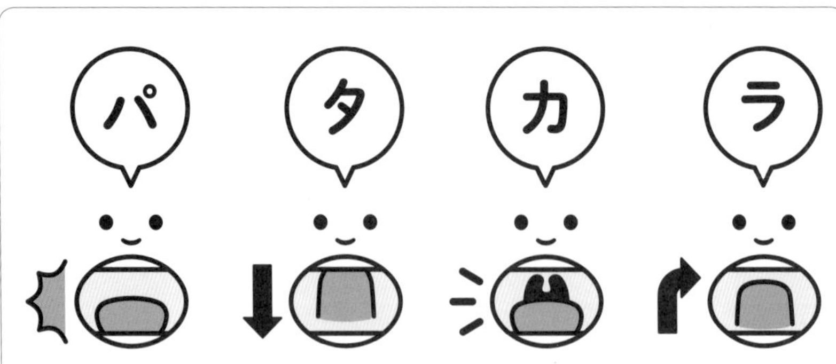

図 7-1　パタカラ体操

します．喉頭の前上方運動が低下し，食道入口部の開大が不十分な場合や，球麻痺，高齢者などに適します．道具や介助を必要とせず，仰臥位で行えるため，ベッド上の患者さんにも行ってもらいやすく，外来でも勧めています．ただし，頸椎症や循環器疾患，高血圧症がある際などには負荷の程度に注意しましょう．2 種類の実施法を紹介します．

- **挙上位維持運動**：仰臥位の姿勢で，肩をしっかり床につけたまま，つま先をみるように頭だけをもち上げます（**図 7-2**）．原法（シャキア・エクササイズ）では挙上位を 1 分間維持し，1 分間休憩することを，3 回繰り返すこととなっています．しかし，誤嚥性肺炎をきたした患者さんでこれをできることはほとんどありません．5 秒× 10 セットなど，患者さんに合わせて時間や回数を調整しましょう．
- **反復挙上運動**：仰臥位の姿勢で，肩を床につけたまま，頭部の上げ下げを 30 回繰り返して行うことを，1 日 3 回，6 週間続ける方法です．これも，負荷量や継続期間を患者さんに応じて調整しましょう．

嚥下おでこ体操

米国のシャキア医師がシャキア法を開発した後，同じ目的をもつさまざまなバリエーションが世界中で報告されています．中でも日本でなじみが深いのが，いつでもどこでもできる方法にと藤島らが考案した，嚥下おでこ体操です．より筋力の弱い患者さんも介助者とともに行うことができ，さらには座った姿勢で訓練ができるため，デイケアでも実施しやすく，診察室でも指導しやすいという利点があります．テレビのコマーシャルの間にやってください，などとお願いしています．即時効果も報告されているので，**食前の習慣**にすることで，**食事の安全性を高められます**．食事の際はいつも，最初の一口（準備運動をしていない状態での嚥下）が最も危ないのです．

額に手のひらを押し当てて抵抗を加えながら，おへそをのぞき込むように下を向いてもらいます（**図 7-2**）．これも，5〜10 秒数えながら額への抵抗を維持する持続訓練と，1 から 5 まで数えながら数字を言うたびに力を入れる反復訓練との 2 種類があります[1]．

Masako 法[2]

前舌を軽く噛んだまま空嚥下（唾液嚥下）をすることで，嚥下時の咽頭後壁や舌根部の動きを改善する訓練です．嚥下時に舌根部と咽頭壁がしっかり接触すると，有効な嚥下圧が生成され，咽頭残留を減らすことができます．道具もいらずどこでもできるため，開発者のお名前から Masako maneuver として世界中で親しまれています．目安として，6〜8 回を 1 セットとし，1 日 3 セットを目指します．

プッシング法

一般的に，上肢に力を入れると胸郭が固定されて声門が閉鎖して呼吸が停止し，力を抜くと声門が開いて一気に呼気が出ます．この作用を用いる訓練法がプッシング法です．声門閉鎖不全（嗄声），鼻咽腔閉鎖不全などによる咽頭残留や誤嚥がある場合に，誤嚥を軽減したり残留を排出するのに有用です．ただ

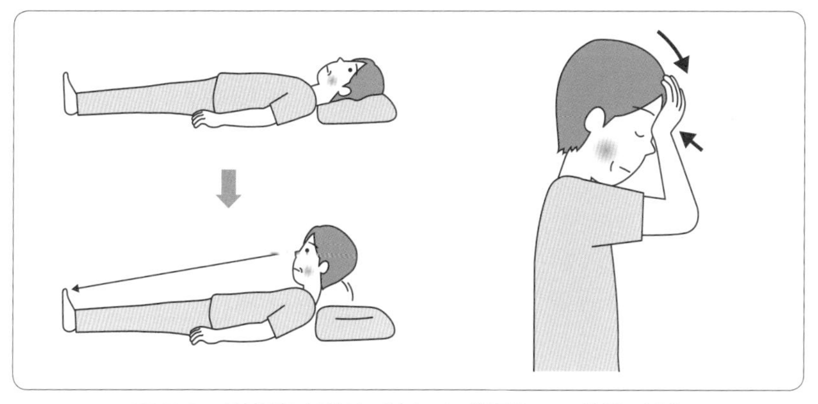

図 7-2　頭部挙上訓練（左）と嚥下おでこ体操（右）

し，高血圧症や循環器疾患などでは負荷に注意しましょう．また片麻痺や関節痛がある場合は，行いにくくなります．

方法はいくつかあり，押す動作と引く動作を行います．立位になれる場合は，手のひらを胸の前で合わせて，ぐっと力を入れて押し合います（あるいは手を組んで引き合います）．坐位の場合は，椅子の坐面を手のひらで上から下へぐっと押します（あるいは，引き上げます）．さらに，壁に向かって両手を突き，ぐっと力を入れて押す方法もあります．いずれの方法でも，力を入れる際に，「アー」などの母音で強く発声します．

嚥下体操

前頸筋群，舌などをほぐす一連の体操です．筆者が嚥下の研修をさせていただいた浜松市リハビリテーション病院の藤島先生が考案されたものを同院のホームページで確認してみてください（http://www.hriha.jp/section/swallowing/gymnastics/）．筆者は，これを印刷したものを外来に常備しており，いつでも患者さんに渡せるようにしています．

このほか，メンデルソン手技，バルーン訓練，チューブ訓練，電気刺激療法，非侵襲的脳刺激療法（rTMS, tDCS）など，多くの訓練法が開発されています．特殊な道具や機器を用いて専門家が行うものについては，言語聴覚士やリハビリテーション医と，適応を相談してみてください[3]．

現場の声　言語聴覚士 Tina（スロベニア），Lucilla（イタリア），Jana（スイス）

自宅で日常的にできる訓練

訓練は状態によって個別化して行うのが理想ですが，全症例に必ず対応できるわけではありません．多くの方に有用な訓練もあるので，言語聴覚士が介入できない場合にはこうしたことを提案するのが現実的だと思います．

高齢者にとって，人との関わりはとても大事です．電話でもよいので，1日1回は必ず誰かと会話をするように勧めています．小声で話しかけられたときには「ごめんね，聞こえないからもうちょっと大きな声で言って」と言うようにすると，腹式呼吸や力を込めた発声のきっかけになって，痰の排出も促せます．できれば合唱団に入ったり，そうでなくても自宅で毎日歌う習慣をつけてもらいます．特に，大きな声で，高い音程の音階を歌うと効果的です．どうしても話し相手がいない場合は，毎日，新聞を大きな声で朗読してもらっています．日々のニュースも知ることができてよいです．口笛を吹くのも有用です．それから，活動性が低下すると誤嚥性肺炎を発症しやすくなるので，毎日必ず散歩に行くことを勧めています．息が上がるような運動ならどんな形でも，嚥下に有用と思います．

より訓練らしいことができる方であれば，舌を前後上下左右にゆっくりしっかりと動かす運動，Masako 法[2]（舌を前歯で挟んだ状態で唾液を飲む），息こらえ嚥下，嚥下おでこ体操などは道具なしで行えます．こうした運動を1日5～10セットやってもらうよう提案します．

B 直接訓練

経口摂取の確立を目指すのであれば，「嚥下は嚥下することでこそ，鍛えられる」の大原則に則り，早めに開始しましょう．食事を摂ることが難しくとも，訓練という形で，より安全なものを少量でも摂取することで，嚥下を忘れないようにしたいものです．誤嚥や窒息に注意して行います．

直接訓練を開始できる条件は，嚥下評価を行う前提条件と同じです．Ⓐ唾液や痰であふれておらず気道が保たれていること，Ⓑ呼吸状態が安定しており酸素が必要であっても経鼻投与で保たれていること，Ⓒギャッジアップの状態を維持できる循環動態であること，Ⓓ覚醒を維持して食べ物を認識できること，Ⓔ口腔内がきれいで潤っていること，これらを満たしていれば，直接訓練を慎重に開始できそうです．ただし，**直接訓練が始まったからといって，なんでも食べてよいわけではない**ということを，患者さんやご家族に理解してもらう必要があります（食べられるようになったと大喜びして差し入れをもってきたり，ジュースを飲ませてしまったりするご家族がおられます）．

訓練を始める前に

訓練には準備が重要です．**集中できる環境**を用意し，**安全で安定する体位**をつくります．吸引や排痰に用いる物品も準備します．

久しぶりに経口摂取をするのであればなおさら，体力面も大切です．入浴や理学療法後，透析後で疲労困憊のときと重ならないように，事前に予定を組みましょう．理学療法士に同席してもらい，安楽な体位をともに整えてもらうこともあります（クッションなどの使い方が技ありです）．

患者さんの準備として，**口腔ケアや体調管理**はもちろんのこと，経口摂取を開始することを共有することも大切です．嚥下は先行期から始まっています．「今日は久しぶりに食べるぞ」という患者さんの意気込みや，実際に何を食べるのかを知ることも，その後の反応に影響します．いきなり口へスプーンを運ぶのではなく，評価に用いる水やゼリーをみせて内容を伝え，匂いをかいでもらい，患者さんによくみえる位置からスプーンをそっと運ぶようにしましょう．

嚥下の意識化（think swallow）

ただ嚥下するのではなく，意識的に飲み込むことで誤嚥や咽頭残留が改善するという，いたって単純な方法です．無意識に嚥下をしていたり，テレビをみながら，会話をしながら，といった「ながら食い」は，どうしても誤嚥のリスクになってしまいます．こうしたとき，最も簡単に試すことのできる手法です．

体幹角度調整

嚥下機能がわからないときや，初めて摂取するときには，体幹を30°にして枕などで頭部を前屈させる姿勢が安全とされます．頸部が屈曲して苦しくならず，かつ後屈（伸展）して「気道確保」のような姿勢にならず，顎をつき出したような「前屈」が理想です．この姿勢で問題がなかった場合には45°や60°にするとテーブルがみえて，自力摂取も可能になります．角度が上がると喉頭侵入しやすくなることもあるので徐々に試します．30°では難しい場合には，側臥位や一側嚥下など，姿勢をもう一度考えるのも一つの方法です．

赤ちゃんせんべい法

赤ちゃんせんべいは，口に入れると咀嚼が促されるとして，嚥下訓練に用いられます．もし咀嚼が起こらなくても，唾液でふやけてペースト状になるため，嚥下がしやすく安全です．患者さんにも，流動食ばかりで張り合いのない食生活の中で，硬いものを食べさせてもらえるのは，励みになります．きなこ餅などの種類がある「ふんわり名人®」シリーズも同様に使いやすいお菓子です．

K-point 刺激法

なかなか口を開けてくれなくて困るときに有用です．嚥下訓練だけでなく，**食事介助**，**口腔ケア**にも応用できます．上下の歯を噛み合わせた頂点（**図7-3**の●）の内側（**図7-3**の★）をK-pointと呼び，**開口を促すことのできる敏感な部位**なのです．ここの粘膜をアイス綿棒，スプーン，舌圧子などで軽く圧迫刺激をすると，開口が得られます．歯をぐっと食いしばってしまう場合は，歯列の外側に沿って指を挿入し，奥にあるK-pointを爪で刺激します（**図7-3**）．

咽頭残留除去法

咽頭収縮や食道入口部の開大が弱いとき，1回の嚥下では食塊が飲み込み切れず，咽頭に残留してしまいます．このままにしておくと，さらに残留が増えてくると溢流性に喉頭侵入や誤嚥をしてしまいます．食物の逆流による不快感につながることもあります．嚥下内視鏡や嚥下造影で咽頭残留がみられた患者さんでは，検査時に残留除去法も試し，有効な方法をいくつか見つけておくよ

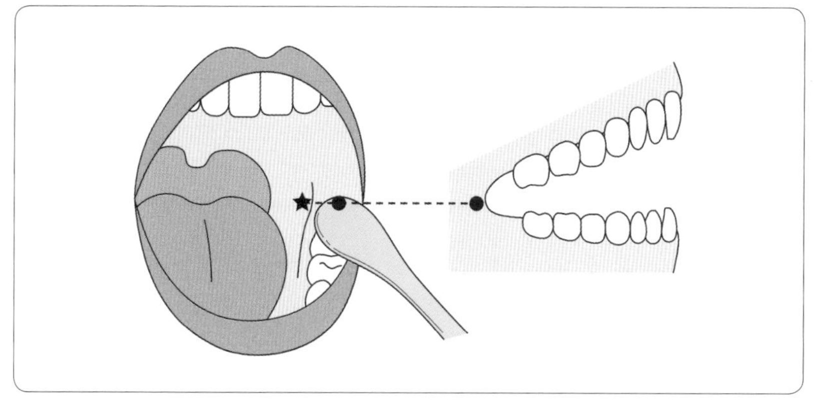

図 7-3　K-point 刺激法

うにします．精査が行えていない場合でも，残留を疑う症状がないか確認しましょう．口腔内に残留が多い，嚥下後に声が湿性嗄声（ゴロゴロ声）になる，頸部聴診でゴロゴロした音が聴こえる，1 口目ではなく数口目でむせこむ，喉に残っているような感覚がある，などがあるときには，咽頭残留を疑い，以下のような方法でこれらが改善するかを試します．

・**空嚥下，複数回嚥下**：1 口を嚥下するごとに，追加で 1～2 回の空嚥下をしてもらうとよいでしょう．「唾を飲み込んでください」という指示が伝わりにくいときには，**空のスプーンを口に入れる**と，嚥下が誘発されやすくなります．それでも誘発されにくいときには，スプーンを冷水で冷やしたり，アイス綿棒の利用，また微量の水を嚥下してもらうと有効なこともあります．

・**交互嚥下**：咽頭残留を除去する，もう一つの方法です．異なる物性のものを嚥下して残留を除去します．例えば固形物が残留した場合には，とろみ水やゼラチンゼリーを少量嚥下すると，残留がきれいになります．除去できたかどうかは，残留の徴候が改善したかどうかで確認しましょう．

　「残留があるときだけ」というのも難しいので，普段から心がけてもらうようにします．**残留しやすい形態のものを食べたあとは，より安全な形態のものを**食べてもらいます．例えばおかずを 2 口食べたら，お粥を食べてもらう，といった具合です．小学校などで指導される**「三角食べ」**に似ていると思いませんか？　残留しにくいゼリーを食後に食べてもらうのもデザート感覚でできる残留除去法です．

・**頸部回旋**：頸部を右へ回旋すると，右の梨状窩は狭くなり，残留したものが押し出されやすくなります．加えて，左側の梨状窩の通過が改善し，残留が除去されやすくなります．食後に頸部回旋と空嚥下（またはとろみ水などとの交互嚥下）を組み合わせると，残留除去効果が期待されます．

その他，随意的な咳や咳払い，努力性嚥下（咽頭に力を込めて嚥下する），大声を出すこと，声を出しながら頸部を回旋することなども，残留除去に有効なこともあります．できれば嚥下造影や嚥下内視鏡で確認しながら，その患者さんに有効な残留除去法を見つけておくと安心です．患者さんとしても，動画でみることでその手法の必要性を理解し，アドヒアランスがよくなります．

現場の声　言語聴覚士 井上浩子さん（飯塚病院）

STの視点

当院ではST介入時に入院前の情報収集の確認を必ず行っています．もともとの食形態や姿勢，とろみの有無，嚥下の状態や摂取状況などを把握した上で介入しています．環境も含めて患者さんの状態を把握することでリスクを回避し，早期に経口摂取ができることにつながります．また，カルテから患者さんの経過やバイタル，検査所見を確認し，嚥下評価時には意識レベルや呼吸状態が安定しているか，また口腔内環境（義歯の有無など）もみています．経口摂取に関して，患者さんやご家族の希望を把握し他職種と連携しながら関われる環境にあることはとても重要だと思います．

退院や転院前には情報提供書での申し送りや必要に応じて直接来院していただいて食事場面をみながら伝達することも行っています．今後の課題としては，退院後も安全に経口摂取を継続していただくことを目標に，近隣施設や病院と食形態のすり合わせを行うことも必要だと考えています．

5 気管切開孔がある場合の嚥下評価と訓練

気管挿管中で抜管が可能かどうかが悩まれる際に，誤嚥をしても吸引や気道確保が行いやすいという理由で，気管切開が選択されることがあります．また，これを理由に閉鎖に踏み切れない症例もあります．ただし，気管切開孔があることで，誤嚥をしやすくなることは，知っておく必要があります．その上で，気管切開孔の閉鎖の可否について適切に判断しましょう．また，嚥下評価や訓練の方法も通常とは異なるため，知っておくとよいでしょう．

Ⓐ 気管切開のもたらす利点

挿管中の患者さんに気管切開術を行えば，挿管チューブによる咽頭不快感がなくなるため鎮静剤を中止でき，患者さんに覚醒してもらって，意思疎通がとりやすくなります．離床して，リハビリもずっと進みやすくなります．体幹や呼吸を鍛えれば，嚥下にも好影響です．呼吸状態が悪化しても人工呼吸器の設定調整や着脱が容易で，下気道の吸引も患者さんの苦痛が少なく行えます．スピーチバルブを使用すれば会話も可能で，管理を覚えれば退院も可能です．

Ⓑ 気管切開に伴う弊害

一方で，気管に異物が常時あることでの弊害も大きいのです．カニューレやカフの**異物感により気道分泌物が増えます**．カニューレの重みや創部の瘢痕化に伴い喉頭の動きが難しくなるため，喉頭挙上が不十分となり，**喉頭侵入や誤嚥をしやすくなります**[4]．また吸気・呼気ともに気管切開孔を通るため，声帯が不使用による**廃用や感覚障害**をきたし，さらに誤嚥しやすくなります[5]．こうした弊害は，気管切開孔が長期化するほど強くなります．通常の気管切開の位置（第 2-5 気管軟骨）より高い位置で切開が行われた場合や，緊急気道確保目的に甲状輪状間膜切開が行われた場合にはさらに喉頭の動きが妨げられます．気管切開孔のある患者さんを受けもつ際には，気管切開が行われた経緯や術式を確認することも，方針を組み立てる上で重要です．

Ⓒ 気管切開からのウィーニング

できるだけ早期に気管切開孔を閉鎖する努力が必要です．人工呼吸器と同様に，ウィーニングの過程を経て安全に行います．各段階で数日～1 週間ほど様子をみて，安定していることを確認してから次の段階へ進みます．

まずは**人工呼吸器からの離脱**です．器械を離脱して人工鼻に変更後も呼吸筋疲労や 2 型呼吸不全，肺炎，無気肺などがみられず安定していたら，次は**カフなしカニューレに変更**することを検討します．気道分泌物が多い場合，カフなしカニューレにすると誤嚥性肺炎になるのではないかということで変更を躊躇されることがありますが，カフの存在によりかえって分泌物が増えていることも多いのです．唾液が嚥下できていれば，ある程度の分泌物は処理できるはずです．誤嚥をしたとしても肺炎をきたさないように，徹底した口腔ケアを継続した上で，あえてカフなしカニューレを試します．

カフなしカニューレで呼吸状態が安定しており，感染徴候がみられない場合には，**カニューレの抜去**を検討します．いきなり抜去することが難しい場合には，**スピーチバルブへの変更**を試みます．スピーチバルブは気管切開孔から吸った空気を声帯方向へ吐き出すことで，発声が練習できるだけでなく，声帯への空気の流れが生まれるため，声帯の感覚を取り戻す手段になります．ただし，複管式のスピーチカニューレは内腔が狭いため，病状によっては呼吸努力が増し，呼吸筋疲労をきたして誤嚥が増えることがあります．

気管切開からのウィーニングは試行錯誤になります．何かを変えたときには，症状や呼吸様式，気道分泌物の量や吸引回数，熱やX線所見などをこまめに確認し，総合的に評価します．また，廃用が進んだ患者さんにとって，急にカニューレを変更すると，時間経過とともに疲労が蓄積し，日勤帯は問題なかったのに夜間に急変するということがあります．初めは訓練中や会話時だけ，日中だけといった**短時間から少しずつ慣らしていく**ことも重要です．

D 気管切開孔があるときの嚥下評価

気管切開孔があっても，通常通り，口の運動や唾液嚥下，水飲みテストなどを行います．ただし，気管切開孔があると誤嚥をしやすいため，より慎重にモニタリングを行います．できれば初期評価時は**嚥下内視鏡**を用いて観察しながら嚥下をするとより多面的な情報が得られます．さらに，**内視鏡を気管切開孔から挿入して声帯を見上げる**と，嚥下時に誤嚥をしていないかどうかが可視化できます．このとき，**食用着色剤**を利用すると確認しやすくなります（粘膜や痰などと見分けやすいように，青や緑を用います）．内視鏡が行えない場合でも，着色水を飲んでもらい，気管内から着色された分泌物が吸引されるかどうかを確認する着色水テストを行うことは有益です[6]．フードテストや，その後の訓練も，色のついたものを使うことで誤嚥の有無を確認しやすくなります．

E 気管切開孔があるときの嚥下訓練や食事

気管カニューレを留置している患者さんの食事の際によく聞かれるのが，「食事のときにカフ圧を上げたほうがよいですか」という質問です．たしかにカフ圧を上げることで，カフと気管の密着度が上がり，誤嚥を予防できそうな気はします．ただし，カフはそもそも，**誤嚥を防止するためにあるわけではありません**．気道内に陽圧がかかりやすくすることで換気効率を改善したり，カニューレの先端が気管に当たって肉芽形成するのを防ぐことが主な目的です．カフがあることで大きなものの誤嚥は予防できていますが，微量誤嚥は防ぎ切れません．咳嗽や嚥下，体動，経時変化などでカフ圧が減弱したときにカフ上部に貯留したものを誤嚥します．カフ圧を上げると，気道粘膜の血流障害から潰瘍や肉芽形成の原因になります．さらに，気管食道ろうなどの合併症も報告されているため，**食事時のカフ圧の追加は推奨されません**．むしろ，こうした合併症を防ぐために，最近のカニューレはカフ圧が経時的に減弱する仕組みを取っています．カフ圧が最適とされる耳たぶの弾力になっているか定期的に確認しましょう．カフ圧計を用いるとより客観的に評価でき，カフの損傷にも早めに気づけます．

F カフを離脱できない重症例の訓練：送気訓練

嚥下の訓練を進めようと思っても，呼吸状態が許さず，なかなかカフを離脱できない患者さんがいるのも事実です．地道な呼吸リハビリや栄養療法はもちろんのこと，こうした症例では送気訓練が有用な可能性があります．**カフ上吸引ラインより，逆に酸素を送り込む**ことによって，気管内から声帯へ送気されます．気管切開孔のある患者さんでは気管内から声帯への空気の流れがないため声帯が廃用，感覚低下をきたします．声帯への送気を行うことで，声帯に貯留した唾液を処理したり，発声する訓練にもなったりします[7]．**喉頭の感覚の改善や，唾液嚥下の頻度の向上，喉頭侵入や誤嚥の改善**も報告されるようになってきています[8]．声が出せることは，患者さんにとって大きな励みにもなります．すべての患者さんで有用というわけではありませんが，適応や詳細な方法を文献で確認し，検討してみてください．

参考文献

1） 岩田義弘，他：耳鼻，図 56:S195-201, 2010.
2） 倉智雅子：言語聴覚研究，7:31-38,2010.
3） 日本摂食嚥下リハビリテーション学会：訓練法のまとめ（2014 年版）．（https://www.jsdr.or.jp/wp-content/uploads/file/doc/18-1-p55-89.pdf）
4） 古川浩三，他：耳鼻臨床，補 42:119-124,1991.
5） Feldman SA, et al：Lancet, 1:954-955, 1996.
6） Bechet S, et al：Dysphagia, 31:721-729, 2016.
7） McGrath BA, et al：J Intensive Care Soc, 20:59-65, 2019.
8） 小池一郎，他：日摂食嚥下リハ会誌，19:69-74, 2015.

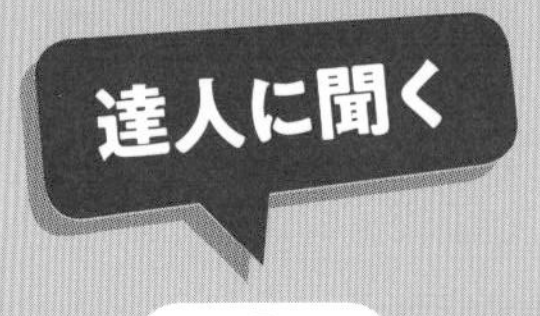

今回の達人
木村病院 診断部 リハビリテーション科
相良亜木子 先生

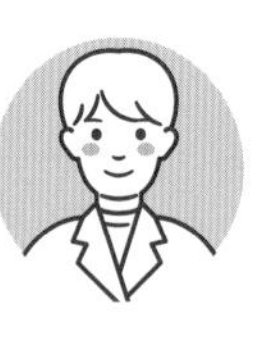

第8回

リハビリテーションの考え方

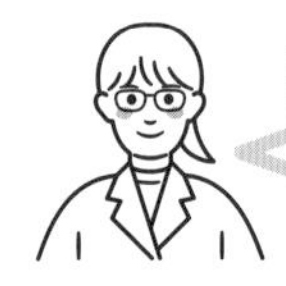

患者さんのもつ力を引き出す，生粋のリハビリテーション科の医師です．リハビリテーションといえば筋トレを想像していた私に，研修医の頃，その奥深さを教えてくださいました．教わることの少ないリハビリテーション医療の視点についてお聞きしました．

吉松 **リハビリテーションの考え方や，主治医の役割を教えてください．**

相良 リハビリテーション科では，よく国際障害分類（ICIDH）に基づいて問題点を整理し，考えます．疾病（disease）を原因として，機能障害（impairment）が起こり，それによって能力障害（disability）をきたし，その結果として社会的不利（handicap）が起こる．例えば嚥下障害で考えると，これは疾病ではなくて機能障害です．そうなるには原因になる疾病があります．主治医としては，まず**嚥下障害を起こした原因をきちんと把握**することがとても重要です．そしてその治療をしないと，それに続く機能障害や能力障害を良くしようがないし，社会的不利の解決にもたどり着けません．

また，疾病の治療後に機能障害が残ってしまうことはあります．機能障害をできる限り小さくし，残された機能を最大限に活用する，あるいは何かにより補うことで能力障害や社会的不利を減らそうとするのが，リハビリテーション治療の考え方の一つです．治らなくても，道具で補い，介助してもらいながらでも残された力を最大限に発揮することを重視します．補う道具として，視力が低下したらメガネをかける，歩くのが不安定なら杖を使うのと同じように，嚥下障害ならとろみ剤や嚥下食を用意したり，栄養障害なら胃ろうを使います．視力が悪くなった子どもに，メガネなしで頑張って勉強しなさいとは言わないし，視力に合わせてメガネを作り替えるように，**嚥下障害があるなら機能にあった食事や工夫を**考えましょう．

さらに，最近では国際障害分類から国際生活機能分類（ICF）に変わり，環境因子や個人因子といった背景にも視点を置き，活動や参加が重視されています．勉強したい方は調べてみてください．

吉松　**まず原疾患の治療からですね．医師としての基本姿勢ですね．**

相良　そう思うでしょうが，案外難しいんです．誤嚥性肺炎では高齢者が多くて，老化による嚥下機能の低下もある．それでも，**原因が本当に老化だけなのか**，きちんと調べましょうね．これまで普通の食事を食べていた方が，初めて誤嚥性肺炎で入院したときに，嚥下機能がゆっくり低下してきていたけれども気づかれてなかっただけなのか，別の病気が隠れていて嚥下障害が初発症状として出てきたのか，あるいは何か急性疾患で突然嚥下障害が起きたのか，と考えてみてください．嚥下障害が初発症状になる神経疾患もあるし，四肢の神経症状が目立たない脳幹の脳卒中などを見逃さないようにしてほしい．食道癌や咽頭癌が見つかることもあります．

「発熱・尿路感染症で昨日入院した方の廃用予防をお願いします」と依頼されて診察にいくと，左手が上がらなくて，麻痺があり，実は急性期脳梗塞だったということがありました．発熱に関する診察しかしていないのか，救急受診時に左手が動いていたのか，先生たちもわからない．病棟の看護師に聞いてもいつから左手が上がらないのかわからない．急性期病院に勤務しているときには，年に数例は主治医が気づいていない脳卒中に遭遇しました．誤嚥性肺炎でも，同じようなことはあり得ます．誤嚥性肺炎は嚥下障害の結果なので，主治医として**重大な原因疾患を見逃さないように**しましょう．

吉松　**嚥下障害や食事より，まず原因疾患を探る努力は重要ですね．**

相良　そういう主治医力を磨いてほしいですね．嚥下障害をきたす原因疾患が最低 10 個，できれば 20 個あがると，実地でも鑑別ができるのでは？　特に神経疾患の多くは進行性で，いつか必ず嚥下障害は出てきます．そういう基礎疾患がある人は，定期的に嚥下機能を評価し，肺炎のリスクがあることを話しておくとよいですよ．

吉松　**食事やリハビリテーションについては，どう把握するとよいですか？**

相良　主治医からよく「○○さんご飯食べられますか，歩けますか？」と聞かれます．今の様子が知りたい場合，食事が開始されているなら，食べられるかどうかはみに行けばわかるし，歩けるかどうかは，訓練をみるか，診察時に起き上がって歩いてもらうとわかりますよね．

「嚥下障害で食事がとれないので診てください」と頼まれて診にいくと，食べられない原因は腹痛だったことがありました．嚥下機能は異常ありませんでした．その先生は「食事中にむせた」という看護師の記録をみて嚥下障害を疑ったようです．むせたというだけで，食べられない理由は嚥下障害であると思い込むことがあります．では喘息でよく咳をしている人が食事中に咳をしたら，それはむせなのかというと，どうですか．食べるところしかみてない人は嚥下障害と思うかもしれません．疑うことは悪くないけれども，食べる前から咳があったならそれは呼吸器疾患の症状かもしれません．

最近は便利になり，電子カルテを開けば熱も食事量も，X線や検査結果もみられるので，医局からあたかもリモート診察ができてしまいますが，主治医なんだから**患者さんのベッドサイドへ行って，呼吸の観察や聴診をする**のは当然ですよね．リハビリテーションがうまく進んでいるのかを知りたければ，このときに端坐位になってもらって聴診すればよい．起き上がり方がみられるし，背部も聴診できる．主治医なら毎日の診察でそれぐらいしたっていい．寝返りしかできないのか，起き上がれるのか，立てるのかを，自ら介助してみれば，ご家族が「介護が大変そうで連れて帰れません．」というのも共感できます．あるいは，ご家族がベッドで寝ている姿しかみていなくて，連れて帰れないと言っても，「今朝も，自分で起き上がって僕と一緒に廊下の向こうまで歩きましたよ」と言えればどうでしょう？　ベッドの上で横になっている患者さんの姿が，本当の姿ではないかもしれません．**生活をする人として，観察**しましょう．

少し話がそれますが，術後合併症が少ない外科の先生は，忙しくても実際に患者さんを起こして，術後肺障害を減らし，廃用を予防するために一緒に廊下を歩いたりと，主治医としての努力をされています．これこそ主治医力ですよ．

吉松 **なるほど．食事や動きをみるときのポイントはありますか？**

相良 食事は食べ初め，途中，最後で様子が変化することがあるから，少し**時間をかけて観察**しましょう．特に体力が落ちた高齢者では重要です．介助で食べると肺炎を起こさないのに，自分で食べると起こす人は，どんな食べ方をしているのかをみることで解決法が見つかり，主治医として指導ができるかもしれません．看護師や療法士と一緒にみるのもよいですね．

動きをみるときに，動いてくれるときはよいけれど，少しも動いてくれない患者さんもいますよね．でも，患者さんは「動いてっていう前に，熱下げてよ．痰が絡んで苦しいからなんとかして」と思っているかもしれない．まずは主治医としてそこを見極めてほしい．動いてくれないときは，起き上がる体力がないのか，起き上がれるけれども足がついてこないのか，それとも動くと息が上がるのか．それによって対処法が変ってくるので，よく観察しましょう．

吉松 **患者さんへの声かけのコツはありますか？**

相良 患者さんは，大抵は主治医の言うことを一番聞きます．看護師が「起きてください」と言ってもなかなか聞いてくれなくても，主治医が言うと患者さんの反応が違う．看護師や療法士から，「先生から言ってもらわないと」とよく言われませんか？　主治医だからこそ，**とにかく声をかけましょう**．

例えば「リハビリテーションはどんなことをしましたか」と聞いて，歩いたと答えれば，「じゃあ歩くところをみせてください」と一緒にやってみてください．どうしても忙しいなら，週に１回でもよいんです．さらに「先週よりすっと起き上がれましたね，足が良くあがってますね，歩くのがしっかりしましたね，頑張ってるんですね」なんてフィードバックをしてあげるとよいです．まだ難しいときでも「来週には○○ができるように，練習を続けましょうね」と言えば，励みになります．すると患者さんは療法士に，「よくなってるって先生に言われた」とうれしそうに報告するし，「先生に頑張れって言われたから」とやる気をみせる．主治医の言葉は療法士たちにとっても大変うれしく，ありがたいんです．

吉松 **患者さんにも療法士さんにも，私たちの言葉は大事なのですね．**

相良 **患者さんはもちろん，療法士も人間**なので．患者さんへの関わりや声かけを積極的にしている主治医の患者さんには，訓練の内容にも少しだけプラスアルファの何かがあるような気がします．主治医から直接連絡が入る，普段から相談に乗ってくれるといったコミュニケーションがあるとさらによい．逆に，「リハビリテーションがちゃんとしてくれないから退院できないよ」なんてどこかで言われているのを聞くと，非常にショックを受ける．リハビリテーションも医師が指示する治療法の一つですが，薬と違うのは，人がすることだから，そこに良くも悪くもファジーさがあります．

吉松 **なるほど．最後に，若手医師へのメッセージをお願いします．**

相良 リハビリテーション科で，私は最初に**「治療の主役は患者さん」**と教わりました．主治医は，「主」という字がついていますが，主役ではないと考えてください．ときどき，主治医がこうしたいというのに患者さんを従わせようとしている，主治医が主役になっているなと感じることがあります．主治医が患者さんの思いをかなえてあげられないのが本当のところかもしれません．

達人の教え

リハビリテーションにおける主治医の役割は？

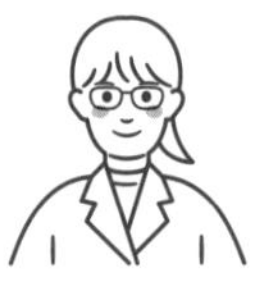

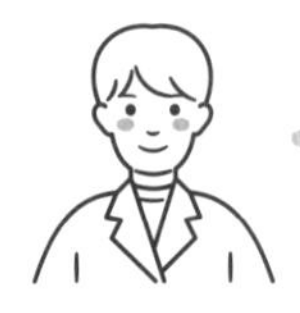

原疾患の診断と治療をきちんとしよう．
患者さんの生活動作を実際にみて，
フィードバックしよう！

ちょっと、ひと工夫

生活を訓練に変えよう

経口摂取は一夜にしてならず．日々訓練に取り組んでも，リハビリの時間はせいぜい1日30分程度です．その他の23時間30分の過ごし方が嚥下機能の改善を決めると言っても過言ではありません．とはいっても，看護師は忙しく，患者さんは訓練が面倒で，ご家族も専門的なことはできません．そこで，言語聴覚士に成り代わることはできなくても，日常生活の中に訓練を楽しく取り入れることができたら，無意識に嚥下を鍛えられると思うのです．

起床時／就寝前：元気なあいさつと深呼吸

声を出したり深呼吸をしたりすることで，覚醒し，嚥下訓練になり，気分も良くなります．また時間帯に即したあいさつをすると，見当識が維持され，せん妄の改善にもつながります．体力や肺機能，声帯機能が低下した患者さんは，発声をサボる（避ける）習性がついていることがあります．こちらが元気よくあいさつをしても，小声で返されたり，軽くうなずくだけだったりします．こんなとき，「○○さんの声をもっと聞きたいのです，おはようございます！」などと，言ってみたりします（疎ましがられているかもしれません）．

午前中：とにかく座る

スタッフが忙しくてゆっくり関われないときも，臥床するよりは座って過ごすほうが，嚥下の訓練にもなります．頭部は3kgほどの重みがあるので，通常は座っているだけでも，頸部の筋肉（＝嚥下に関わる筋肉）で3kgの荷重訓練をしている状態です．臥床すれば，それを完全にサボっていることになります（荷重0kg）．せめて体幹を30°上げれば1.5kg，60°上げれば2.6kgの荷重をかけられます．ただし褥瘡ができないよう，背部や腰回りの衣服のしわに注意をして，体がずり落ちないように膝下にクッションを入れる，足も少し挙上するなど工夫します．また変に力が入って疲弊しないよう，楽な姿勢を心がけましょう．私は回診時，臥床されている患者さんはまず体を起こすようにしています．看護師からすると，先生また姿勢変えてる……と思われているかもしれません．

午後：おしゃべりの時間をとります

眠くなりがちな昼下がりは，おしゃべりにぴったりです．発声は呼吸にも嚥下にも良い訓練であることをご家族にもお伝えし，面会時にいっぱいお話しして訓練に協力してもらうようお願いしています（ご家族にとって，嚥下訓練に関われるというのはうれしいことです）．患者さんが話している時間ができるだけ長くなるように工夫し，会話中にも，「もうちょっと大きな声で」などとお願いします．また，同室者との会話が弾むのも知らず知らずのうちにできる嚥下訓練です．当院の呼吸器病棟は歴史を感じさせる７人部屋なのですが，患者さんたちは自分のベッドにいながら，離れた患者さんも交えてみんなで会話をするのです．これは結構な発声練習になっているなと，私は一人ほくそ笑んでいます．

その他，吹き戻し，風船，ハーモニカや笛，変顔大会，カラオケなどの遊びを取り入れると，ますます楽しく訓練ができます．生活を訓練に変えてしまう発想，みんなで考えれば，もっといろいろな案があがりそうですね．

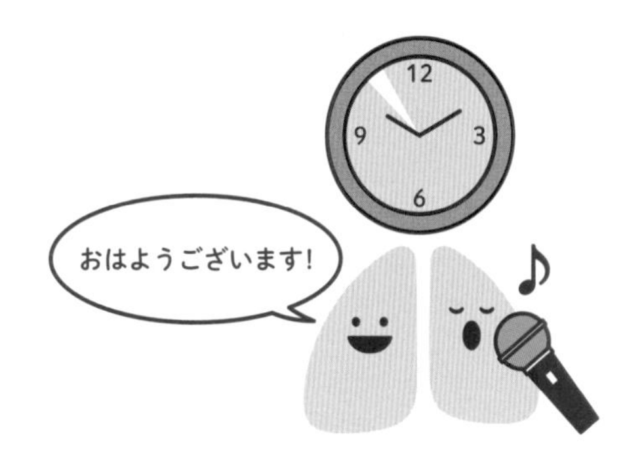

ちょっと、ひと工夫

涅槃像に学ぶ，完全側臥位法

子どもの頃，ソファーでごろんと横になってお菓子を食べていて，叱られたことはありませんか．今なら，「嚥下に安全な方法で食べてるのだから」と，言い返せる気がします（もうそんな食べ方はしないのですが）．それが“完全側臥位法”です．呼吸器学会のため訪れたタイで涅槃像をみたときに，この方法を思い出しました（実は飯塚病院の近くには世界最大の釈迦涅槃像が，そして群馬には仰向けの涅槃像があります）．

真横になって食べるなんて，いかにも危なそうですが，なぜ安全なのでしょうか？　これは，咽頭残留が起こるという前提で定められた方法なので，重度の嚥下障害でも比較的安全性を保ちやすいのです．咽頭に残留があると，通常の30°仰臥位法などであれば喉頭侵入し，場合によっては誤嚥をしてしまいます．完全側臥位になると，残留物が貯留してもすぐには声帯に到達しないため，誤嚥をしにくいのです．追加嚥下や，次の一口を嚥下する際に，残留したものが一緒に梨状窩から食道へと誘導されます．

残留を安全に保つスペースの確保だけでなく，姿勢の維持にも有用です．体幹が弱い場合にも側臥位であれば維持しやすく，一度しっかりとポジショニングをすれば，食事に時間がかかっても崩れにくいという利点があります．利き手が上であれば，自力で摂取もできます（30°ではなかなか自力摂取は難しいものです）．重度の障害をもつ高齢者などを視野に日本で発案された方法であること，また初めの報告以降，各地の施設で“一般病院でも安全に実施可能であった”報告がなされていることからも，私たちが日々摂食に悩む患者さんたちに活用できる気がします．

とはいえ，横になって食べるというのは，患者さんにとっても，また介護者にとっても，想像以上に違和感があり，人道的にいかがなものか，という意見も耳にします．けれども，どうしても他の姿勢では安全に食事を摂れないときの手段として知っておくと有用です．実際に発案者の先生がこのような姿勢で食べておられる写真が載った文献もあるので，調べてみてください．

ただし，横になると眠くなってしまうためか，意識レベルや活気が下がることがあります．また，呼吸様式が変化したり，関節の痛みを感じることもあります．患者さんの状態に応じて，工夫，選択するようにしましょう．

なお，この姿勢は誰もが知っているものではなく，応用編になるため，本文には載せませんでした．“完全側臥位法”といっても，スタッフ間で想像するものは違うでしょう．また患者さんによって，体交枕を添える位置などが変わってきます．肘をついて手で頭を支える方法や，腕枕のような姿勢も応用可能です．安全上も，そして患者さんの心地よさもちょうどよい姿勢を見つけたら，その状態で（患者さんの了承を得て）写真を撮り，ベッドサイドに掲示するな

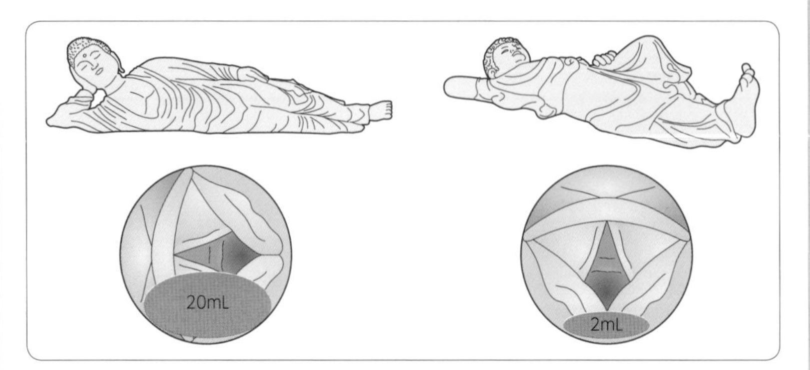

図１　涅槃像に学ぶ完全側臥位法

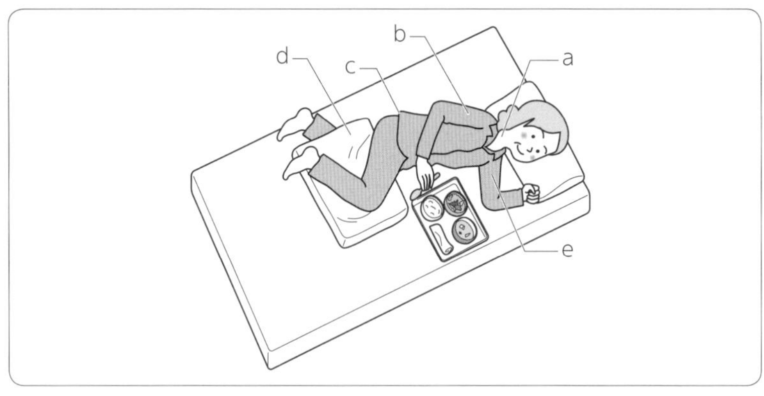

図２　完全側臥位法の体位

a. 頸部側面が真下になるように横になる
b. c. 肩と骨盤はベッド面に対して垂直にする
d. 姿勢が背側に崩れないよう骨盤を垂直に保つため，上になっている下肢を下になっている下肢よりも前方に出し，両脚の間にクッションを入れる
e. 下になっている上肢が体幹で圧迫されないよう腕を前方に出す
※体幹は「く」の姿勢をとる

（福村直毅，他：総合リハビリテーション，40: 1335-1343, 2012より作成）

どして共有する工夫も重要です．他にも姿勢の工夫はたくさんありますので，興味をもたれた方はぜひ，嚥下訓練の成書を手にとってみてください．

参考文献

1）福村直毅，他：総合リハビリテーション，40: 1335-1343, 2012.

8 予防

ここが大切

- 誤嚥性肺炎の診療は，予防までがひとくくり
- 「誤嚥させない，肺炎にさせない，苦しませない」の3段階で考える
- 原疾患の治療と口腔ケアが大前提
- 薬物的な予防は試してみる価値あり．手術は慎重に検討しよう

誤嚥性肺炎の診療は，診断から治療，そして再発の予防までがひとくくりです．肺炎を治療しただけでは誤嚥や肺炎の根本的な原因に迫れておらず，再発しかねません．かといってやみくもに，とろみや絶食を指示することは非人道的です．今回の誤嚥性肺炎の原因が何であったのか，臨床推論を行った上で原因を治療するのはもちろんのこと，生活や価値観までを踏まえて，どこまで適切な予防法を組み立てられるかが主治医力だと思うのです．

例えば体育の授業中に喘息発作を起こしたお子さんが来院したとしましょう．発作時の治療だけでなく，発作予防が必要であることは周知の事実です．では，今後は体育に参加することを禁止するでしょうか．主治医はきっと，安易な要素に騙されるのではなく，原因をきちんと見極める努力をします．その子が育っていく上で体育の授業に参加することの意義を踏まえて対策を考えます．喘息はそもそも体質が影響するので，発作予防として吸入薬による薬物療法を行うでしょう．また感染予防策の説明，「体育の前日はしっかり睡眠をとること」，「ゼーゼーしたら休憩すること」，「体調の悪い日には無理をしないこと」，などを説明するでしょう．よく問診すると，体育の前にパンを食べたことがわかり，小麦による運動誘発性喘息という診断がつけば，小麦を摂取後は運動をしないように指導することで発作が予防できるでしょう．本人を生きづらくしてしまうほどには生活を変えず，できるだけ発作を予防するのが主治医力のみせどころです．誤嚥性肺炎の予防も，これと何ら変わりはありません．

誤嚥性肺炎の予防の目指すところは，単に誤嚥を防ぐことではありません．**誤嚥をしない**ほうが安全ではありますが，**誤嚥をしたとしても肺炎にならない**

こと，そして**肺炎になったとしても苦しまない**ことの 3 つの視点で考えると，診療に膨らみができます．この **3 段階を意識**しましょう（下図）．

なお予防のうち，食事にまつわることは第 5 章（92 ページ）で，訓練については第 7 章（158 ページ）で取り扱っています．

1 原疾患の治療

何よりも重要なのは，誤嚥の原因の治療です．薬剤性であれば，被疑薬を減量・中止または変更します．腫瘍性疾患や胃食道逆流症（GERD）のように治療できるものや，パーキンソン病のように症状を軽減できるものがあります．また脳血管障害のように，原疾患の再発予防も重要です．**薬物治療**だけでなく，例えば GERD に対する**生活習慣**の指導，腫瘍性疾患や食道裂孔ヘルニアの**手術療法**，食道の術後狭窄に対する内視鏡的処置も含みます．原疾患の治療は誤嚥性肺炎の予防にもなることを認識して，取り組みましょう．

また肺炎の原因となる原疾患として，下気道のクリアランス低下や易感染性がある場合にはその治療も重要です．慢性呼吸器疾患の治療，禁煙，**呼吸リハビリや運動療法**，排痰，断酒，糖尿病の管理などがこれに当たります．

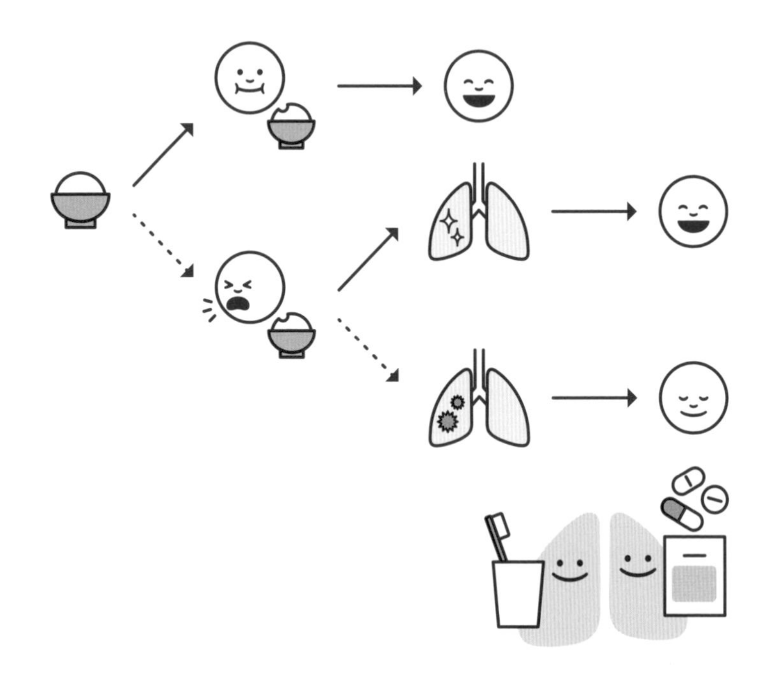

2 口腔ケア

原因に関わらず，**すべての誤嚥性肺炎で口腔ケアが必要**です．健常者でも半数ほどは，夜間に唾液を誤嚥していることがわかっています．唾液とともに，口腔内に無数に存在する常在菌も誤嚥しているわけです．歯についたプラーク1g中の細菌数は，糞便1g中の細菌数と同等であるといわれています（つまり，口腔ケアをせずに食事をするということは，歯に便がついたまま食事をしているような状態ということになるでしょうか）．口腔内が一見きれいにみえても，歯の間や裏側には汚れがたまりやすいため，ペンライトや舌圧子を活用して意識的に診察します．当院の歯科口腔外科医がいつも口にしている標語「歯が1本あれば歯ブラシを使え，歯が2本あれば歯間ブラシも使え」は，筆者も真似させてもらっています．

口腔ケアは，口腔内がきれいになることで，誤嚥をしても肺炎にさせないのはもちろんのこと，他にもいろいろな作用が期待できます．例えば唾液腺がマッサージされ，唾液分泌が活発になると，唾液による抗菌作用や自浄作用が働くようになります．また，保湿されると痛みが軽減し，動かしやすくなり，随意的な嚥下も増えます．さらに，嚥下にまつわる器官のストレッチや訓練にもなります．このことを患者さんや介護者，看護師にも伝えると，口腔ケアを続ける原動力にもなるのではないでしょうか．

なお口腔ケアで用いる洗口剤や水の誤嚥には注意を要します．口腔ケア施行時には食事摂取時と同じように，**誤嚥をしにくい姿勢**（ベッドのギャッジアップ，頸部前屈など）をとります．誤嚥のリスクが高い場合には，水を用いない口腔ケアや，持続吸引装置を用いたケアなど，十分な安全策をとります．

初診時に口腔内の状態を確認し，看護師（通院治療の場合はご家族）に口腔ケアを依頼するとともに，その際の姿勢についても指導しましょう．汚れが強いとき，亀裂や出血などのためケアが難しいとき，一般的な口腔ケアで改善が乏しいときには，早めに歯科口腔外科医や歯科衛生士に診てもらいましょう．

また，入院中は慣れたスタッフが何気なく行っている口腔ケアも，自宅や施設で続けられるとは限りません．介護者でも行えるように，自宅で活用できる道具を用いて，**入院中から練習**してもらいましょう．歯科衛生士に介入してもらう際に介護者にも同席してもらうと，見学したり指導をしてもらえたりします．

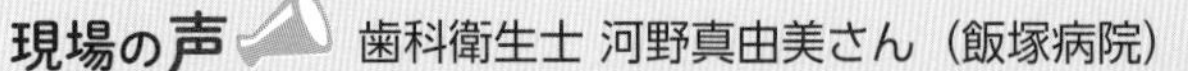

現場の声 歯科衛生士 河野真由美さん（飯塚病院）

非専門家でもできる口腔内の評価と肺炎予防

聴診はするのに，口腔内は見ていない方が多い気がします．必ずライトを使って，上顎や舌の下ものぞき込むようにして，口腔内を評価してください．肺炎の患者さんは酸素投与の影響もあって口腔内が乾燥しやすくなっています．乾燥すると菌が増えてしまうので，乾燥対策はとにかく重要です．誤嚥性肺炎を早くよくしようとするなら，保湿剤入りのマウスウオッシュでこまめに口腔内をきれいにするといいですよ．院内ではマウスウオッシュをコップに入れてかき混ぜて，ホイップ状にしてから使う方法をお勧めしています．マスクを着用したり，ネブライザーも有用ですね．マウスジェルが有用なこともありますが，乾燥したところに塗ると厚くなってしまうし，汚い口腔粘膜に塗れば，さらなる汚れになるだけです．口腔内に汚れやカビがあるときには，そこだけにとどまらず，咽頭までつながっていると想定してください．汚れのせいで喉と口蓋がくっついてしまって酸素が取り込めず苦しんでいる患者さんも見かけます．しっかり取り除いてあげましょう．

3 義歯の扱い方

口腔ケアについてお話しすると，「歯がないので歯磨きはしない」といわれることがあります．歯がなくとも，口腔内には細菌がいます．義歯がある場合は口腔内だけでなく，義歯自体も確認します．義歯を外してみると裏に食物残渣やプラークが付着していたり，義歯が外れなくなっている（あるいは，不使用により装着できなくなっている）ということもあります．**義歯が不衛生**であると，誤嚥をした際に肺炎をきたしやすくなります．

義歯が必要なのに装着していないと（あるいは義歯が合わないまま使用していると），咀嚼や食塊形成がうまくできません．まとめられずにばらけた食物が口腔内や咽頭に残留して，後に誤嚥したり，あるいは咀嚼しきらなかった塊で窒息しかねません．義歯は咀嚼する意味だけでなく，上顎に厚みをもたせて舌から硬口蓋へ力を込めやすくする役割ももちます．これがなければ，咽頭へ送り込みにくく，食塊が途中で止まってしまい，**窒息**しうるのです．

義歯が合っていなさそうな場合は，早めに**歯科医に相談**しましょう．義歯を一から作成しなくとも，応急的な調整で改善することが多いものです．「義歯がなくても食べられる」という患者さんによく出会いますが，「なんとか食べられている」というのと，「今後もその方法で安全に食べられる」というのはまったく異なります．必要性をお話しし，一度歯科にかかってもらいましょう．

ところで，義歯は食事のときだけつけていたらよいのでしょうか？　この答えに悩む方は，この機会に歯の機能を考えてみましょう．歯は咀嚼するだけでなく，**食塊形成**，**食物の送り込み**，**発話**にも使われます．義歯を装着しなければ，水分や唾液を嚥下する力が弱って，食事中でなくとも誤嚥する可能性が増え，自浄作用や発話明瞭度が低下し，QOL の低下にもつながります．朝起きてから夜寝るまでは（洗浄しているとき以外は）常時つけておくようにしましょう．逆に夜通しつけていると口腔粘膜の損傷にもつながるため，夜間は外し，変形を防ぐため水に浸けて保管します．

義歯の使い方で，①**毎食後に洗浄する**，②**日中は（洗浄時以外）常時装着する**，③**夜間は水中で保管する**，くらいは，主治医として知っておきましょう．

4 装具の作成

誤嚥の原因によっては，**口腔内用の装具で予防**できることがあります．例えば舌をうまく挙上できず，舌が口蓋に十分に押し当てられないために食塊の送り込みが弱い場合には，**舌接触補助床 palatal augmentation prosthesis (PAP)** を検討します．これは，口蓋部に厚みをもたせて口蓋を低くし，舌を口蓋（厳密には PAP）に接触しやすくし，送り込みの力が発揮されやすくします．頭頸部癌の術後や脳血管障害，神経筋疾患で有効性が示されています[1]．

また，軟口蓋の挙上が十分でない症例では，鼻咽腔閉鎖不全により，食塊を咽頭へ送り込む力が十分でなく，残留したり，食塊が鼻腔へ流れ込んだりすることがあります．**軟口蓋挙上装置 palatal lift prosthesis（PLP）** を義歯床や口蓋床の後方に装着すると，軟口蓋を物理的に挙上させることができます．もともとは鼻咽腔閉鎖不全による構音障害を改善させるために開発されましたが，同じ機序で生じた摂食嚥下障害にも有効性が報告されています[2]．

ただし，咽頭を診察されたときの不快感を想像するとわかるように，嚥下時に違和感や吐き気を感じることがあります．シリコンなどのやわらかい素材を用いても難しそうであれば，無理をしないようにしましょう（違和感のために随意嚥下が減ってしまったり，分泌液や逆流が増えたりしては逆効果です）．

あくまでも代償的な手段ではありますが，PAP や PLP で誤嚥が予防できそうなときには，歯科医や言語聴覚士に相談するとよいでしょう．

5 薬剤による予防

誤嚥性肺炎の予防効果が報告されている薬剤があります．ただし，誤嚥性肺炎の予防を主目的とする薬剤ではありません．**補助的な役割**であることを認識し，適応を確認し慎重に選択しましょう．症状が改善したり，発熱の頻度が減ったりすることはよく経験しますが，薬剤のみで誤嚥性肺炎がなくなるわけではありません（そんな魔法のような薬があったら，教えてほしいです）．

原疾患の治療薬

基礎疾患のある患者さんが誤嚥性肺炎になった場合，肺炎の治療や食事調整を行うだけになってしまっていることがあります．基礎疾患の症状も変動します．肺炎は，そのことを私たちに知らせてくれる黄信号です．肺炎を契機に，治療を考え直しましょう．パーキンソン病であれば，抗パーキンソン病薬の服用時間や量を工夫することで，食事時に嚥下機能や喀出能が良くなるようにできないか（あるいは，最も薬効がある時間帯に食事をできないか），重度の逆流性食道炎であれば，制酸薬などの薬物治療を強化できないか，COPD であれば，呼吸が安定するように吸入薬を強化できないか，を考えます．

吸入薬は，吸入方法を誤っているために薬効が得られていないことが半数以上にも及びます．実薬や練習用の器材を用いた確認も重要です．気をつける点は，①吸う前に息を吐くこと，②強くあるいは長く吸うこと，③薬剤の噴霧と吸気のタイミングを合わせること，④吸入回数 などです．現在は多種多様な吸入薬が出ていますので，練習を重ねても安定して吸うのが難しいなら，他剤へ変更するか，思い切ってβ刺激薬の貼付薬への変更や在宅用ネブライザーの導入を検討しましょう．誤嚥性肺炎の患者さんは，体調や活気が変動しやすく，また介護者が日によって異なることもあります．「今は吸うことができていても，自宅で毎日吸入できそうか？　慣れていないヘルパーさんでもタイミングを合わせられそうか？」も考えて，より安定して使用できるものを選択します．

また，吸入回数の指示は医療者にとっても，わかりにくいものです．吸入に慣れない患者さんや，高齢者，介護者にとってはなおさらです．「1 日 2 回 1 吸入」と「1 日 1 回 2 吸入」で，混乱したことはありませんか？　筆者は「朝夕 1 吸入ずつ」，「毎朝 2 吸入」などと書き換えるようにしています（1 日 1 回の場合は，いつ吸入するのかを患者さんと相談してから記入します）．

ワクチン（肺炎球菌，インフルエンザ）

肺炎球菌ワクチンは，肺炎球菌感染を予防するものですが，誤嚥性肺炎の予防効果が報告されています[3]．これは，肺炎球菌が口腔内へ定着していることが多いためと考えられます．**65歳以上**の患者さんには，23価肺炎球菌莢膜ポリサッカライドワクチン（PPSV23，**ニューモバックス®**）**の定期接種が予防接種法で推奨**されています．PPSV23の効果は5年以上持続しますが，経時的に抗体価が低下することもあるため，初回接種から5年以上経過したハイリスク者や免疫低下をきたす基礎疾患がある患者さんには再接種を検討します（誤嚥性肺炎を繰り返している患者さんも，このくくりに入るでしょう）．また，慢性呼吸器疾患など，肺炎に対して特にハイリスクの患者さんでは，まず先に13価肺炎球菌結合型ワクチン（PCV13，プレベナー®）を接種し，後にPPSV23を接種することで予防効果が高まります．

さらに，肺炎球菌ワクチンとともにインフルエンザワクチンも接種することで，予防効果が高まることが報告されています[4]．**インフルエンザウイルス感染に関連した二次性細菌性肺炎**は高齢者でよくみられます．インフルエンザで体調を崩すと誤嚥もしやすくなるため，予防策は積極的にとっておきたいものです．最近では両者の**同時接種**も安全性と有効性が示され[5]，両者の投与間隔の規制も2020年10月に解除されました．

ワクチンは，訓練のような患者さんの協力を必要とせず，一度接種すれば長い効果が期待でき，誤嚥性肺炎以外にも肺炎球菌肺炎の予防効果ももちろんあることから，筆者は入院を機に必ず検討するようにしています．ただし，自費になるので，患者さんやご家族に了承を得て，自施設の制度も確認しましょう．また，接種した場合は，かかりつけ医にも伝達しましょう．退院後にかかりつけ医に接種を依頼することも，一つの選択肢です（接種歴が定かでないときや，肺炎治療途中で退院になるときは，このようにすることがあります）．

アマンタジン（シンメトレル®）

パーキンソン病や脳梗塞後遺症の意欲低下に対して用いられる薬剤です．ドパミン放出促進作用により，大脳基底核でサブスタンスP分泌を調整するとされ，**肺炎の予防効果が**示されています[6]．パーキンソン病の診断がつかなくても，アマンタジンの投与により**活気や食欲，食事中の覚醒度が改善**することを経験します．ただし，ミオクローヌスや意識レベルの低下などの有害事象も報告されているため，特に高齢者や腎障害患者への投与には十分注意します[7]．

筆者は，活気改善や食欲改善のためにいろいろな手段を試してもなお，活気が低くて嚥下動作が緩慢な症例に対して，ご家族とも十分に話し合った上で，少量ずつから試すようにしています．効果がみられないときは中止，効果がみられたときには5日ほど空けて慎重に増量します．活気が上がってきたらさらに増量したくなってしまうものですが，ここは要注意です．興奮や苛立ち，せん妄のような症状が出たときには，速やかに減量します．

イミダプリル（タナトリル®）

ACE阻害薬であり，本来は降圧薬として使われます．ACEがサブスタンスPの分解を阻害するため，サブスタンスPの濃度が上昇し，咽喉頭の感覚が改善することで嚥下機能を改善するとされます[8]．慢性期の脳卒中患者で，肺炎の発症を1/3に低下させたとの報告があります[9]．「ACE阻害薬の副作用である咳を利用しているだけなので，そもそも効果が出ることのほうが少ない」という意見を耳にしますが，咳のみではなくサブスタンスPの濃度上昇をねらった治療ということになります．むしろACE阻害薬で咳が出る患者さんではサブスタンスPがもともと十分にあるため，ACE阻害薬は使用しなくてよいという見解もあります．**脳卒中における誤嚥性肺炎の予防目的に投与を考慮してもよい（グレードC1）**として，脳卒中治療ガイドラインにも記載されています[10]．誤嚥性肺炎をきたしやすい患者さんに降圧薬を使うなら，イミダプリルを使ってみる，という認識でよいかと思います．

シロスタゾール（プレタール®）

抗血小板作用や血管拡張作用を利用して，脳梗塞の再発予防に用いられていますが，サブスタンスPの濃度上昇により肺炎の頻度も1/5に軽減することが報告されています[11]．イミダプリルと同様，シロスタゾールも脳卒中治療ガイドラインで**グレードC1**とされています．

β遮断薬

β遮断薬を内服中の患者さんは，そうでない場合と比較して，肺炎の罹患率が低いことが報告されています．また，β遮断薬を内服中はサブスタンスP濃度が上昇していることもわかっています[12]．まだ観察研究のみで，追加研究を要する分野ですが，日本ではβ遮断薬の貼付剤もあるので，活用できるかもしれません．このように，嚥下にまつわる研究はどんどん増えています．

漢方薬（半夏厚朴湯（はんげこうぼくとう），六君子湯（りっくんしとう），茯苓飲合半夏厚朴湯（ぶくりょういんごうはんげこうぼくとう））

意外かもしれませんが，漢方薬が嚥下機能を改善したり，誤嚥性肺炎を予防する効果が示されてます．飲みにくい場合にはオブラートに包んで，オブラートを水で湿らせて（つるっと飲み込みやすくして）服用する，あるいはお湯に懸濁して，必要に応じてとろみをつけます．少量のヨーグルトやゼリーに混ぜる工夫もあります．最近では飲みやすい顆粒や錠剤も出てきています．経鼻胃管や胃ろうがある患者さんでは，お湯に溶かして簡単に投与できます．

半夏厚朴湯：サブスタンスPを介した**嚥下改善作用**が報告されています．長期療養型病院に入院中の高齢者を対象にした研究で，**肺炎発症率と食事摂取量が改善**しています[13]．喀痰を溶解して排出しやすくしたり，過剰な分泌物を乾燥させ，気管の攣縮を抑制させるなど，**去痰薬**としても活躍します．

六君子湯：食道下部や胃の蠕動を改善し，胃食道逆流やそれに伴う合併症を予防します[14, 15]．実際に漢方を用いた比較研究が行われているのも，わが国ならではの動きです．特に**胃切除後の繰り返す誤嚥性肺炎**では効果を実感します．食欲低下や胃ろう栄養の患者さんにも有効です．

茯苓飲合半夏厚朴湯：前述の半夏厚朴湯に六君子湯の成分と，さらに胃の蠕動を促進させる生薬（枳実）が加えられています．消化管の動きをさらによくしたいときに検討します．

そのほか，**粘稠痰の軽減**や排出のために**清肺湯**（せいはいとう），**唾液の軽減や食欲と体力の改善**のために**人参養栄湯**（にんじんようえいとう）なども使われます．ただし，清肺湯は間質性肺炎のリスクがあるため注意します．

マクロライド系抗菌薬

慢性下気道感染症に対して，気道の繊毛運動亢進などの作用を利用してエリスロマイシンやクラリスロマイシンの少量長期投与が効果的です．誤嚥性肺炎においても，**慢性気道感染に対する予防効果**や，モチリン作用を用いた胃食道逆流予防効果も示されています．**非結核性抗酸菌症があると耐性化を招く**ため，胸部画像を見直し，必要に応じて喀痰抗酸菌検査も検討し，抗酸菌感染が否定的であれば，導入しています．肝腎障害やQT延長症候群などといった副作用には注意が必要ですが，確かに誤嚥性肺炎の頻度が減る印象があります．

カプサイシンなど

最近の研究では，カプサイシン，黒コショウシート，メンソールなどにもサブスタンスP濃度を上昇させ咽喉頭感覚や嚥下機能を改善させる効果があるとして，臨床応用が進んでいます[16]．口腔内に含むシートや，胸元の衣服につける製剤の他，耳の粘膜へカプサイシンの含まれた軟膏を塗布することで効果が得られたという報告もあります．有害事象が少ないようなので試してみる価値はあるかもしれません．

6 誤嚥を予防する手術

誤嚥を予防するもう一つの方法に，外科的手術があります．訓練や代償法でも改善しない重度の嚥下障害や，訓練を行いにくい病状では，ときに劇的に状態が改善したり，吸引が不要になり自宅へ帰れることもあります．ただし，不可逆的であるため，必要性や適応，患者さんやご家族の希望，手術以外の方法がないかなど，多職種での念入りな検討が大前提です．また術式もいろいろあるため，術者に任せるのではなく，主治医としても最善の方法を考えます．**全身状態が手術に耐えうるか**（手術の侵襲や周術期の感染などに伴ってかえって全身状態が悪化しないか）や，**発声機能を失う**ことについても，よくよく話し合いを行います．

大きく分けると，嚥下機能の改善を目指す手術と，誤嚥の防止を目的とした手術の 2 つに分けられます．音声と嚥下の両方を可能にする手術というのは現実にはかなり難しく，患者さんの病状や価値観，取り巻く環境や医療資源に応じて，何を優先するのかを検討します．この際，**四分割表を用いた倫理カンファレンス**を行うことが推奨されています．また，誤嚥防止術はあくまでも誤嚥を防止する手術であって，**食事を摂れるようにする手術ではない**（食事を摂るには，認知機能や食欲，口腔・咽頭の機能が備わっている必要がある）ということも，誤解されやすい点です．われわれが対象にしている誤嚥性肺炎の患者さんの多くは，長期に及ぶ積極的な訓練には取り組みにくいため，術後の厳しい訓練が前提になる手術は慎重に検討する必要があります．

主な術式を簡単に紹介します．詳しくは専門医に相談してみてください．

A 嚥下機能改善手術

輪状咽頭筋切除（切断）術

嚥下時に食物が食道へ入るときに食道入口部が開きますが，これは食塊により物理的に伸展される作用の他に，輪状咽頭筋の弛緩と，喉頭が前上方へ挙上することにより引っ張られて開大するという，3 つの作用が組み合わさっています．これらのうち，いずれかが障害されて食道入口部が開大しにくくなると，食塊が咽頭に残留したり，一口分が食道へ通過するのに複数回の嚥下を要したり，誤嚥や窒息の原因にもなります．この場合，輪状咽頭筋を切除して，**食道入口部が開きやすい状態にする**と，改善することがあります．また，筋炎や咽喉頭の放射線照射後の線維化，ワレンベルグ症候群などには有効なことがあります．ただし，輪状咽頭筋切除のみでは十分に改善しない場合や，**胃食道逆流**

が増えて誤嚥のリスクが増える場合もあることに留意します．

喉頭挙上術

嚥下の瞬間には，喉頭が前上方へ挙上して閉鎖することで，食塊の喉頭侵入や誤嚥を防いでいます．喉頭挙上が弱くなると，喉頭が閉鎖せず，喉頭侵入や誤嚥が起こりやすくなります．こうした症例では，手術により喉頭を常に挙上させておくことで，**誤嚥を予防**できます．ただし，喉頭が挙上している（喉頭が狭い）ということは呼吸がしづらいということです．つまり，この手術を行うには，呼吸も維持するために**気管切開術**も行わなければなりません．

ワレンベルグ症候群などで食道入口部の開大と喉頭挙上の両方に障害があるときには，輪状咽頭筋切除術と喉頭挙上術を合わせて行うこともあります．

B 誤嚥防止術

喉頭気管分離術（図 8-1 左）

声門下で喉頭を気管から分離するため，**誤嚥を完全に防ぐ**ことができます．また，喉頭自体は温存されるため，将来的に嚥下機能が回復した場合には再び喉頭を開放して発声することができるかもしれないと説明されることがあります．ただし実際には，喉頭を再開放できた報告はあまりありません．声を取り戻すことを期待してこの術式を考えるなら，考え直したほうがよいかもしれません．

声門閉鎖術（図 8-1 中）

声門と声門前庭を縫い合わせることで，誤嚥を防ぎます．手術の中では**侵襲が少ない**ため，全身状態に少し不安がある場合にも選択肢になります．筆者が研修をさせていただいた浜松市リハビリテーション病院では，金沢英哲先生が局所麻酔下で行っており[17]，日々の食事（栄養）やリハビリを中断することなく，出血量もほとんどなく，感動したのを今でも覚えています．

喉頭蓋管形成術（ビラー法）

「誤嚥を完全に防止することは，肉声を失うこと」というのが一般的です．喉頭蓋管形成術は，喉頭蓋を筒状に形成することで，**誤嚥を減らしながら肉声を温存しようとする**術式です．誤嚥を予防することと肉声を維持することの両方を得られる術式ですが，行える施設が限られており，**術後に嚥下と発声に関して高度なリハビリが必要**になるため，実際には適応は非常に限られます．

喉頭摘出術（図 8-1 右）

もともとは咽喉頭の腫瘍で選択される術式ですが，嚥下障害に対する最終手段として選択されることもあります．食塊を口腔内から食道へと送り込むには

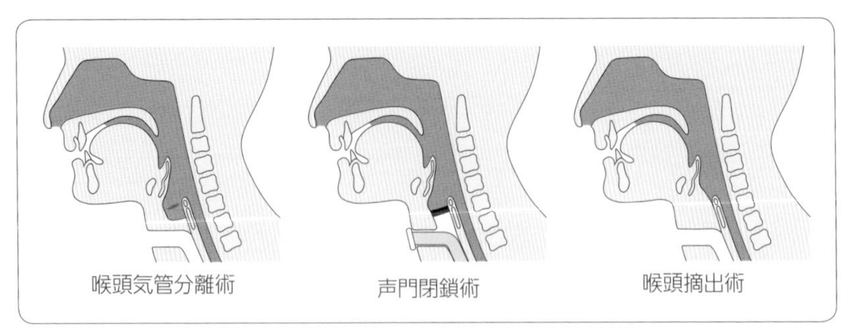

図 8-1　誤嚥防止術

さまざまな筋肉を使いますが，この術式ではこうした必要な筋肉も切除されてしまうため，もともと弱い嚥下の筋力がさらに弱くなることに留意します．

C 気管切開術

誤嚥を繰り返すときに，一般病院（嚥下の診療を専門としない病院）においては，まず検討される手術かと思います．**窒息を起こしやすい場合にそのリスクを軽減**したり，**誤嚥物や痰の吸引**には役立ったりするため，急性期の気道管理としては重要な治療です．ただし，急性期を回避して，さて嚥下訓練を始めようという段階においては，逆に嚥下機能の回復の妨げにもなります．気管切開術というのは，ただ気管への道筋を確保しているようにみえるかもしれませんが，実際にはカニューレがあることで嚥下時に喉頭挙上が十分に行えず，**気道防御が不十分**になります．また，嚥下に必要な声門下圧や咽頭圧が得にくくなることや，嚥下と呼吸のタイミングがずれやすくなることなども影響しているとされます．（気管切開と嚥下について，詳しくは第 7 章の 5〈168 ページ〉参照）

7 慢性疾患の視点で，アクションプランを活用

誤嚥は手術以外では完全には予防できないのが現状です．そこで，急性期疾患の要素に加え，慢性疾患の視点も重要になります．例えば脳梗塞後で嚥下機能がやや低下した患者さんは，普段はやわらか食をなんとか食べられていても，体調を崩したときには誤嚥をしやすくなっていると考えて，体調が良くなるまで食事を 1 レベル下げることを提案します．体調が悪いときには水分は少しずつ飲みましょう，パサパサするものは控えましょう，無理をせずゼリーだけ

でも大丈夫です，などとお伝えしています．糖尿病ではシックデイの食事や服薬について指導をしますし，腎臓内科では体調によって透析条件を調整します．慢性疾患ならではのこうした視点は，誤嚥性肺炎にも有用です．

COPD の診療では，**患者さん自身が増悪の徴候を早期に発見し，対応できることを目的**とした，**アクションプラン**という自己管理法が普及してきています．これは，患者さんと主治医や看護師が一緒に作成する行動計画で，日々の症状や活動記録を基に，症状が悪化した場合に気管支拡張薬や抗菌薬の服用を判断し，それでも改善しないときには受診を促す，といった内容です．アクションプランを効果的に使うことで，入院回数の減少や医療費の削減などの効果が報告されています[18]．日本でも有用性が確認されており[19]，筆者らも活用しています．

誤嚥性肺炎の改善後も，**症状の変動を早めに察知して対応することで重症化や入院を防げる**可能性があるという点で，COPD に似ています．そこで，アクションプランの考え方を活用できる患者さんもいます．「体調が悪いときは早めに受診してください」とお伝えしても，どれぐらい症状が悪ければ受診し

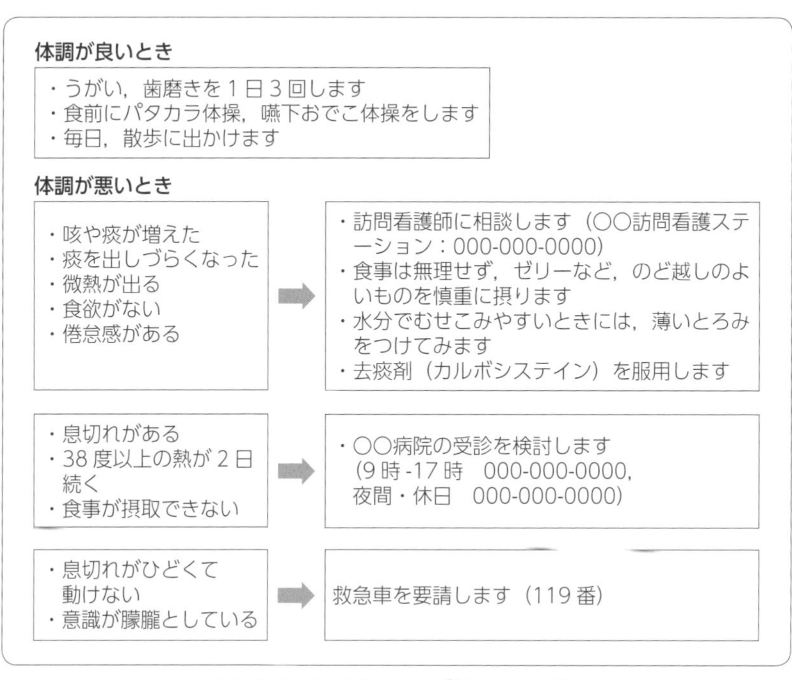

図 8-4　アクションプランの一例

たらよいのかがわからず，躊躇してしまうことがよくあります．肺炎で入院した患者さんの病歴を聞いていて，「3日前に熱が出たときに来てくれていれば……」と思ったことが，皆さんもあると思います．海外でのCOPDの診療とは異なり，抗菌薬の服用までを自己管理の枠組みに入れ込んでしまうのは，アクセスしやすい日本の医療体制には合わないかもしれません．受診の目安は患者さんの基礎疾患や病状理解，家庭環境にも左右されます．患者さんやご家族と相談しながら，受診の目安を実際に紙に書いて，自宅の電話の横などに掲示できるようにお渡しします．可視化することで患者さんだけでなくご家族や訪問看護師，ヘルパーとも共有しやすくなります．退院前カンファレンスの際にケアマネージャーや訪問看護師も交えて作成するのもよいかもしれません．参考までに，アクションプランの一例を示します（**図8-4**）．

参考文献

1）日本老年歯科医学会／日本補綴歯科学会 編：摂食・嚥下障害，構音障害に対する舌接触補助床（PAP）の診療ガイドライン．2011.
2）植田耕一郎：摂食嚥下障害の機能改善のための補助具に関する総合的な研究．平成22年度総括・分担研究報告書：厚生労働科学研究費補助金長寿科学総合研究事業．2011.
3）Nichol KL, et al：Arch Intern Med, 159:2437-2442, 1999.
4）Nichol K：Vaccine, 17:S91-93, 1999.
5）Nakashima K, et al：Hum Vaccin Immunother, 14:1923-1930, 2018.
6）Nakagawa T, et al：Lancet, 353(9159):1157, 1999.
7）Kunieda K, et al：Progress in Rehabilitation Medicine, 2, 2017.
8）Ohkubo T, et al：Am J Respir Crit Care Med, 169(9):1041-1045, 2004.
9）Arai T, et al：Neurology, 64(3):573-574, 2006.
10）日本脳卒中学会 脳卒中ガイドライン［追補2019］委員会：脳卒中治療ガイドライン2015［追補2019］．2019.
11）Shinohara Y：Cerebrovasc Dis, 22(1):57-60, 2006.
12）Miarons M, et al：Neurogastroenterol Motil, 30(9):e1339, 2018.
13）Iwasaki K, et al：J Am Geriatr Soc, 55(12):p2035, 2007.
14）加藤士郎，他：漢方と最新治療，19(4):333-339，2010.
15）Gunji S, et al：J Surg Res, 85:575-580, 2013.
16）海老原孝枝：Clinical Neuroscience, 28(4):404-405, 2010.
17）金沢英哲，他：嚥下医学，1(2):374-379，2012.
18）Bourbeau J, et al：Arch Intern Med, 163:585-591, 2003.
19）高橋識至，他：日本呼吸ケア・リハビリテーション学会誌，22:186-192, 2012.

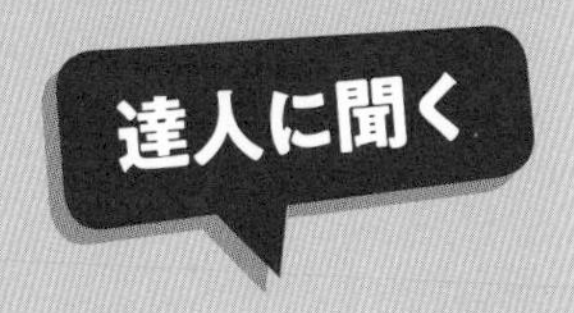

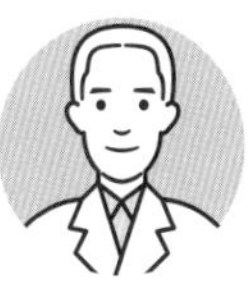

今回の達人
福岡大学病院 摂食嚥下センター
梅本丈二 先生

第**9**回

口腔の診かたとケア

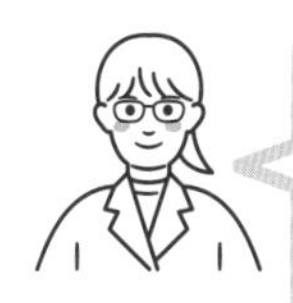

歯科口腔外科医の立場から摂食嚥下障害の診療と研究に長く携わってこられました．福岡大学病院では摂食嚥下センターを立ち上げ，県内では多施設合同のカンファレンスや勉強会も定期開催され，私も参加させていただいてます．内科医が苦手意識をもちやすい，口腔内の診察やケアについて，わかりやすく教えていただきました．

吉松　**口腔内観察のスコアは難しくて，何に着目したらよいかわかりません．**

梅本　呼吸器内科の患者さんは，酸素投与のせいもあって，口の中がカピカピに乾燥していることがすごく多くみられますね．口のことは忘れられていることが多いので，まずは**乾燥があるかどうか**をみてほしいと思います．乾燥があれば，痂皮や喀痰がべったり付着していることがあるので，それが病棟の口腔ケアで対応できるのか，歯科医師や歯科衛生士が介入したほうがよいのかを検討してください．

また，**義歯の管理**はできているでしょうか．義歯を口の中に入れっぱなしのこともあります．口腔内のカンジダや，チューブの汚れも確認してください．高齢者が多いので，認知症や意識障害があるかどうかも大事ですね．入院後に意識レベルが低下し，義歯の管理ができなくなったり，義歯を使っているのかどうかわからないまま義歯を誤飲したり，などの事故も報告されています．特に認知症の患者さんは，義歯を入れているのかわからない，あるいは忘れているということもあるので，周囲が気をつけておく必要があります．

もちろんスコアを付けて口腔内の状態を評価する方法もありますが，呼吸器の病棟であればまずは口腔乾燥があるかどうか，義歯の管理がきちんとできているかを，確認しておくとよいでしょうね．

吉松　**口腔乾燥や汚れがあった場合，どのような対応が効果的ですか？**

梅本　口腔乾燥があって口の中がカピカピになっている場合は，**保湿剤を使って口を湿らせてからきれいに清掃**します．乾燥したまま無理に痂皮や剝離上皮を除去しようとすると，粘膜を傷つけて出血させてしまいます．ですから，病棟で対応してもなかなか口の中がきれいにならないときは早めに歯科に相談してください．また，経口摂取をしていないと口腔ケアが忘れ去られている場合もあるので，**経管栄養管理中でも口腔ケアは必要**であるという認識をもってほしいものです．

吉松　**歯科へは，どのようなときに相談するとよいのでしょうか？**

梅本　病院や病棟のスタンスによって違いますね．口腔ケアに熱心な病棟ではそのスタッフにお任せして，どうしても病棟で対処できないときにだけ歯科に相談するのもよいかもしれません．慣れていない病棟であれば，早めに歯科介入を頼んで口腔ケアの方法をアドバイスしてもらうようにするとよいでしょう．

2012年に始まった**周術期口腔機能管理**により，癌治療に伴う肺炎などの合併症や在院日数が減少することが報告されています．診療報酬点数が加算されるので，病院の収益や実績の向上にも貢献し，歯科の人員増につながった病院もあります．ただ，周術期ではない肺炎の患者さんでは主に歯周病の管理料しか算定できないので，口腔ケアに歯科スタッフを投入できるかどうかはマンパワー次第です．病院によっては，加算にかかわらず呼吸ケアチームに歯科医師や歯科衛生士が参加し，口腔ケアを行っているところもあるようです．

吉松　**加算できるのは周術期だけですか？**

梅本　これまで，癌治療と心臓血管外科，整形外科，脳神経外科，臓器移植などの周術期については加算が認められてきましたが，2018年からは**脳卒中も加算の対象**となりました．脳卒中に対する手術後の口腔管理では，誤嚥性肺炎の予防と経口摂取再開の両面からアプローチができるようになりました．残念ながら，誤嚥性肺炎単独では加算ができないのが現状です．

吉松 **お金が動けば人が動くとよく耳にしますが，肺炎ではなかなかお金は動きにくいですね.**

梅本 **摂食機能療法**はどうでしょう．当院では ST の人員に限りがあるため，ST が対応できない脳卒中以外の患者さんへの摂食機能療法を歯科衛生士が補い，口腔ケアから間接訓練，直接訓練まで行っています．歯科衛生士が摂食機能療法に参加すると，口の中の環境が悪い患者さんでも食べられる環境をつくってくれます．歯科衛生士も，口の中をきれいにするだけではなく，食事を含めた患者さんの実生活に関わるようになるので，意欲的になってくれますよ．歯科衛生士がどれぐらい余力を割けるのか相談してみたらどうでしょう．歯科衛生士が摂食機能療法に参加し院内のニーズが高まれば，人員増につながるかもしれません.

吉松 **退院時にご家族や地域の歯科診療へ連携するコツはありますか？**

梅本 退院後に口腔ケアが必要な患者さんこそ，入院中に歯科に介入してもらい，退院後かかりつけ歯科での診療につなげる方法を探してもらうとよいでしょう．歯科のほうが情報交換はしやすいと思います．歯科医のいない病院は**訪問歯科診療と連携**することが多いのですが，入院中に訪問歯科に往診してもらうと，退院後も往診してもらえたり，かかりつけ歯科に円滑に戻したりすることもできます．ただし，義歯が合わないとか歯が抜けそうといったときにだけ歯科受診を依頼する病院が少なくありません．口腔ケアの目的で訪問歯科診療を利用する流れができるとよいですね.

吉松 **義歯を着けるのを嫌がられることがありますが，コツはありますか？**

梅本 もともと使っていた義歯が合わなくなって，噛めなくなったり痛くなったりした場合は，簡単な**義歯の調整**で使えるようになることもあります．ただ，長期間義歯を使わずに食事をしていたような場合には，ちょっとした調整では義歯を装着してくれないことが多いものです．歯を使わない食生活がしみ付いてますから，なかなか義歯を受け入れてくれません．そういう患者さんに義歯を装着させて常食を食べさせるのは難しいので，食べ物を噛まずに飲み込んで窒息することがないように**食形態を調整**しています．また，認知症の患者さんは義歯を身体の一部として認識できなくなり，義歯を装着することが難しくなることもあります．

吉松 **咀嚼や口腔期に着目するポイントを，歯科の観点から教えてください．**

梅本 咀嚼や口腔期は歯科専門職でも評価することが難しいところです．理由は，残っている歯の数や義歯の有無，咀嚼や舌の運動機能，認知機能や意識レベル，食思や精神状態などさまざまな要因が関連するからです．スクリーニングや嚥下造影・嚥下内視鏡などの検査では単純に評価できないので，必ず**実際の食事場面を観察**するようにしています．かき込み食いや丸飲み，口腔内にため込む，食べこぼす，水分で流し込むなどの所見があれば要注意です．ぜひ，入院後の早い時期に一度は食事場面を観察して，食形態を調整してください．

吉松 **肺炎診療に携わる若手医師へのアドバイスを聞かせてください．**

梅本 **保湿ジェル**は各社が販売しているので，売店で取り扱っているのか，どんな種類を売っているのかといった情報を得て，**必要な患者さんへはご案内できるように**するとよいでしょう．スポンジブラシも必要に応じて準備してもらいますが，毎日使うとなるとそれなりのご負担になるので，必要性をご理解いただいて購入してもらってください．うがい薬は，嚥下障害の患者さんにはお勧めできないので，まずは口腔内をしっかり保湿した上で痂皮や剥離上皮をきれいにとって，口から食べられるような環境に整えてあげることが大事ですね．

達人の教え

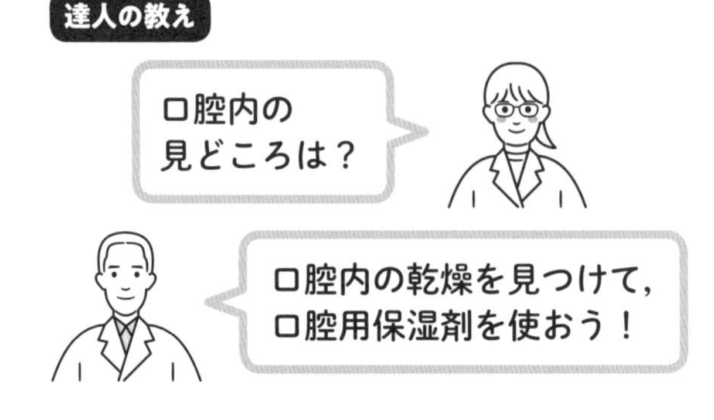

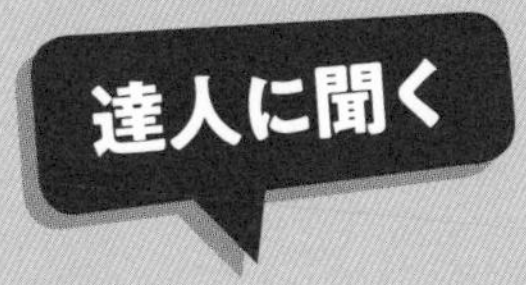

今回の達人
昭和大学薬学部 社会健康薬学講座 社会薬学部門
(元 昭和大学藤が丘リハビリテーション病院 薬局)
倉田なおみ 先生

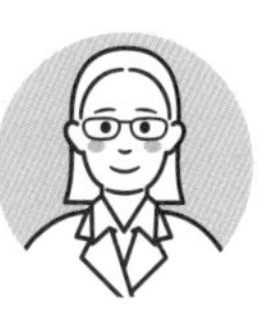

第 10 回

服薬の難しさと工夫

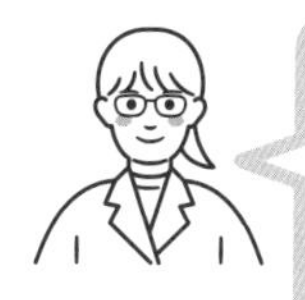

簡易懸濁法をはじめとする投薬法や，服薬支援の取り組み，トリダスに代表される服薬支援グッズなど，さまざまな工夫の開発と普及に尽力されてきた，熱意あふれる薬剤師です．日本が誇る簡易懸濁法を世界中で知ってもらうため，私も論文を一緒に執筆させていただきました．日頃忘れがちな，服薬の考え方を教わりました．

吉松　**内服ができるかどうかを評価するポイントを教えてください．**

倉田　嚥下の問題の前に**運動障害で飲めない**というのが忘れられやすいのです．例えば片麻痺の患者さんが薬袋を開けるのはすごく大変です．入院中は看護師が開けて手のひらに載せてあげるので飲めている．でも家に帰ると開けるところから始まるので，もうお手上げです．手間がかかるので飲みたくなくなって，アドヒアランスが悪くなってしまいます．まず運動機能障害をしっかり考えてあげてください．私が作った「トリダス」という器具や，レターオープナーを活用すると，片麻痺でも錠剤が取り出せ，散剤の袋も開けられるようになります．いきなりはできないので，移乗動作を練習するのと同じように，服薬も本人がやるのかご家族が手伝うのかを決めて練習してから退院しないと，家庭で続けられないと思うんです．

OT は生活動作を細かくみるけれども服薬は抜けやすい．PT はより大きな動作，ST も薬にあまり関わらないですね．薬剤師も同じです．最近は私の講演や実習を受けて意識が上がってきてくれているんですがね．退院してどうするのかを患者さん自身も気づいていないことが多いので，一緒に具体的に考えていただきたいです．

吉松 **嚥下障害のために服薬が難しい場合は，どう評価しますか？**

倉田 **食事で気づく**ことが大事です．食事が飲み込みにくかったり，口の中に残留したり，口からこぼれ出たりする患者さんはいますよね．そういう食べ方が，まさに薬でも一緒だと思います．そこで食事の状況に合わせてどういう剤形を選ぶかという，投薬アルゴリズムを現在作成しています．今は取り決めがないので，ゼリーに入れたり，お粥に入れたり，施設ごとに工夫をされています．

吉松 **たしかにお粥に薬を混ぜることがあります．問題点はどこですか？**

倉田 錠剤をお粥に入れると2つの形態が混じるので嚥下能力が要ります．ですので普通はつぶしたものを入れますが，**つぶすとよくない錠剤**も多いのです．例えばクラリスロマイシン錠やアリセプト®錠などの**フィルムコート錠**．嫌な味や臭いを隠すために覆われていることが多いので，つぶすと苦みや臭いがもろに出ます．ムコスタ®やアモバン®も，非常に苦いです．医療者がそれを知らずにつぶしてお粥にかけたら，苦くなるので，患者さんはご飯が嫌になってしまいます．

吉松 **味や臭い以外の理由で，粉砕できない薬はありますか？**

倉田 **徐放性製剤**もそうですね．例えばアダラート®CRは徐放性の錠剤の中に少し速放性である別の錠剤が入っています．逆にテオドール®錠は内服直後に血中濃度が高くなり，後に緩徐に効くような粒が入っています．タケプロン®OD錠に入っているオレンジ色の粒は，一つ一つが7層構造で胃酸から守っているので，粉砕すれば薬効がなくなります．つぶしてはいけない薬はたくさんあります．味，放出機構，薬物動態への影響もあり，つぶせるかどうかの検討がすごく大事なのに，全部つぶされてしまっている現実があります．

また，**カプセルは咽頭にくっつきやすくて，嚥下障害の患者さんには危険**です．カプセルの多くはゼラチンでできているので，濡れた指で触るとくっついて，振っても落ちません．咽頭は濡れているので，ぴたっとくっついてしまって何をやってもとれないことがありましたが，本人は気づいていませんでした．また，錠剤がパッとみてもわからないところ，例えば唾液の中や舌の下に埋もれていることもあります．隠れているので，意識しないと見つかりません．

怖いのが，NSAIDsやステロイド，抗癌剤など**残ると潰瘍を起こしやすい薬**です．また口腔内フィルム錠もOD錠も，口からは一切吸収されません．消化管に落とさないと効かないので，口の中に入れて満足せず，**飲み込むまで見届けて**ください．

吉松　**食後ではなく食前に内服すると，残留しにくいでしょうか？**

倉田　カプセルが喉にくっついてしまってコップ1杯の水を飲んでも流れなくて，食べ物で落ちたことがあります．食後30分でなければならない薬は糖尿病薬など一部のみですので，嚥下機能が悪い患者さんは**薬剤師に確認後，食事中に飲んでもらう**のも手です．少しの食事で落ちない場合もあるので，食事の途中がよいでしょう．

吉松　**では，嚥下障害があっても使いやすい剤形を教えてください．**

倉田　味，臭いがない錠剤を選ぶと良いです．その点で一番良いのは**OD錠**．口腔内で崩壊させるので，味や臭いは絶対に工夫されています．ただ，中には1分かけても崩壊しないものもあります．あとは**細粒剤**．苦くないよう，疎水性のコーティングがされているので，お粥に入れても大丈夫です．しかし，水に浮いてしまい，注入器で吸い取れないので経管投与はできません．また，パナルジン細粒や酸化マグネシウム細粒はチューブ閉塞を起こしやすいです．

吉松　**なるべく内服しやすい薬を選ぶ工夫は，他にありますか？**

倉田　一つの薬剤にもいろいろな製品があるので，**患者さんに適した剤形を選びます**．先発品や、特許を用いて同じように作られたオーソライズドジェネリックは安心とされがちですが，欠点もそのままです．例えばタケプロン®ODとそのオーソライズドジェネリックは7層構造で，お湯に入れると凝固して経管投与できません．これを改良した6層構造の後発品は，凝固しません．改良されたジェネリックを選ぶ視点も大事です．**薬剤師に相談**してみてください．

吉松　**飲み方の工夫は，水オブラート法がお勧めでしょうか．**

倉田　得意な人とそうでない人がいて，**オールマイティではない**んです．薬を載せたオブラートが，均等な厚みになるように風呂敷のように畳みます．これをスプーンに載せて水をくぐらすと，ゼリーで包んだみたいに，つるんと飲みやすくなります．ただ，唇にくっつきやすいので，喉の奥のほうに入れてあげるなどのコツが要ります．みんなができるわけではないので，試してみるとよいですね．昭和大学では医歯薬保健医療学部の3年生600人にフリスク®3粒をオブラートに包んで飲んでもらいますが，3割くらいは飲みにくいと言います．オブラートがまずいとか，唇にくっつく，口の中にいつまでも残ってしまうなど，理由はさまざまです．

吉松 **とろみ水で服薬すると薬効が下がると聞きますが，実際どうですか？**

倉田 とろみ剤に包まれた錠剤が便の中に出てくることがあります．実際にキサンタンガム系とろみ剤が薬の崩壊や溶出に影響するという論文があります．また，私たちの研究では，とろみ剤を加えるタイミングによって異なる性状変化が起こりました．例えば，ニューキノロン系抗菌薬にとろみをつける場合，簡易懸濁法で錠剤を崩壊・懸濁させた後にとろみ剤を加えると，とろみはつかず，さらさらのままでした．一方，錠剤を水に入れて崩壊させ，撹拌する前にとろみ剤を加えて一緒に撹拌すると，とろみはつかずフロック（透明な塊）ができます．とろみ水に粉砕した錠剤を加えたときもフロックができました．フロック内の薬は胃液では溶出しますが，腸液での溶出率は低下しました．実臨床では明らかではありませんが，**胃酸分泌が低下している高齢者や制酸薬を服用している場合では注意が必要**です．

まだエビデンスは十分ではないですが，とろみ水で服薬する際には，適切なとろみがついているか，性状変化がないか，**服用後の便に錠剤が出ていないか，薬効は発現しているか**などの観察が重要です．

吉松 **簡易懸濁法といえば，病棟で普及させるのに難しさがありました．**

倉田 あまり細かく決めてしまうと煩雑になりすぎて，お手上げとなってしまうことがあります．例えば10分も待てないと言われることがありますが，ベッドサイドで準備してすぐ入れる，これまでと同じ手順でやると待てないんです．詰所でまとめてお湯を吸うように手順を変え，患者さんごとに名前を書いたトレーに用意すると10分なんてあっという間です．時間も，お湯の温度もきっちりじゃなくてもよいんですよ．そういうところを**薬剤師も一緒になって考えられるとよい**ですね．10分，55℃と決められた理由をわかった上で，手順を変えていく柔軟さが必要です．簡易懸濁法を開発した当初は，看護師が困っていれば病棟へ飛んで行って，みせてもらって，理由を一緒に考えることを大事にしていました．**チーム医療**なんです．

吉松 **その通りですね．若手医師に気をつけてほしいことはありますか？**

倉田 処方された薬をすべて飲んでいる患者さんはごく少数ということは知っていただきたいです．先生方は処方したものは服用されているものという認識のもとで効果を判断されますが，私たちも風邪薬を出されても全部は飲まなかったりしますよね．「お薬飲めてますか」と聞くと，みんな「はい」と答えるしかないんです．「どれぐらい余ってますか」と，**余っていて当たり前という聞き方**をされると患者さんも安心して話せるので，本当の服薬状況がわかりますよ．

あと，飲めなければつぶして当たり前という風潮が何十年も続いてきたんですが，薬の技術はどんどん進化しています．ジェネリックは同じ製法で作れないのに同じ薬効を求められるので，薬品ごとに新しい製剤技術を導入して作る．だから製剤技術の進歩はものすごいんです．**今の薬剤はつぶすのは危険**だという概念で，**どれなら可能なのかを薬剤師に相談**していただくのがよいと思います．

吉松 **薬剤師さんに，服薬のことをもっと相談するとよさそうですね．**

倉田 先生たちが剤形まで全部選ぶのは大変．薬の一般名を決めていただいたら，その患者さんが飲める薬を薬剤師が連携して決めていくといいんでしょうね．このときに，どの薬なら飲めそうかを薬剤師が一から聞くと患者さんも何度も話さないといけないですから，嚥下が悪いとか，とろみを使っているなどを備考欄に書いていただくと，薬剤師が気づきやすくなります．一言でもメッセージをいただけると，最初から，患者さんに一番良い剤形を選べる気がします．そういう連携ができるとすごくいいなと思います．

倉田先生が開発された簡易懸濁法について，もっと学びたい方は，下記を参考にしてみてください.

・ホームページ　http://www10.showa-u.ac.jp/~biopharm/kurata/
服薬の難しさや，現場でできる具体的な対策を学べます．簡易懸濁法の動画も見ることができます.

・『内服薬 経管投与ハンドブック 第４版 簡易懸濁法可能薬品一覧』じほう
簡易懸濁法を行う際の注意点などを薬剤ごとに調べることができます.

・Kunieda K, et al：A Safe Way to Administer Drugs Through a Nutrition Tube?The Simple Suspension Method. Dysphagia, 2021. (https://link.springer.com/article/10.1007/s00455-021-10280-w)
わが国の誇る簡易懸濁法を，世界でも広く使ってもらえるようにと，英語論文を共同執筆させていただきました .

達人の教え

服薬において主治医として気をつけることは？

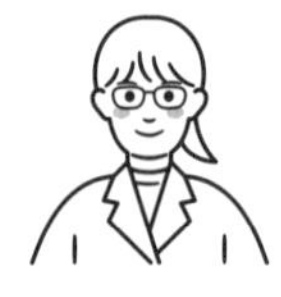

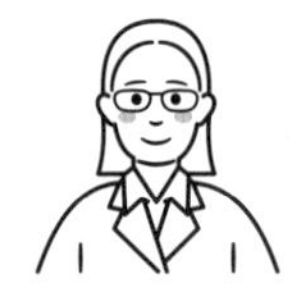

食形態や残留から服薬の難しさを想定し，薬剤師と相談して剤形を選ぼう！

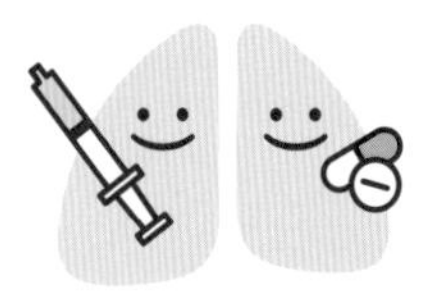

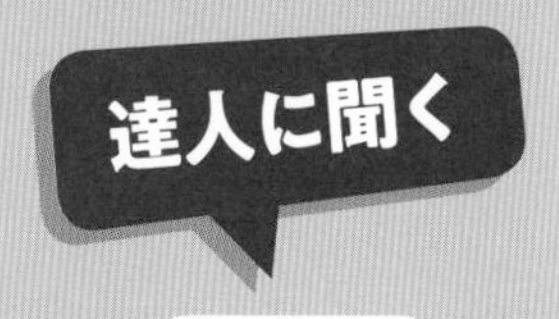

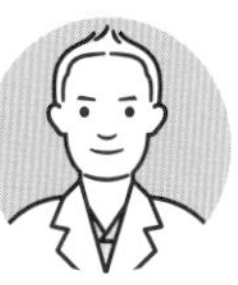

今回の達人
Swallowish Clinic
金沢英哲 先生

第11回

耳鼻咽喉科の視点

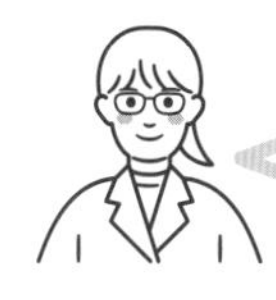

摂食嚥下を専門とする耳鼻咽喉科医です．低侵襲な手術のみならず，丁寧な精査と全身管理で，「食べられない」と言われた大勢の患者さんに再び食べることを可能にしてこられました．私が国内留学をした際，多くの実践的なことを教わりました．現在は開業され，世界中どこへでも駆け付ける診療体制をとっておられます．誤嚥性肺炎の診療で主治医が抱える悩みに答えていただきました．

吉松 **嚥下の精査が行えない環境では，どう工夫するとよいでしょうか．**

金沢 まず「**VE や VF がなくても摂食嚥下機能評価はできる**」ことを認識しましょう．そして，医師以外でも摂食嚥下機能評価について主体的に関われるツールを積極的に活用しましょう．医師だけでなくチーム全体で，できれば入院中からご家族も一丸となって口から食べる欲求をできる限りかなえましょう．基本的には「**口から少しでも食べる**」ことを前提として，安易に「誤嚥性肺炎予防のために禁食」にしないことが大切です（しかしながら，必ずしもすぐに口からは食べないほうがよいという一時的判断はあり得ます）．

具体的には次の 2 つを使ってみましょう．まず「**KT バランスチャート**」は，口や喉の評価のみでなく，認知や意欲を高める工夫，栄養状態や各種代償法の具体的な助言が得られるため，医師でなくても取り掛かりやすくなっています．また，「**嚥下造影および嚥下内視鏡を用いない食形態判定のためのガイドライン**」は 2020 年に発出された新しいもので，VF，VE で得られた知見と嚥下調整食の選択との整合性が検証されていて今後の臨床活用が期待されています．一方，これらの評価法では，誤嚥や窒息のリスクを直接評価できないこと，食道期の評価ができないことが課題として残るため，万能ではありません．

吉松 **他院へ紹介してでも嚥下を精査したほうがよい症例はありますか．**

金沢 耳鼻咽喉科医など喉頭ファイバースコピーでの観察はできるが，専門的な摂食嚥下機能評価ができない，または十分な評価時間をとることができない，という場合は「嚥下内視鏡検査におけるスコア評価基準（兵頭スコア）」を用いて**咽頭期嚥下機能のスクリーニング**だけでも行ってもらえると参考になります．

喉頭ファイバースコピーで，嚥下前に2項目，坐位で少量の液体を嚥下した結果の2項目を0～3点で評価し，スコア化します．悪いほうが高得点，最重度で12点で，5～6点以上の場合，外来指導のみで安全に食べることは困難な可能性を指摘しています．注意すべき点としてこのツールは，「摂食嚥下障害診療を専門にしない耳鼻咽喉科医が忙しい外来の中でも簡便に評価できる」ことを目的として開発されており，摂食嚥下リハビリテーション手段としての**代償法（安全な摂食姿勢の設定，嚥下調整食の選択など）は，評価の中で一切活用していません**．摂食嚥下リハビリテーションの手法を適切に駆使すれば，9点以上でも初日から普通食を自力摂取できる症例を私は少なからず経験しています．必要栄養量を経口摂取のみで充足できるとは限らないため，補助栄養手段やメニューも同時に検討・実践することが不可欠です．

以上のツールを使っても解決しそうにない場合，または**明らかな嚥下障害があり手に負えない場合**，状況や得られた知見を紹介状に記載するとよいでしょう．私に限っていえば，まったく評価ができていない「丸投げ」状態でも喜んで拝察いたします．

吉松 **耳鼻咽喉科医に相談する際に，気をつける点を教えてください．**

金沢 耳鼻咽喉科医の多くは，急性期病院の勤務医または開業医です．急性期病院では入院期間が短い中で，摂食嚥下障害の評価・治療・リハビリテーション・ケアを完結することは困難なことがあります．頭頸部癌治療など主科病棟業務の中で，他科の誤嚥性肺炎患者を全身的に把握し対応することも困難だと思います．主治医は，患者の

病態把握のため的確に情報提供でき，誤嚥性肺炎の治療など**全身管理は主科で行いつつリアルタイムでその情報を共有し協働できる**（支援してもらう）環境が望ましいと思います．「嚥下障害は耳鼻咽喉科に転科して評価・治療をお願いします」という姿勢だと，耳鼻咽喉科医や病棟の負担が過重になる懸念があります．

診療所の開業医は，短時間で多くの患者数を診なければなりません．一般的に摂食嚥下障害の評価は時間がかかります．私の臨床では初診時短くても約 1～1.5 時間，長いとき（機能評価だけでなく直接指導や今後の連携確立のための行動など）は 3 時間以上要することが少なくありません．訪問診療では前後移動時間も必要となるため，耳鼻咽喉科医がチームリーダーとして活動するには困難が多いといえます．よって，患者さんの生活全般（栄養，環境調整など）をサポートできるリハビリテーション科医や家庭医に基軸となって活動してもらい，耳鼻咽喉科医は専門的評価，気管切開患者の気道管理，外科的治療を基軸に情報・技術提供に徹してもらう，助言してもらう役目を担ってもらうことが現実的と思います．もちろん，開業医の先生でも地域の摂食嚥下ネットワークを主宰されるなど精力的な活動をしている先生もいらっしゃいますが，現状では全国すべての耳鼻咽喉科医ができることではないように思います．

吉松 **金沢先生のように，摂食嚥下に特化されている先生は貴重ですね．**

金沢 私は現在，複数のリハビリテーション病院，慢性期医療病院，在宅医療を掛けもちする臨床をしていまして，それぞれの環境で気管孔手術，嚥下機能改善手術，誤嚥防止手術なども行っています．しかし，このような活動をしている耳鼻咽喉科医はほぼ皆無です．

リハビリテーション病院には，急性期病院で造設された気管孔の状態が不良のため呼吸状態が安定せず，局所麻酔下にできる**気管孔形成術**を行うことで即時的に発声可能になり，呼吸が安楽になり，リハビリテーションがようやく円滑に開始できるようになる患者さんが多くいます．リハビリテーション病院にも“局麻下手術を引き受けられる”耳鼻咽喉科医がいると理想的ですが，不在であれば迅速に連携がとれる仕組みを構築をしておく必要があります．声帯麻痺により気息性嗄声と慢性的な誤嚥を呈している症例では，**声帯内**

転術がある程度（〜劇的に）奏功する場合があります．この手術は局麻下に行うことができ，嗄声と気道防御機構が改善すると摂食嚥下リハビリテーションの土台にもなります．また，栄養改善やリハビリテーションを行っても摂食嚥下機能そのものが回復しない重症例には，**嚥下機能改善手術**の適応を検討できる場合があります．術後すぐ何でも食べられるようになるとは限らず，術後の嚥下リハビリテーションが不可欠であり，そのための環境が必要です．

吉松　**気管切開後の呼吸や嚥下は，呼吸器内科でも難しさを感じます．**

金沢　慢性期医療の現場では，急性期病院で全身状態が不安定で意識障害が遷延するなど，リハビリテーション病院に転院する機会すら得られず療養を強いられている患者さんが多数います．そのため，自ずと気管切開患者が多く，摂食嚥下障害も重度にあり，慢性期であるがゆえに改善しにくい症例が山積しています．気管切開患者はやはり前述の評価が不可欠です．

　また，一見手の打ちようのないほど重度の誤嚥や肺炎を反復している症例でも，「誤嚥さえしなければ」全身状態が安定して，口から食べる喜びや自宅療養も目指せるのでないか，といった症例も潜在的に多数存在しています．このような症例には誤嚥防止手術の適応を検討できます（私は全例局所麻酔下手術を行っていますが，全身麻酔下で行うところもあるようです）．誤嚥防止手術は，**術後も満足に口から食べられるとは限らない**こと，**肉声を永久的に喪失する**こと（一部例外あり），無為な延命治療にならないよう患者さんの真意を確認し，**患者視点でその希望をかなえることを主目的とする**こと，などに注意が必要です．私は，誤嚥防止手術を検討する患者さんには，本人・ご家族も参加してもらう「臨床倫理カンファレンス」を全例に行って，臨床倫理のプロセスにかなっているか自省し，スタッフも共有できるようにしています．

吉松　**一般的な耳鼻咽喉科では対応しにくいのは，どういうときですか．**

金沢　**意識障害**，**認知機能障害**，**高次脳機能障害**を伴う摂食嚥下障害は，一般的な耳鼻咽喉科医は専門外であるか，治療対象としない場合があります（日本耳鼻咽喉科学会嚥下障害診療ガイドラインでは，対象は意識清明な患者）．**明らかな低栄養・サルコペニア・廃用が主因**とみられる摂食嚥下障害患者も専門外といえます．このあたりは，NST やリハビリテーション科に支援を仰ぐほうが適切といえます．**神経変性疾患**の摂食嚥下障害は脳神経内科医に委ねることが自然ですが，脳神経内科医は咽喉頭内視鏡所見については直接所見を得ることが困難な領域でもあります．耳鼻咽喉科医に評価してもらい，かつその映像を録画して共有してもらう働きかけが大切です．ただし，摂食嚥下障害診療を専門にするチームは，上記それぞれの要素についてもしっかり対応します．

吉松　肺炎になる前に，耳鼻咽喉科へ相談するとよい症例はありますか．

金沢　**神経変性疾患など進行性の疾患**に伴う摂食嚥下障害では，肺炎を反復する頃には構音障害も進行し，認知機能が低下している場合もあり，「このような状況になったときにどうすることが最善か」を患者さんと話し合うことが困難になりつつある場合があります．私は，近隣の脳神経内科医と連携を深めるようにして，「最近飲み込みがしにくくなってきた」患者さんを早めに紹介してもらい，再診を重ねながら評価と今後のことについての相談（ACP）を重ねています．患者さんは，将来起こり得ることについてある程度の情報は与えられているものの実感はなく，「なってみなければわからない」ことがほとんどです．Living Will や事前指示，DNAR は過去の言質にとらわれず，状況の変化に応じて随時話し合い，意向を汲んでいく姿勢が医療者には求められているといえます．

吉松　誤嚥防止手術を考えるとき，気をつけることを教えてください．

金沢　主な手術適応は，①誤嚥制御が困難，その病態が不可逆的または進行性，②救命が必要，③術後 QOL の改善を期待できる（ポジティブな延命，誤嚥がなくなれば気道管理が楽になり在宅生活を希望，誤嚥を心配せず経口摂取したい），④永久的な音声機能喪失について納得済み（一部例外あり），です．最も注意すべきことは，**単に「誤嚥がひどい“状況”を回避するため」に手術適応としない**ことです．これは無為な延命治療につながります．一方，医療者やご家族の価値観（善意であったとしても）で「手術は危険だ，超高齢者は適応外，声を失ってまですべきでない」と決めつけないことも重要です．**患者意向を最大限尊重**した結果，「発話できる重度嚥下障害者に誤嚥防止手術を行い，肉声を喪失し，一方で食事を食べられるようになり，元気に暮らしている超高齢者」もいます．既述のとおり，臨床倫理的アプローチが不可欠です．

吉松 **誤嚥性肺炎を診療する医師へのメッセージを聞かせてください．**

金沢 肺炎については次の3点を考えながら診療してください．

①肺炎の病因について，正しい診断を行う．
②エビデンスに基づいた治療戦略を具体的に描く．一方，実際の臨床は，エビデンスに基づく治療方針だけでは必ずしも正解ではない．大切なことは，「治療するならば，治す」というシンプルな結果を出す．
③高齢者の誤嚥性肺炎を診ただけで，治療に消極的な態度であってはならない．惰性で治療を行うことも，あってはならない．栄養改善，摂食嚥下機能評価，リハビリテーションは切れ目なく並行して遂行する．自分でできないことは必ずあるもの，それぞれの専門チームに必ず相談しよう．

全身管理については次の3点を考えながら対応してください．

①必要エネルギー，栄養素を具体的に算出し，モニター・再評価を繰り返し実践する．必要に応じて，躊躇なく経管栄養，中心静脈栄養について患者に説明し，開始する．肺炎治療後の低栄養を回避しなければならない．
②治療開始日にリハビリテーション処方箋を出し，呼吸理学療法，離床推進をする．療法士とともに，短期目標・中長期目標を明確にして，共有する．肺炎治療後の廃用を回避しなければならない．
③動脈血液ガス分析は積極的に行い，低酸素，低換気の情報を多角的にとらえる．それを，身体リハビリテーション負荷量や酸素療法の適応など攻めのリハにつなげる．「不活動であれ

ば呼吸状態が小康状態で維持できる」状態は，廃用・寝たきりしか生まない．「活動するために必要な酸素需要，補助換気」という視点で患者支援を行う．

摂食嚥下障害には次の 3 つを考えながら対応してください．

①誤嚥，肺炎につながる摂食嚥下障害の病態を明確にする．原因の多くは低栄養・廃用だが，そうではない病態が含まれる可能性がある（脳血管障害後遺症，頸椎アライメントの異常，咽喉頭器質的－機能的障害，神経筋疾患など）．これに気づかれていないことが少なからずある．摂食嚥下リハビリテーションチームにコンサルトして，自らの学びにする．
②可能な限り，早期に経口摂取を開始する（安易な絶飲食は，すべきではない）．一方，肺炎で体力低下，呼吸状態不安定な場合は，発症前より嚥下機能が低下していることもある．超早期経口摂取至上主義が必ずしも正解とは限らない．大切なことは，「肺炎を治しつつ，食べられる」環境をつくること．
③すでに誤嚥性肺炎を反復している場合は，臨床倫理カンファレンス（医学的な治療方針の妥当性，患者意向をしっかり汲んだ治療・ケア方針になっているかを話し合う）を行うなど，患者の人生観・死生観も含めた全人的対応が必要となる．患者が生きること・食べることを希望している場合，専門的摂食嚥下リハビリテーションチームへのコンサルトや，誤嚥防止手術を含めた話し合いが必要である．

達人の教え

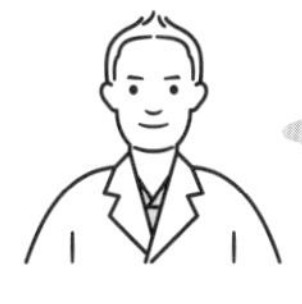

専門家へ相談しながら
積極的な治療と全身管理を！

9 面談，意思決定支援

ここが大切

- 前向きで，優しさの込もった言葉遣いを習慣づけよう
- 病期に応じた面談の要点を押さえ，便利なツールも活用しよう
- 患者本人の願う生き方をかなえる意思決定支援を心がけよう

1 面談の工夫

誤嚥性肺炎を悩ましくさせる原因の一つに，面談や意思決定の難しさがあります．患者さんの意向を確認できないことや，ご家族の希望が医療者の考えと合致しないことも多いのです．選択肢がいろいろとあり，それぞれがもたらす生活の変化や予想される経過を急性期診療を担うわれわれがきちんと理解できていないことも，さらに難しくさせている要因です．面談は個人の人柄によると思われがちですが，要点を押さえると，案外とりかかりやすいと思います．筆者が心がけていることをいくつか共有します．

A 選択肢は 3 通り提示する

選択肢が 2 通りしかないと，「こちらを選ばされた」という印象を与えがちです．一方，3 通りの選択肢があると，自主的に考えて選んだという納得を感じてもらいやすいようです．中には，**期間を決めて一時的に行ってみる**という選択肢でも構いません．少々無理があったり，現実的ではなくとも，最低 3 通りは選択肢を用意するようにします．

〈例〉

急変時の方針

・蘇生処置も含めた積極的治療を行う

・挿管や人工呼吸器は用いず，緩和的対応とする

・バッグバルブマスク換気を試みて，難しければ緩和的対応とする

栄養摂取の方法
- 胃ろうや中心静脈栄養を用いた積極的な栄養療法を行う
- 経口摂取ができる分を中心に，必要に応じて末梢輸液を併用する
- 経鼻栄養を 2 週間行ってみて，以後は経口摂取を中心とする

B 相手の言葉や経験に沿って話す

専門用語を使わない，ゆっくりわかりやすく説明する，などの基本を心がけている方は多いと思います．しかし，いくら順序立てて整えられた説明でも，こちらの物語を一方的に語ってそれが患者さんの理解や行動変容へつながるかといえば，必ずしもそうではありません．医療者は，症状→検査所見→診断→治療→予防の流れに慣れており，こうした順で説明をされると理解しやすくなりますが，これは患者さんの思考の過程ではありません．

患者さんやご家族がふと**口にした言葉を用いたり**，**疑問に答える**形で説明を進めていくと，相手が求めている情報がその都度入ってくるため，腑に落ちやすくなります．助かるかどうかなどといったご家族の一番の気がかりを後回しにして，先に肺炎の病態について熱く語っても，記憶に残らないでしょう．**疑問点に答えながら，それに関連付けて話を広げていきます**．あるいは，そうした不安を抱える背景にどういった思いがあるのかを，聞いてみる機会でもあります．こちらからすれば脱線のように感じてしまう話題も，相手にとっては大事な本線であることを理解して，それに沿って話せないか，考えてみましょう．

〈例〉
- 「物忘れがひどくて，もう歳ですね．食べられないと困るし，治るまで置いてやってください」
  「物忘れが進んできているんですね．年齢とともに，物覚えや足腰が弱るのと同じように，食べることも難しくなるんです．どの症状が強く出るかは人それぞれです．物忘れを治すことが難しいように，うまく食べられず痩せてきたり，肺炎になることも，入院したからよくなるというわけではないのです」
- 「癌ですか」
  「癌ではありません．ただ，癌と同じぐらい，あるいはもしかしたらそれよりも，深刻な状況かもしれません」

・「助かりますか」

「助かるよう願って治療を行います．ただ，誤嚥性肺炎というのは，若い方の通常の肺炎とは違って，なかなか手ごわい肺炎です」

・肺炎になったご家族がいるかどうかを伺う

「自分は以前肺炎で入院したけど，主人はそのときの自分より10歳も歳をとってるから，厳しいやろうね」，「そういえばおじさんのときは管を入れて，つらそうやったね」などと，ご家族の中で比較対象が生まれて，現状をわかってもらいやすくなることがあります．中には，「おばさんが肺炎になったときの様子をみて，僕がこうなっても絶対に管は入れないでほしいと言ってた」などと，患者さんの意思が思い出されるきっかけになることも，少なくありません．

C 前向きな言葉遣いを

面談では，言葉遣いから受ける印象が大きいものです．病状が厳しく，根本的な治療が行えなくとも，前向きな言葉を，優しさの込もった表情や声で伝えると，患者さんやご家族の気持ちもずいぶん救われます．終末期には，検査や治療の中止や差し控えをすることが増えますが，これも，中止する意図や**代わりにどういったことを大切にしていくかに焦点を当てる**だけで，印象は異なります．せっかく多職種で丁寧なケアをしているので，それを知ってもらえるようにしましょう．さらに，ご家族にも（負担にならない範囲で）ケアに参加していただけると，よりよいでしょう．

〈例〉

・検査の中止

「一段と，弱ってきておられます．血液検査などで，痛い思いをさせてしまうのは控えるほうがよいかと考えています．お母さまの表情や息遣いから，体調をこまめにみながら，その都度必要なお世話をしましょう」

・抗菌薬の中止

「抗菌薬を投与することで，お身体が楽になったり，肺炎が治ったりする時期ではなくなってきています．お身体への負担を減らすために，抗菌薬は中止したほうがよいかと考えています．熱でつらい思いをされないように，部屋を換気して，しんどそうなときには早めに氷枕や解熱剤を使うようにしてはいかがでしょうか」

・輸液の減量や中止

「水分が摂れなくなってきました．点滴で補うこともできますが，かえって手足がむくんで，しんどさが増すことがあります．お口をみると，潤っているようですので，今は水分は足りているようです．もし足りなさそうなときは，ガーゼで口元を湿らせてあげるのはいかがでしょう．ご本人のお好きな飲み物は何かありますか」

・人工呼吸器を使用しない

「もしも病状がさらに悪化したときには，呼吸が十分に行えず，命に関わることがあります．器械で呼吸を助けることで，命を取り留めることが期待できます．あるいは，器械は装着せず，ご本人の生命力に委ねるということを選ばれるご家族も多くいます．その場合も，点滴や酸素による治療を精一杯続けます」

「呼吸が弱くなってきています．以前皆さんとお話ししたように，人工呼吸器はかえって奥様の苦痛を増してしまう恐れがあり，使用していません．風を送ってあげたり，枕を整えて楽な姿勢をとれるようにしましょう．もしよければ，うちわで，あおいでいただけますか」

D どのような道を選んでも主治医として支えることを保障する

決め事は「ご家族が決める」のではなく，「**患者さんの思いや生き方を尊重して，医療者とみんなで決める**」のであることを，言語化しましょう（これについては後述します）．積極的治療を行わないと，急性期病院にいさせてもらえない，主治医に見捨てられる，冷淡だと親族に責められるなどと気にされることもあります．転院や転科がやむを得ないこともありますが，それとは切り離してお話しします．どのような過ごし方を選んだとしても，主治医として，チームとして，全力で支えることをしっかりと保障してあげましょう．

面談ではついこちら側が伝えたいことを話してばかりになってしまいがちです．また，説明はどうしても，病態や検査所見に偏りがちです．ご家族からしたら，細かい所見や病態生理より，助かるかどうか，どれぐらいの入院になりそうかなどのほうが気になるところでしょう．病態については，質問があれば補足するとして，専門用語を用いずに簡潔に伝えることを心がけます．ご家族が**気になっていることやその背後にある思いもじっくり聞く**よう心がけます．するとご家族に信頼してもらえるだけでなく，その後の意思決定も行いやすくなります．できれば看護師やソーシャルワーカーなど**他職種にも同席**してもらうと，ひとりよがりの面談にならずご家族を多面的にサポートしやすくなります．もし同席してもらった際は，ぜひ面談に関する**フィードバックをもらう**ようにしましょう．

2 段階的な誤嚥性肺炎の面談

面談では，一度にすべてをお伝えする必要はありません．あれもこれも盛り込もうとしても，せいぜい数個しか印象に残らないでしょう．時と場合に応じた面談の要点をある程度決めておくと，焦らずに向き合えます．

例えば急性期病院に入院になる誤嚥性肺炎の患者さんの診療を想定すると，入院時に初めて行う面談，病状が少し安定したときの面談，退院がみえてきたときの面談，そして退院時の面談などがあります（巻頭の**付録 12** 参照）．さらに，外来や訪問診療で関わっている患者さんであれば，まだ肺炎は起こしていないけれども嚥下機能や体力が少し低下してきたかもしれないというとき，肺炎を何度も繰り返すようになったとき，終末期を迎えたときなども考えられます．自分自身の診療の中で出会う患者さんの状況を浮かべ，それに応じた面談の要点を押さえておくとよいでしょう．

A 入院時

特に緊急入院の際や初対面のときは，あまり細かいことを話しても記憶に残りません．すでに何度も病歴を話していたり，看護師から入院時の説明を聞いていたり，「もっと早く連れて来ていたら」と自責の念もあったりして，ご家族の頭の中は大変な混乱状況にあると思ったほうがよいでしょう．

こんなときは，ひとまず肺炎で入院になり抗菌薬や呼吸療法で最善の治療を行っていくということに加えて，誤嚥という病状が疑われるため，治療をしていても状態が悪化しやすいことを伝えます．急変時に備えて，あらかじめ治療方針を定めておくことも大切ですが，DNAR というのはこちらの都合で無理やりに「とる」ものではありません（詳細は 223 ページ参照）．早く決めてもらおうと焦っても，納得のいく結論は簡単に出ません．後悔をさせたり信頼関係を損ねたりすることにもなりかねません．

初対面の際には，まずは**急変しうる病状である**ということと，もしすでに決めていることや，患者さんの意向があれば確認します．なくとも「祖母のときには器械をつけたくないと言っていた」など近親者の介護の経験や，「あまり苦しい思いはさせたくない，人工呼吸器までつけるのはかわいそう」などと，ある程度の方針につながる気持ちを聞けると有用です．ひとまずその言葉どおり**カルテに記録しておき**，**後日再度確認**するとよいでしょう．あるいは，「考えたこともなかったのでわからない，精一杯治療してください」と言われることも多いものです．このようなときにも，（もう○○歳なのに考えてないって……，などと言いたくなる気持ちは押さえて）急な変化に追いつかないお気持ちに共感する姿勢を示します．そして大切なことであるため，**ご家族で話し合っておいていただきたい**こと，次にお会いするときにまた話し合いたいということを伝えます．

もし，数日は経口摂取を開始できそうにないようであれば，この時点で経管栄養などについてもお話します．また，義歯や小さいスプーン，口腔ケア用品を持参してもらうよう依頼することもあります．

B 入院後

入院して 2〜3 日目には，少し方向性がみえてきて，より患者さんに合ったお話がしやすくなります．入院時には患者さんを「点」で診ていたのに対して，入院後は，「ベクトル」が生じるからです．多くの場合は，すでに何らかの経口摂取が開始できているはずです．この時点で，以下の 3 つに分かれます．

- **順調**：治療経過は順調で，食形態を段階的に上げていけそう（1〜2 週間で退院できそう）と見通しを立てます．生活で気がかりなことや，退院に向けて必要なこと（トイレ動作の自立が必要，介護保険が未申請など）を確認しておくとよいでしょう．
- **横ばい**：まだ意識や呼吸が安定しないが，悪化しているわけではない（今後の経過次第で訓練を行えそう）なら，その両面性を共有します．どういった治療を希望するか，状態悪化時のことを改めて相談することが多いものです．また急性期病院の性質上，転院についても少しもち出さざるを得ないこともあります．
- **悪化**：重篤で，さらに悪化することも想定されます（退院の目途は立たず，救命が困難）．治療の意向や症状緩和についても共有する時間をとります．

このとき，私たちが**期待する一番良い状況**と，**最悪の状況**，そしてここ数日の経過をみて**医学的に最も想定される経過**というのをご家族に話すと，わかってもらいやすいことがあります．リスクばかりを説明しても，「怖いことばかり言われる」と負の感情を植え付けてしまいます．何度か入院しているうちに「先生たちは職業柄，いつも万が一の話をするけど，この前まで元気にしていたし，本当はすぐに元気になるだろう」と楽観的にとらえるご家族もいます．

C リハビリ期

病状が安定してくると，肺炎の治療よりも，**食事や今後の過ごし方に重きを置ける**ようになります．例えば食事に関しては，現在どういった食事形態を摂取していて，今後何を目安に食事を段階的に上げていくか，目標はどのあたりになりそうかを伝えます．急性期病院ではどうしても，入院期間に限りがあることも事実です．回復期や慢性期には，それに特化した病院で治療を受けていただいたほうが，より患者さんの状態に即した診療を行えるものです．どの程度なら自宅で看られそうかをご家族に相談し，転院が視野に入る場合にはそのことも早めに共有しましょう．

食事やリハビリに同席していただくと，患者さんの状況をよりよくわかってもらえて，他職種からも話をしてもらえることもあります．もし時間的に難しくても，実際に立ち上がったりトイレへ行く様子をみてもらいましょう．

〈例〉

・食事について

「現在はミキサー食を，看護師の介助で食べていただいています．このまま熱や痰の増加がなく順調なら，数日ごとに食事の量を増やしたり，もう少し形のある食事にしたり，自力での摂取も試したりしたいと思っています．ただ，以前よりは飲み込みが弱ってきておられるため，元通りの食事を摂取してもらうと，誤嚥をしてしまうようです．ご自宅で，調理の仕方や食事の摂り方を少し工夫していただくことはできそうですか」

・ADL について

「現在，理学療法士の見守りのもと，手すりをもっての歩行ができています．みた目には自力で歩いていますが，筋力が弱っていて転びやすくなっています．例えば 1 歳の子どもが歩けるようになったからといって目を離すことはできないように，お父様も，目を離してお一人で歩くことは安全とはいえません」

D 退院時

退院が決まると，とたんにおろそかになることがあります．急性期病院ではまるで退院が終着点かのように感じるかもしれませんが，患者さんやご家族にとっては，新たな生活の始まりです．その生活をできるだけ不安が少なく開始できるように，主治医として責任をもって関わります．特に，誤嚥性肺炎の**再**

発を予防する方法については，改めてきちんと伝えるようにしましょう．例えば誤嚥を予防するために常用薬を減らしたり中止したりした場合には，理由とともにきちんと理解していただかないと，退院後にまた元の処方に戻ってしまいます．退院後に肺炎球菌ワクチンの接種や専門医の受診が必要なら，そのこともお伝えします．患者さんやご家族に口頭および書面でお伝えするとともに，かかりつけ医への診療情報提供書にも丁寧に記載しましょう．もちろん，口腔ケアや食事に関して気をつけること，身体を動かしてほしいことも伝える必要があるでしょう．

退院後にはどのような変化に気をつけているとよいか，またどのような症状があれば誰に相談するとよいか，といった対応方法も，ご家族や関わるスタッフで，わかりやすく共有できるようにします．このとき，急性期の医療者目線の基準を一方的に伝えても，実生活にそぐわないかもしれません．アクションプランの考え方を活用し，患者さんや介護者と一緒に決めると，より実用的な計画となるでしょう（193 ページ参照）．

さらに，予防は完璧ではないこと，体質的に誤嚥性肺炎をきたしやすくなっているため，（病態によりますが）**どんなに頑張っていても肺炎になってしまう**ことは今後増えてくるであろうことは共有します．退院後に肺炎を再燃したり，窒息してしまったときに，介護者は責任を感じやすくなってしまいます．転院時や，施設へ退院する場合，デイケアで食事をとる場合などは特にそうです．「介護者の食事介助が悪かった」，「転院先の治療が悪かった」という気持ちになってしまうと，ご家族も，関わったすべての方も辛い思いをします．こういったことも想定してお話できるかどうかも，急性期病院で対応する主治医力の一つといえます．

E 外来や訪問診療で

別の疾患で診ている患者さんが，肺炎で入院されたと後に伺うことがあります．誤嚥性肺炎は，初めての発症でも，（そしてそれが治ったとしても）また窒息や誤嚥を繰り返すことがあるため，こうした報告を受けたときは必ず，状態が悪化したときの治療の希望や，どのように過ごしたいかについて伺うようにしています．経口摂取で退院ができた場合でも，今後食事を口から安全に摂れなくなったときについて，考え，ご家族とも共有しておくよう勧めています．

F 肺炎を繰り返すとき

栄養摂取の方法や過ごす場所について，より細やかな相談が必要になります．

自宅や施設で過ごしたい場合は，経口摂取と最小限の輸液を行うか，胃ろうを造設するかなどの選択肢があります．話し合いを重ねた上でやはり胃ろう栄養を希望する場合には，経口摂取がまったくできず衰弱しきった状態では安全とはいえません．胃ろう造設後の生活を考えても，ある程度栄養状態が保たれているうちのほうが，造設後によい時間を過ごせるかもしれません．胃ろうがあっても（安全に摂取できるものであれば）経口摂取できる可能性があることも，伝えるとよいでしょう．また，誤嚥の原因となっている疾患がある場合には，その疾患を診ている主治医とともに話し合いを行いましょう．

現場の声 家庭医 木安貴大先生（飯塚病院 / 頴田病院）

理想の食事ってなんだろう

在宅では，入院と違って使える資源が異なります（「少ない」わけではありません）．食事にかけられる時間や質が向上したり，患者さんの嗜好に合わせた食事にしたりで，食事量が増える場合も経験します．逆に，その施設では取り扱いのない食形態での指示や，患者さんの嗜好を無視する，あるいは介護者の不安を軽視した指導は受け入れが難しいことがあります．

「理想の食事」はなんでしょうか．難しい問いですが，医師として最も誤嚥しにくい（と判断した）選択肢だけでなく，周囲の環境や患者さんの意向，QOL といった倫理的側面も意識した調整を心がけたいですね．

3 面談に活用できる便利品

面談時に，いくらわかりやすく話しても，患者さんやご家族の記憶に残っていなくて落胆することがあります．こちらは必死に説明したのに，後日，とんちんかんな解釈を聞かされることがあります．それもそのはず，こちらは何度もしている説明ですが，患者さんにとっては初めて耳にすることなのです．いろいろな感情が巡り，頭が真っ白になるのは，癌の告知だけではありません．

筆者は面談するときには必ず，**要点を紙に書きながら**伝え，その紙を渡すようにしています．このとき医療用語や自分自身の言葉より，できるだけ**患者さんやご家族が使っている言葉を用いる**ことで，なるべく後々にもわかりやすいようにしています．ですが，面談時の相手の発言や様子に応じて話すため事前に準備はできず，字も絵もお世辞にも上手とはいえません．面談前に，伝えたい内容をパソコンできれいにまとめて，渡せるように印刷しておく医師や，面談後にまとめたものを渡される医師もいます．他職種に同席してもらえるときは，書記をお願いすることもできます．

既製品を活用するのも便利です．筆者は，頭頸部を横から見た図をいつでも印刷して使えるように院内のパソコンに保存しています．その他，以下のようなものも活用してみてください．

A 説明用紙（巻頭の付録 14）

筆者が以前の職場で作成し，以後も使っているものです．コピーして面談に使ってみてください．面談後に病状を振り返ったり，他の親族と共有してもらうのに，有用であると思います．

B 『えんげメモ』（インテルナ出版）

頭頸部の図が描かれており，正常な嚥下と誤嚥の違いや，嚥下のどこに問題があるかを可視化し，書き込めるようになっています．裏面には患者さんにとって最適な食事の条件，注意点を記載できるようになっています．患者さんに当てはまる事柄に印をつけてベッドサイドに貼ったり，退院時にもち帰ってもらったりすることで，食形態や摂取方法などを患者さんやご家族，介護者，地域の医療職とも共有できます．100 枚綴りで，600 円で販売されています．

C 『患者さんに伝えたい摂食嚥下のアドバイス 55 のポイント』野﨑園子ら（医歯薬出版）

誤嚥の仕組みや，「ながら食べ」の危険性など，患者さんが気になる事柄について，わかりやすくまとめられています．伝えたいことの該当箇所をコピーして渡すこともできます（著者の先生方公認です）．病棟に一冊置いておくと，看護師の日々の疑問や不安にも対応しやすくて便利です．

D その他の電子媒体

最近では，病態をわかりやすくするソフトやアプリも開発されています．また，嚥下に関するわかりやすいホームページも増えてきています．なぜ誤嚥するのか，胃ろうとはどんなものなのか，などと詳しく知りたい方にとっては，可視化されると理解しやすくなるでしょう．ぜひ検索してみてください．

4 意思決定支援

肺炎の診療で関わる患者さんは，症状が長引いたり命に関わることが多く，その道のりの中で大きな意思決定の場面を迎えることがあります．どのような治療を受けてどのように生きたいかという患者さんの意思が重要になります．「長生きしてもしょうがないから早く死にたい」など，患者さんが限られた情報の中で発言したことを文字通り実行するのではなく，病状をよく理解した上で，ご家族や医療者とよく話し合う中で選んでいくことが大切です．良い意思決定を行えるよう，われわれにはどのようなことができるのでしょうか．まずは理論をご紹介します．急性期病院の現場で実行可能なものとの乖離を感じるかもしれませんが，意思決定支援の根底にある思想は知っておきましょう．さらに，肺炎において特に気をつけたいことも確認しておきましょう．

A アドバンス・ケア・プランニング

「最期までその人らしい最善の生」を送ることができるよう，欧米で始まった考え方がアドバンス・ケア・プランニング Advance Care Planning（ACP）です．日本でも少しずつ取り入れられるようになり，2007 年には厚生労働省が「人生の最終段階における医療の決定プロセスに関するガイドライン」を発表し，ACP を普及させるための事業も広く行われるようになりました（同ガイドラインはインターネットでみることができるので，目を通してみてください）．2019 年には「人生会議」の愛称が決まり，話題を呼びました．

日本では，ACP とは「**将来の意思決定能力の低下に備えて，今後の治療・ケア，療養に関する意向，代理意思決定者などについて患者・家族，医療者があらかじめ話し合うプロセス**」と定義されています．では具体的にどのようにして ACP を行っていくのでしょうか．

ACP をともにする人

患者さん，ご家族，医療者（主治医や担当看護師）が中心となります．ソーシャルワーカーや地域の担当者，親しい知人や友人が参加することもあります．

ACP で共有する内容

現在の病状と今後の見通し，治療や療養の選択肢とそれぞれで予想される経過など医療に関わることを話し合うイメージがあるでしょう．忘れてはいけないのは，患者さんの価値観や希望，生き甲斐，気がかりなこと，どのように生きたいかや，死後に家族に望むことなどといった，医療以外で患者さんにとって大切なことも，共有することです．ACP とは「意思や決定事項そのもの」

ではなく，**話し合う（考えを共有する）という「過程」**を表わしていることに留意しましょう（＝人生会議という愛称もこれを表しています）.

ACPを行うタイミング

意思決定能力が低下する前，つまり症状が進行する前に，あらかじめ行います．病状や生活が変わるにつれて価値観が変わるのも自然なことで，その都度，繰り返し行います．状態が変わったり，意思決定能力が低下したりしたときにも話し合いを続けていくことで，より患者さんの意思に沿った選択ができます.

B 事前指示

事前指示 Advance Directives（ADs）とは，判断能力のある成人が将来，自分の判断能力が低下した，または消失したときに備えて，自らに施される医療に関する希望や拒否などの意向を指示していくものです.

内容的指示

生命の危機に直面したときにどのような治療や医療処置を希望するか，またはしないかを，文書（＝リビング・ウィル）で表明します.

代理人指示

意思表示ができなくなったときに，「患者さん本人ならどのように考え，選択するか」という推定意思を代弁する人をあらかじめ指名しておくことです.

C DNAR

誤嚥性肺炎での入院時，「DNARをとる」ことが習慣化しているように感じます．ではDNARとは何を意味して，「とる」という認識でよいのでしょうか.

DNAR（Do Not Attempt Resuscitation）とは，死が予期される不可逆性疾患の終末期や救急の現場において，蘇生の可能性が（ほとんど）ないという前提の基に，「心肺蘇生術（胸骨圧迫，気管挿管，人工呼吸，除細動，昇圧剤投与など）を試みないことが適切である」と担当する医療チームが合意していることが必要です．**疾患の治療（抗菌薬の投与，輸液）や苦痛の緩和を制限するものではありません**．入院時に，患者さんやご家族と話し合うことは大切ですが，処置の同意書のように機械的に行われるものでもありません．そのときの決断は変わることもあり，またDNARだからといって，すべての治療を差し控えるのとは別であることも伝えるようにします．患者さんやご家族は，肺炎の治療としての抗菌薬投与など**可逆性疾患に対する治療を意味して**「治療はすべてしてください」と表現することがあります．救命の見込みがほとんどない場合における心肺蘇生術とは，混同しないよう気をつけるようにします.

D 患者さんの意思表示が難しいとき

認知機能の低下や意思疎通が困難な状況では，患者さんの意思が確認しづらく，（事前指示がない現状のほとんどの例では）ご家族や医療者が悩むこととなります．医療者としては，例えば胃ろうを造設した場合，末梢静脈点滴を併用した場合，可能な範囲での経口摂取のみでみた場合の，それぞれで想定される生活や予後を，中立的な立場で説明したとします．決断を委ねられた家族にとっては，いずれを選んだとしても，後々までその決断を振り返り，悔やむことになりかねません．また，「もっと長生きしてほしい」，「あきらめてほしくない」という，ご家族の意思を基にした決定になりがちです．

まず第一に，患者さんの**言葉や仕草，表情から読み取れる感情を受け止め**，患者さんがどういったことを心地よいと感じているのか，どういったことが苦痛になっているのかを**見出す努力**が大切です．例えば，ご家族と過ごす時間帯は表情が和らいでいるとか，痰の吸引をしようとすると口を閉ざすなどです．

さらに，①患者さんが過去に示していた意思，②患者さんの推定意思が，ご家族の考えよりも優先であることも，意識しておく必要があります．例えば，これまでに胃ろうや口から食べることについて何か言っていなかったかを振り返ります．明確な表出がなくとも，「物事に縛られるのを何よりも嫌う人」，「食べることが大好き」などといった性格や価値観も大切です．いろいろな切片を集めて，「お父さんならどう過ごしたいか」，「現状をどう感じているだろうか」と考えます．こうして選択していくことが，患者さんの意向や生き方を支えるための本来の意思決定であり，ご家族の責任感や後悔も軽減できるのではないでしょうか．

E 肺炎の意思決定支援の難しさ

肺炎での意思決定支援を難しく感じるのは，いくつか理由があります．まず悪性腫瘍のように患者さんやご家族が不治の病として認識しているわけではなく，また医療者側も非癌疾患であることから積極的治療を行わないことが受け入れにくく感じます．非癌疾患の中でも，COPDや間質性肺炎であれば，呼吸器内科やかかりつけ医で長く診られている中で主治医との関係性も構築されてきます．それぞれの疾患で経過が想定されるため，息切れの進行などに伴い，ゆくゆくのことを自然と話し合うことが多いのです．一方，誤嚥性肺炎は入院時（肺炎罹患時）に担当する主治医が，日頃のかかりつけ医ではないことがほとんどです．退院後に再び担当するかかりつけ医も，肺炎罹患後の長期予後を把握しているとは限りません．患者さんやご家族だけでなく，関わる多くの人が，肺炎が治れば元通りの状況まで戻ると考えているため，実状との乖離が生まれることがあります．主治医として，こうしたことにも気を配りながら診療するのが望ましいでしょう．

F 肺炎の長期予後

大腿骨頸部骨折で整形外科医に相談すると，治療方針を考えるに当たって，骨折後の長期予後や，手術をした場合とそうでない場合の予後の差を数値的に示してくれます．もちろん個々の状況をみて判断するのが大切ですが，こうした数字がもたらす強い印象も，事実に基づいた意思決定を促します．

では，肺炎に罹患したあとの長期予後については，どういったことがわかっているのでしょうか．ある研究では，市中肺炎で急性期病院に入院した65歳以上の患者さんの30日以内の全死因死亡率は17%，1年以内では38%にも上りました[5]．また重度の認知症がある患者さんでは，肺炎発症後6ヵ月以内に半数が死亡するという報告もあります[6,7]．

患者さんやご家族が想定しているよりもずっと，**一回の肺炎が生命予後に影響する**ことがわかります．あるいは，肺炎をきたす頃には，すでにかなり全身状態が低下しているということの現れかもしれません．特に予後を悪くさせる要因は，施設入所，腎疾患，慢性心不全とされています．抗菌薬治療がQOLをあまり改善しないことについては，第4章でふれました（71ページ）．主治医としては，こうした客観的な情報も踏まえて，**残された時間をどう過ごすことが患者さんにとって心地よいのか**，ご家族と一緒に考えましょう．

G ご家族のケア

主治医として忘れてはならないのが，ご家族のケアです．われわれはご家族を，患者さんの介護者として大いに頼りにしています．詳しい病歴を聞き，介護保険の申請や自宅の準備を依頼し，退院後の口腔ケアや食事指導をして……気づけば，ご家族が不安で押しつぶされそうになっていることがあります[8]．また意思決定支援においては，大切な方の命に関わる重大な決断を迫り，その**心理的負担**は計り知れません．目の前で大切な人が衰弱していく姿をみることは，どれほど辛いことでしょう．ご家族への負担が大きくなっていないか，こちらが気づけていない思いを抱えていないか，気にかけておくようにしましょう．面談の場では言い出せなくても，廊下に出たあと，2人きりになるとぽろっと思いを表出される方もおられます．**看護師や他職種に，ご家族のケアを相談**してみてもよいでしょう．

もし退院に向けて，介護の負担を背負い込み過ぎているようであれば，他の親族の助けを得たり，地域のサービスを利用できるように検討しましょう．一つ一つのケアをより単純化できないか，それぞれの担当職種で考え直すことも重要です．例えば褥瘡の処置は訪問看護師に行ってもらう，口腔ケアはなるべくデイケアで請け負う，夕食は宅配食を手配する，などといった工夫も可能です．特に退院後すぐは大変ですので，例えば患者さんの奥さんが一人で頑張ると張り切っていても，娘さんにも数日は泊まり込んでもらうことを相談してみるなど，必要に応じて（お節介になり過ぎない程度に）考えます．

また，肺炎では終末期にかけて，特有の辛さがあります．医療者にとっては想定内の経過であっても，ご家族にとっては受け入れやすいものではありません．衰弱してくると，食事や排泄の介助もできなくなり，ご家族としての役割を喪失し，無力感に苛まれます．前述の，前向きな言葉遣いでこまめに声をかけるようにします．また，**家族にできるケアを提案**することも大切です．例えば患者さんが好きな飲み物をスポンジブラシに少しつけて味わってもらう，口腔粘膜を保湿する，おしぼりで顔を拭いたり保湿剤を塗る，足湯，身体をさする，マッサージ，うちわであおぐ，好きなアロマや音楽を用意してもらうなど，患者さんやご家族になじむ方法をみつけましょう．

現場の声 久保のどかさん（淀川キリスト教病院医事部）

家族のケアと関わりについて

私はキリスト教信仰をもつ者として患者さんやご家族に関わらせていただいています．医療者ではない私が，たましいに痛みをもっておられる患者さんや不安な気持ちを抱えておられるご家族を訪問し，お話を聞かせていただくときは，同時に，自分の無力さや弱さと向き合うときでもあります．以前，ご家族から言われた忘れられない言葉があります．「自分の病気なら受け入れられるかもしれないけれども，自分よりも大切な家族の病気は受け入れられない」と．患者さんの傍に付き添っておられるご家族は，誰よりもご自身の無力さと向き合わされているのだと気づかされた言葉でした．無力さに打ちのめされ，心細さや後悔，ときには怒りといった解決のできない気持ちを抱えながら，それでも患者である家族の傍に付き添っておられるご家族に対して私ができることは何もありませんでした．同時に，「何かしたい」と思うことよりも，ご家族のお気持ちから逃げずに，「無力な者」として祈りつつ，傍にいさせていただくことが大切なのだと教えられました．

　私たちは皆等しく神さまに命を与えられ生かされている存在であると私は信じています．そして，弱さをもつ存在です．お互いに弱さをもち，生かされている者として患者さんやご家族と向き合う者でありたいと願っています．

参考文献

1）厚生労働省：人生の最終段階における医療の決定プロセスに関するガイドライン（改訂平成30年3月）．
2）阿部康之，他：アドバンス・ケア・プランニングと臨床倫理．長江弘子編：看護実践にいかすエンド・オブ・ライフケア．38-44, 日本看護協会出版会，2014.
3）西川満則，他 編：本人の意思を尊重する意思決定支援―事例で学ぶアドバンス・ケア・プランニング．南山堂，2016.
4）成本迅：認知症の人の医療選択と意思決定支援―本人の希望をかなえる「医療同意」を考える．クリエイツかもがわ，2016.
5）Arnold FW, et al: J Am Geriatr Soc, 68:1007-1012, 2020.
6）Mitchell SL, et al: N Engl J Med Overseas Ed, 361:1529–1538, 2009.
7）Morrison RS, et al: JAMA, 284:47–52, 2000.
8）Namasivayam-MacDonald AM, et al：Geriatrics（Basel）, 3：30, 2018.

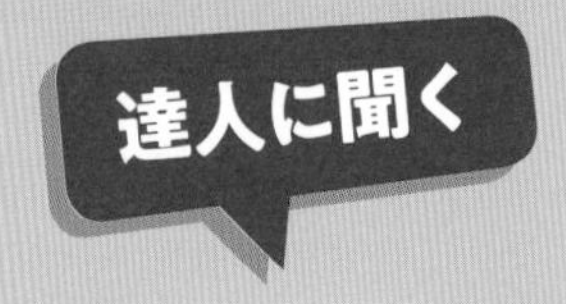

今回の達人

浜松市リハビリテーション病院
藤島一郎 先生

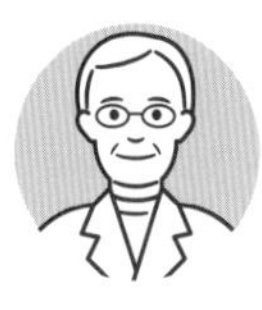

第12回

倫理的な気づきと意思決定支援

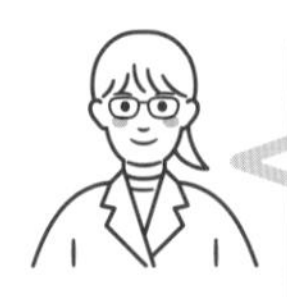

患者さんに食べさせてあげたい一心で，脳外科医からリハビリテーション科医になり，日本の摂食嚥下の臨床を築いてこられました．育んでこられた臨床の視点や技術は，講演や書籍を通じて惜しみなく伝授されており，私も3ヵ月間の研修で数々のことを教わりました．臨床倫理アドバイザーとして摂食嚥下の倫理面にも精通している藤島先生に，臨床医が身構えがちな倫理について伺いました．

吉松 **倫理的な葛藤に気づくために，もつべき視点を教えてください．**

藤島 まず**倫理的気づき**というのが大切ですね．**なんか変だなとか，これでよいのかな**，と思えるかどうかです．倫理的気づきは勉強しないと生まれません．何も知らなければ疑問も湧きません．無知は一番恐ろしいのです．例えば嚥下のリハビリテーションや手術があるなど，そういう世界があるということを知っていないと始まりません．

医療は，従来はパターナリズムでした．ヒポクラテスの誓いの頃から，医者は患者さんに良いことをしよう，患者さんの命を救おう，という価値観できたわけです．ところが時代が変わってきて，QOLの大切さや，ACP（advance care planning），SDM（shared decision making；共同意思決定）もいわれるようになってきたのです．

タスキギー事件を知っていますか．梅毒にペニシリンの有効性が証明されているにもかかわらず無治療でみるという，倫理に反する研究です．これを批判したベルモントレポートで臨床倫理の4原則が初めて述べられ，特に人格尊重と，自己決定の尊重が大事であるということになりました．医療情報は患者さんにすべて示して，患者さんと一緒に考えていくインフォームドコンセント（IC）が生まれました．ICのベースには **“患者さんを一人の人間として尊重します”** という自律尊重原則があります．日本では医師が説明して，これでよいですねという感じですね．これは本来のICとは違い，パターナリズムに近いですね．一方，情報丸投げ型のICもあります．この間に，共同意思決定（SDM）があります．セカンドオピニオンの風土も育ってはきたものの，患者さんの人格の尊重が忘れられているという批判もあります．

吉松 **インフォームドコンセントで一番大切なことは何でしょうか？**

藤島 重要なのは，**医学的な事実**ですね．この患者さんは実際に嚥下機能が廃絶しているのか，それとも適切な対応をすれば食べられるのか．本当に嚥下機能が悪くて肺炎になったのか．これをまずはっきりさせなければいけません．私が嚥下障害に取り組み始めた頃に嚥下食を開発しました．ゼリーなら食べられるとか，寝て食べると良いとか．しかし，ゼリーを寝て一口食べられたから何が良いのだと，すごく抵抗に遭いましたね．そうではなくて，こういう風にすれば少しは食べられますよという**情報を患者さんに与えることに意義がある**のです．しかも少しずつ訓練していけば，嚥下食なら食べられるようになるんですよとか，そういうことなのです．

吉松 **急性期病院では安全のために絶食となってしまいがちですね．**

藤島 急性期では，肺炎になりたくないなら食べないほうがよいですよ，といったように，二択になります．患者さんは状態が良いと制限を守らず，また肺炎になってしまいます．すると急性期の先生たちは，また来たのか，肺炎になるからもう食べないほうがよい，となってしまうことが多いようです．それでよいのかどうかです．肺炎になるのはこれだけ危なくて大変だよ，ただ安全に食べれば食べ続けられるよ，と**方法があることは伝えないといけません**．肺炎は食べながら治す病気だ，食べさせないとむしろ再発するというデータもあるわけですから．

吉松　二択を押しつけてしまわないように，どう心がけるとよいですか？

藤島　**適切な医学的情報を研修医がまず勉強しておくこと**，そしてそれを**正しく患者さんや看護師，他職種と共有しておくこと**が大事です．患者さんは医者に言われたら，それでよいですとなりがちです．医者一人で決めてしまうのではなくて，カンファレンスをして，共同意思決定する．医者と患者さんだけではなくて，ご家族と他職種も含めての SDM です．**共同意思決定の支援をする**という気持ちが大切です．

実は一番誤解されていますが，**倫理は医者のためにある**のです．例えば研修医が“食べさせたいな”と思って食べさせたら肺炎になったとします．上級医には，“また肺炎を作ったのか”と怒られるかもしれません．医者は早く退院させたほうが優秀という風潮があるので，食べさせないで肺炎にならないようにする．私のように食べさせることに必死になっている医師はなかなかいません．大変だけれども，苦労しながら，少しでも食べることに意義を見いだして，長期的にみたら逆に肺炎の予防や QOL につながったりするというエビデンスがあるわけです．

一番困るのは，肺炎が治って食べさせたらまた肺炎になると，周りには，「何でこんな状態なのに食べさせたのか」と言われてしまうことです．そういうわけで，肺炎治療が混乱しています．呼吸器のガイドラインをみても誤嚥性肺炎のことはほとんど出てきません．呼吸器の先生たちがみている世界と，私たちみたいにリハビリテーション側が少し長いスパンで QOL とかを考えながらみている世界，施設や在宅でみている世界は全然違うのです．患者さんが食べないことを我慢できなくなって，猫に出したはずのキャットフードを食べてしまったり，胃ろうから入れるはずの濃厚流動食を飲んでしまったり，患者さんの前では食べられないからと，奥さんが裏で隠れてパパっと食事を摂っていたり，そういう世界もたくさんあるわけです．正常な神経だったら生きていけないから，認知症も進みます．**食べないということがどれだけ非人間的なのか**ということまで考えが及ぶと，何とか食べさせてあげたくなり，患者さんにリスクとベネフィットを説明します．医者からすれば食べないで肺炎を予防する．患者さんの自律尊重原則でいえば，死んでもよいから食べたいと言われる．でも死ぬ前が苦しいという情報を与える．そういうのを一人で決めるのが良くないのです．医者もつらい立場にいます．食べてはいけないという医者でも，本当は食べさせてあげたいと，きっと思っているはずなんです．安全に食べられるのであれば．

吉松 **急性期病院で倫理を大切にする際に壁となっているのは何ですか？**

藤島 一番壁だなと思うのが時間ですね．患者さんや他職種の意向を十分に尊重して，どういうふうにしたらよいか，カンファレンスをする時間がないのですね．それを解決するのがオンラインでの会議や情報交換，倫理を勉強したアドバイザーへの相談ですね．医学的事実として，どれぐらいのリスクがあるのかを整理します．食べられなくても知的作業がしたいというALSの患者さんもいれば，むせても食べたいという患者さんもいる．患者さんがもともとどういう人かという人生観がわかれば，安全に食べられるものを少しだけ食べましょうかという決断をしていけます．一人でこれを決断すると苦しいし，問題になるから，カンファレンスをします．医者を救うために倫理はあるんです．良い方向に向かったらみんなで喜べるし，悪い方向に向かっても，みんなでカバーし合えるわけです．

吉松 **倫理にもまず医学知識が大事と聞いて，少し気が楽になりました.**

藤島 そうでしょう．食事なんか段階的にやらないと絶対に食べられないと私は思います．しかし，例えば手術で3日間絶食だった人に，いきなり常食が出されて，それで喉に詰まらせて，慌てて今度は絶食というのは，嚥下のこと，人間の運動学をわかっていないのですね．例えば1週間寝ていたら運動どころではないです．嚥下だけでなくリハビリテーションはすべての医者に必要なことだなと思います．

吉松 **肺炎や誤嚥以外での入院時には，食事の注意を忘れがちですね**

藤島 そうですね．看護師に丸投げだったりします．絶食後の初めの一口目が危ないとか，朝はぼんやりとしてて危ないとか，よく私は言ってます．お昼に食事を出したら食べられて，夜も食べられたけれども，次の朝は半分寝てる状態で食べたから肺炎になるということがあるのですね．だから**本当にきめ細かい対応が必要**です．夏は脱水に特に注意が必要です．朝食べた後，昼は食べられなかったら脱水気味になって，夕食も翌朝も食べられなかったとします．すると嚥下機能が落ちて肺炎になってしまいます．一番問題なのは食べなかったお昼です．食べられなかった代わりに，午後にプリンやゼリーを食べさせてあげてたら，あるいは点滴を 1 本してあげてたら夕方には元気を取り戻して食べられて切り抜けられたかもしれません．老年症候群は，そういうほんのちょっとしたことなのです．本当にきめ細かくやると，何でもなく，すっと切り抜けられるのに，一つボタンを掛け違ったことによって，ガタガタと崩れることがあるんですね．

吉松 **そこで肺炎になったために，ずっと絶食になったりしますね．**

藤島 そう，歩行だってそうですよね．普段はご家族と住んでいて日中はデイサービスに行っているけれども，ご家族が旅行に行くから 3 日間ショートステイに行ったとします．そこでは転んではいけないからと車椅子を使って，歩かないようにしていました．すると 3 日してご家族が帰ってきて，さあ歩かせようとしたらそこで転んで骨折して入院となりました．日常生活が続いていたらよかったのですが，ショートステイで転んではいけないと思ったから歩かせなかったわけです．**高齢者を 3 日間歩かせなかったら，どれだけ機能が落ちるか**を考えないといけません．そういうことは，すごく多いのです．

吉松 **嚥下機能が良い方の肺炎も，生活を知ると原因がわかりそうですね．**

藤島 嚥下機能が良いのに肺炎を繰り返すことはよくあって，原因を考えなくてはいけません．胃食道逆流かもしれないし，きちんと 3 食とも適切な食べ方で食べていないのかもしれません．われわれがみているとき以外はどうか，肺炎を起こす他の疾患がないか，しばらく入院してもらい徹底的にみると，乗り切れることがあります

　そういう医学的なところをまず押さえて，患者さんには対応の仕方を十分に情報提供して，じゃあどうしようかと一緒に考えます．それが SDM です．どうしても最後はだんだん悪くなっていくけれども，そういうときは ACP によって，少しずつ話し合っていくしかありません．だからすごく時間がかかります．

吉松 **入院で初めてお会いする患者さんは意思を十分に聞けず，悩みます．**

藤島 私は，柳田邦男さんが言っている2.5人称を常に心がけています．情が入り過ぎないように，でも完全に第三者にはならないように，患者さんはこういうふうに考えているのではないでしょうか，という感じです．

吉松 **肺炎をみる若手医師に伝えたいことは何ですか？**

藤島 やはりもう少し嚥下リハを勉強してほしいですね．臨床倫理のベースは善行無危害の医者の医学的事実です．ここがかなりおろそかにされています．こうすれば食べられるということも肺炎診療にすごく重要です．肺炎をみるだけではなくて，患者さん全体をみて，その患者さんの能力をいかに生かして，患者さんがいかに生きていくかという視点です．医者は病気を治すのではなくて人を治すわけです．

若手医師は**患者さんに一番近い感覚**をもっています．指導医はその感覚を大切にして，その感覚を**実現するためにはどういうステップを踏めばよいか**を，導いてあげてほしいのです．絶食したほうがよいと思っても，「ひとまず1日は絶食だよ．明日食べられるかどうかは，明日一緒に評価しよう．やり方は一緒に勉強しよう」という姿勢を，指導医にももってほしいものです．

徳倫理というのがあって，慈愛心や共感性をもつ人が，道徳的に正しいとみなされます．医療は人を扱うので，そういう人でないといけません．だけど共感しているだけではなく，医者は幅広い知識がないとできませんね．

倫理に正解はありません．食べて肺炎になるのと，点滴で肺炎にならないのとでは，どちらが良いかは，その人の価値観によって決まるわけです．そういうところは医者は苦手なんですよね．こうすれば正しいと思っても，それを選ばない患者さんがいます．これを理解できません．そういうのが倫理で，いくら医学が進んで，知識を勉強して，人としての道徳観を身につけても，正解はありません．

藤島先生は数多くの書籍や論文にも携わられています．倫理に関するものを以下にご紹介します．もっと学びたい方は，参考にしてみてください．

・岡本圭史，他：重度嚥下障害患者における対応　―臨床倫理カンファレンスを行った１症例―　日本摂食嚥下リハビリテーション学会雑誌，22；46-51，2018.

倫理的な課題に，現場でどのように多職種で取り組むのかを臨場感をもって学ぶことができます．

・『摂食嚥下障害の倫理』ワールドプランニング

摂食嚥下の臨床で遭遇しやすい倫理的な葛藤とその対応について，症例をもとに，考え方や対応法を学べます．

・『疾患別に診る嚥下障害』医歯薬出版

嚥下障害を来す多様な疾患について嚥下障害という視点から学べます．意思決定支援をする際に，疾患毎の経過や予後を知るのに有用です．

・臨床倫理学会

診療で出会う倫理的課題を，様々な立場から深めていく学会です．藤島先生はここで，臨床倫理アドバイザーの資格を取得されています．ホームページではオンライン臨床倫理レクチャーを見ることができます．

達人の教え

良い意思決定支援ができるようになるには？

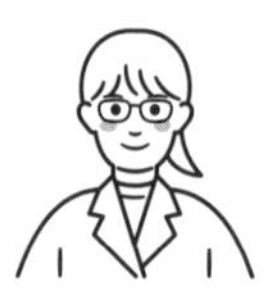

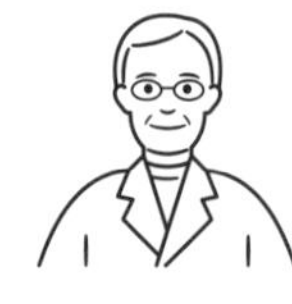

医学的知識をしっかり学び，患者さんや他職種と一緒に考えよう．

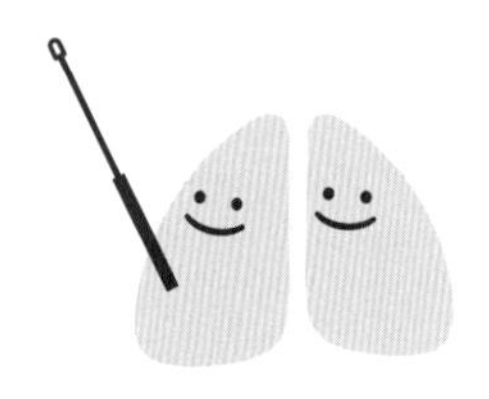

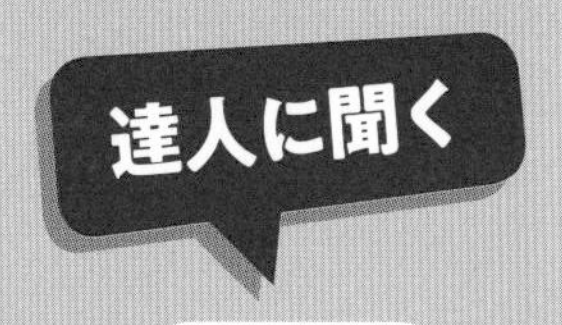

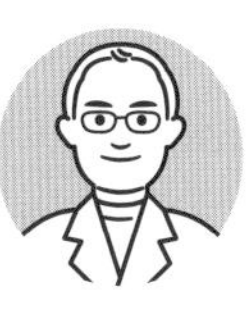

今回の達人
淀川キリスト教病院 緩和医療内科
池永昌之 先生

第13回

緩和ケアからみた食のケア

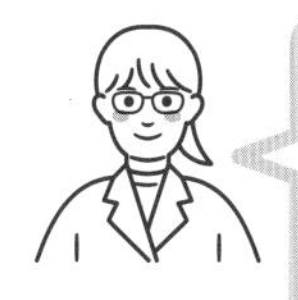

緩和医療専門医として長年，淀川キリスト教病院で臨床に取り組まれています．私も学生の頃から指導していただきました．患者さんの希望に沿った食事を提供する「リクエスト食」の取り組みは，書籍『人生最後のご馳走』（青山ゆみこ 著）でも話題を呼びました．人生の終わりに差しかかったときに食事のもつ意味と，肺炎の診療で確立していない症状緩和や家族ケアについて，伺いました．

吉松 **肺炎の終末期に，苦しい痰がらみを緩和する方法はありますか．**

池永 病状の回復が困難でも，痰は出さなければならないと考えて吸引が繰り返されていることがありますね．予測される生命予後が日にち単位のときには，吸引はかえって苦痛になるので，控えることが多いです．あえて痰を出させるより，気道分泌抑制作用のある抗コリン薬を使って痰の量を減らすことも一つの方法です（口渇が強くなってしまうのですが）．**吸引の回数を減らすことは，患者さんにもご家族にも，苦痛の緩和**につながります．ハイスコ®0.3～0.5 mL を舌下投与することで，喉元での痰絡み（death rattle）を抑えることができます．ただ，ハイスコ®は脳血流関門を通過するので，定期投与をするとせん妄のリスクになります．代わりにブスコパン®2～6 A（40～120 mg）/ 日を持続投与する方法もあります．

臨死期のケアではギアチェンジとよく言いますが，痰のケアにおいても必要です．痰はどんどん出そうというだけではなく，輸液量を 500 mL/ 日程度にすることも大事です．癌の終末期で生命予後が1ヵ月未満と予測されるなら，**輸液を 1,000 mL/ 日以下にする**ほうが，痰が減り苦痛が和らぐことも研究で示されています．

吉松 **食べたいけれども嚥下が難しいとき，どうされていますか？**

池永 嚥下ができなくても，ホスピスでは一口だけでも口に含んでもらったり，匂いだけでも味わってもらうことがあります．ご本人の**食に関する思い出をご本人とともに振り返ること**が目的です．食べることそのものよりも，人生の記憶をたどることを目的として扱っています．「**人として大切に扱っています**」というわれわれの思いを伝えるという意味合いのほうが色彩としては強いかと思います．

嚥下が難しいけれども食べたいという方には，**もっとおいしい嚥下食を**ということで，既製品の中で味にもこだわって作られているもののカタログを準備しておいて，お勧めしています．例えばとろみも，とろみ粉でつけるのではなくて，野菜をじっくり煮込むことで出たとろみを活用された食品があります．スープ食もいろいろな種類があるんです．自費にはなりますが，できるだけ最期まで味わって食べてもらおうと思っています．介護食はいろいろありますが，内科医の皆さんがおいしいものを知っておき，提案できるとよいですね．

飲み込めない人には，栄養管理課と協力して**しがみ食**も提供したことがあります（この「しがむ」とは，関西弁ですよ）．噛みしめて味わってもらう（その後，飲み込まずに吐き出す）ことを意図した食事で，イレウスとは逆に，あえて高繊維です．スジ肉やゴボウなど，残渣の多いものが対象になります（逆に豆腐はだめですね）．

吉松 **人生の終わりにかけて，食の大切さはどんなところですか？**

池永 食のケアは，私は，何かを出すというよりも，食に関する思い出をともに振り返るというか．これまで良いことがあったときのごちそうは何だったのか，しんどいときのごちそうは何だったのか．そういう人生を振り返るキーワードに食をもってきて，食を通してその人らしさを理解して，その人独自の希望をかなえるというふうな．**過去と現在と未来をつなぐ**というような取り組みなんだろうなと思います．食べられるとか食べられないとかいうよりも，**われわれの患者さんに対する態度というのを表明するもの**なんだろうと思います．

吉松 **食は，お気持ちを振り返るための手段なのですね．**

池永 終末期には食べられないですもん．何でも出すと言ってるのに，なぜオムライス頼むの？　とか思うわけですよ．もっとごちそう食べたらいいじゃないって，でも，そういうんじゃない．オムライスに，非常に思い入れをもってらっしゃる方もいる．

当院のホスピスを創立した柏木哲夫先生がよくおっしゃっていた，**人間において最期まで残るのは「自分がどう取り扱われているか」という感覚だ**，ということです．例えば認知症の患者さんを適当に取り扱っていたら不穏になるけれども，丁寧に対応していたら，落ち着いてくる．人として丁寧に対応することで，落ち着いてくるものがある．栄養がどうとか，食べる食べないとか，それが大事なこともあるけれども，それだけじゃない，われわれのその人に対する態度を示す手段の一つとして食を用いているんですね．

もう一つは実際にそれをお出ししたときに，驚いている顔をみるとか喜んでもらうとか，一緒に写真を撮るとかするのですが，それによって**私たちもケアされている**んだと思います．

吉松　**栄養面を重視されるご家族には，どのように関わるとよいですか？**

池永　食べる量にこだわって，口にいっぱいものがたまってるのにどんどん食べ物を口へ運ぶご家族も確かにおられます．でも終末期に実際そんなにカロリーはいらない．一口を必死に口へ運んで，誤嚥させて，吸引して，……逆に疲れさせてしまうことも多いんじゃないかと思います．どうしてもご家族にとってできることというのは食べることにつながってしまうので，食べさせることだけがケアじゃないということを気づいていただくようにします．そばにいるとか，手足をさするとか，足浴や手浴とか．それだけでも本人が安心されるんです．食べさせることは難しいかもしれないけれども，**別の役割がご家族にあるのだということをお伝えします**．

吉松　**一日でも長く生きてほしいと願うご家族には，どうですか？**

池永　食事だけがケアではないし，逆に食事によって誤嚥を助長させてしまうこともあるわけです．それによって苦しんだら結局どうしようもない．ご家族はもちろん，長く生きてほしいと思いながら，苦しさもとってほしいと，両方思っているのでしょう．一日でも長く生きてほしい思いが強く出てしまうと，苦痛が出たときにつらくなる．確かに一日でも長く生きてほしいけれども，その硬い思いを少し緩めて，やはりご家族としては苦しさをとることも大事ですよね，単に命を延ばすことだけではなくて，苦しさを少なくするためにはどうしたらよいんだろう，と目先をすこし変えてもらって．苦しさをとることは，決して命を短くすることではなくて，逆に誤嚥のリスクを減らすことで，苦痛がとれてかえって長く生きることもある．**一つだけではない事象の見方を，ご相談**してもよいかもしれないですね．

吉松 **理論詰めにするのではなくて，視点を伝えるんですね．**

池永 苦しませたくないと思っているのはご家族もみんなそうで，決して苦しませたいから食べさせているわけではなくて，長く生きてもらいたいからなんですが．少し度が過ぎると，苦しめてしまうことがあるわけです．それを少し緩めてあげて，違ったとらえ方を伝えるのはよいかもしれないです．また，別の方法でご家族がしてあげられることを伝えていくのもよいですね．

　誤嚥性肺炎ってきっと肺炎を治したら終わりじゃないんですよね．その中でどこまで治療するか．「ご飯を食べられないなら，もう長く頑張りたくない」と言う患者さんもおられる．そういう中で，肺炎を治すこと，延命することは，本人が希望することなのかを考えないといけない．

吉松 **誤嚥性肺炎の患者さんへの，面談のコツを教えてください．**

池永 **もっと聞き出す（語ってもらう）**ことも大事なんじゃないでしょうか？　こちらが何かを言おう伝えようということばかりじゃなくて．ご家族がこうみていて，でも家族がみている状況は現実的にはこうだけれども，こういうふうな見方もある，もっとこういうとらえ方もあるんじゃないか，って．ご家族の見え方，解釈モデルを変化させていくような伝え方もあるんじゃないかなと思います．一方的に伝えても，「いや……でも……」ということになる．

　それから，何よりも，ご家族がどう考えるかだけではない．もしご本人が元気だったら，どんな医療を希望するだろうかというところが大事ですね．これまでどのように生きてきたか，価値観，人生観が大事です．苦しいときにどう乗り越えてきたのか．今ご本人の意識がはっきりして，言葉をしっかり伝えられる状況だったら，**ど**

ういう選択をして，どういう意思をもたれるだろうかという，推定意思が大事です．

吉松 **推定意思は「何も言ってませんでした」で終わってしまいがちです．**

池永 そんなのはっきりと言ってるはずがないんですよ．でもその人の人生の中で，食べることや苦しむことについてどう考えてきたのか．点滴についてはどうか．そういう記憶を通じて，おそらく今の状況ならこういう道を選ぶんじゃないか，ということが**想像できるような情報を集めていく**ことです．ご家族の希望は大事なんだけれども，最も大事なことではない．ご本人ならどういうふうに考えるだろうかということをご家族と一緒に考えていくことを大切にします．

吉松 **誤嚥性肺炎におけるご家族のケアについて教えてください．**

池永 ご家族の意思を大切に扱うのは東洋の文化ならではなのでしょうね．ただ，それが過度に働くと，逆にご本人に辛い思いをさせることもある．癌とは違い，目標やゴールが曖昧なのですね．癌のように，死が控えているという認識がないんでしょうね．おそらく病気としてとらえるより，フレイルの見方をするとよいんでしょうね．

吉松 **食べられないのは，他の機能低下より受け入れにくいようです．**

池永 人間にとってはこの世に誕生してから，食べることは生きることだし，生きることは食べること．食べないこと ＝ 死 なのでしょうね．やっぱりご家族の思いだけじゃなくて，本人らしさとか，人間らしさとかから考える視点が大事なんでしょうね．もう一つは，ご家族にできることは別にあるんだということ，きちっと人生を納めさせてあげることもできるんだという視点を入れないと，誤嚥性肺炎の問題は解決しないですね．

達人の教え

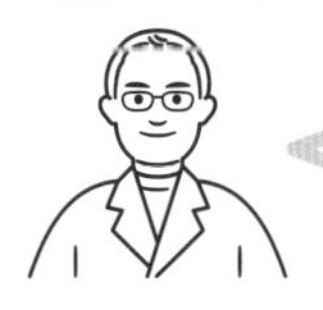

吉引するより，痰を減らすこと．
食べるより，食を通じて人生を振り返ること．
ご本人ならどう考えるかを，ご家族と考えよう．

10 チーム医療，地域連携

ここが大切

- 誤嚥性肺炎の診療にはチームの力が欠かせない
- 患者さん，ご家族をチームの主役として，大いに巻き込もう
- 百聞は一見に如かず！　食事場面を多職種で観察しよう
- 勉強会やカンファレンスは，行動変容と継続性を意識しよう

1 誤嚥性肺炎に欠かせないチーム医療

誤嚥性肺炎の主治医力という題名で書いてはいますが，主治医だけでは誤嚥性肺炎の診療は決して行えません．詳細な病歴や生活環境の把握が必要です．急変を繰り返しながらたどる慢性的な経過においては，さまざまな知恵をもち寄る多職種スタッフと，主役である患者さん，ご家族も含めた，**チームあっての診療**です．このことに気づき，助け合いを促すことができる「**人間関係力**」こそ，主治医力かもしれません．

A 頼りになる職種

どのような職種がいるとうまくいくのかを紹介します（**表10-1**）．ただし，これらがすべてそろわないとできないわけではありません（むしろ一般病院で，すべてがそろうほうが珍しいのです）．いつも顔を合わせていなくても，必要なときに相談できる関係性や，「言語聴覚士がいないので，医師と看護師と理学療法士で協力して補う」といった柔軟性が大切になります．

B 個の寄せ集めではないチームの力

チーム医療，多職種連携というと，複数の職種で診療をしていればよいような気がしてしまいがちです．例えば，医師が看護師に輸液の指示を出し，それを看護師が投与し，嚥下についてはよくわからないので言語聴覚士に介入を依頼する．すべてが電子カルテ上の指示と報告で成り立っているこの状況は，チ

表 10-1　職種と主な役割

職　種	誤嚥性肺炎の診療における主な役割
看護師	日常の観察，意向の汲み取り，ケアの実践（口腔ケア，ポジショニング，離床，リハビリ，食事介助，排痰），心理的支援，家族ケアと指導
摂食・嚥下障害看護認定看護師	ベッドサイドでの嚥下評価，適切な食形態や体位の検討，倫理的介入，病棟看護師/家族への指導
介護士/看護助手	ケアの実践（口腔ケア，ポジショニング，離床，リハビリ，食事介助）
管理栄養士	栄養状態の評価，摂取栄養量の管理，食事内容の調整，経管栄養や輸液の助言，家族への指導（嚥下食の調理，栄養補充方法）
薬剤師	誤嚥のリスクになる薬剤の指摘，ポリファーマシー管理，内服方法の調整/指導
ソーシャルワーカー	患者・家族の意向の聞き取り，地域スタッフからの情報収集，介護保険の申請や区分変更，転院や在宅の調整，退院前カンファレンスや退院前訪問の計画，退院後の連携
言語聴覚士	嚥下評価／訓練，看護師/家族/介護者への指導
理学療法士	呼吸リハ，頸部筋のリハ，排痰，ポジショニングの指導，ADL向上
作業療法士	摂取時の姿勢や配置調整，自助具の検討，上肢の訓練
歯科衛生士	専門的口腔ケア，病棟スタッフ/家族への口腔ケア指導
リハビリテーション科医	嚥下評価（ベッドサイドでの評価，嚥下内視鏡や嚥下造影），リハビリの方針決定，機能的な予後予測
耳鼻咽喉科医	嚥下評価（嚥下内視鏡や嚥下造影），誤嚥防止術の適応の検討
歯科医	歯科治療，義歯作成／調整，装具作成（PAP/PLP），嚥下評価
消化器内科医	消化器疾患の評価と治療，胃ろうの適応評価や造設
神経内科医	神経疾患の評価と治療，予後の評価，意思決定支援
呼吸器内科医	他の肺疾患との鑑別，肺炎の治療や予防策の検討
主治医	肺炎や原疾患の診断と治療，全身管理，医学的事項を他職種と共有，ケアや訓練の指示，面談，意思決定支援，チームのまとめ役

ームといえるのでしょうか．互いの専門性を尊重し，協力し合えているでしょうか．チーム力がうまく発揮されたときには，個の力が足し算されるだけでなく，何倍にも広がるのを感じます．

　例えば，看護師に指示を出すときに，ただ頻回の体位変換を依頼するだけでなく，「右下葉背側に痰がたまりやすいため，無気肺がよくなるまでは，積極的に左側臥位にしてほしい」ことを伝えると，面倒に思えてしまうかもしれないことにもやりがいが芽生えるでしょう．患者さんが嫌がっていたとしても，意義を伝えて，頑張ってもらえるかもしれません．右半身に褥瘡の跡があるので，実は家でもずっと右側を向いていたことが肺炎の原因だったのでは，などと考え，教えてくれることもあります．また，患者さんが自然と左側を向きやすいように，テレビの位置を工夫したり，ご家族に家の間取りを聞いてくれることもあります．「どうしたらもっと，痰を出せるだろうか」と相談をしてみれば，痰がかたくて出しにくそうにしているとか，大部屋であるため咳を我慢してしまっているということを，看護助手が耳打ちしてくれることもあります．こうして，**指示の意図や適用期間を伝える**，**看護師の意見を聞いて取り入れる**，などといったひと工夫で，診療が円滑に進み，質も格段に上がります．

言語聴覚士に介入を依頼するときにも，ただポチっとリハビリを処方するわけではありません．何で困っていて，どういったことを評価してほしいのか，**目指している方向性や時間的制約**はどうなのかなど，必要な情報を明確に伝えて相談すると，初めからより的を射た介入が可能になります．

多職種で仕事をするとき，互いの専門性を理解し，尊重しあうことは重要です．他職種は医師の下請け人ではありません．むしろ誤嚥性肺炎の診療において，医師よりも知恵や技術，現場感覚をもった専門家です．どの専門家に相談すればよいかは，環境によっても，またその個人の経験によっても異なります．まずは自施設の仲間との連携を深めていけるとよいと思います．

C チームでのコミュニケーション

家族や友人，同じ医師でも，コミュニケーションの難しさを感じることは多いと思います．学び，働いてきた背景や，診療に関わる角度が異なる他職種はなおさらです．特にわれわれ医師は，大学に入学したときから職業が決まっている特殊さがあります．インターンシップや厳しい就職活動も経験せず，社会人としての基本を十分に知らないまま社会に出てしまったのだということに，筆者自身，就職して初めて気づきました．他職種，また患者さんやご家族とのコミュニケーションにも，思いやりと礼儀が欠かせません．相手をよく知り，いくつかのポイントを押さえることで，コミュニケーションがぐっと取りやすくなります．謙虚な姿勢と広い視野をもったやり取りを心がけましょう．

社会人として「ホウレンソウ（報告，連絡，相談）」が重要であることはどこかで聞いたことがあるでしょう．他職種とのコミュニケーションも例外ではありません．必要に駆られたり，痛い目にあったりしながらホウレンソウのコツは徐々につかめてくるものですが，忘れがちなのが「感謝」のように思います．何かを相談したら，**感謝の気持ちを込めて結果を報告する**，助けてもらったら，感謝を忘れず，自らも力になれるようにする，など筆者はこの「ホウレンソウ＋カン」を心がけるようにしています．懐かしい人気アニメのポパイのごとく，皆さんも「ほうれん草缶」で超人的な力を発揮できることでしょう．

また何かを依頼するときや確認するとき，カルテ上のやり取りが中心になると，真意が伝わらないことがあります．できる限り，文字より電話，電話より直接会って伝えるようにしている先生は，コミュニケーションがスムーズです．医局に籠っているより，**できるだけ病棟で過ごす**ことも役立ちます．患者さんの変化に気づきやすかったり，リハビリの様子をみることができたり，ご家族が来られているところに遭遇しやすくなったりする他，他職種がどのようなことで困っているのかなど，ちょっとした会話から気づくことがあります．他職種からも声をかけやすく，相談しやすいと感じてもらえるかもしれません．

2 カルテ記載

会話や対話が大切なことはいうまでもありませんが，手段は他にもあります．特にカルテは，誰もが共有できる基本的な手段の一つです．診療の記録を残すとともに，患者さんの診療に携わる関係者間で情報交換をする重要な場でもあります．聞き逃していた症状や，診察時に見せる姿とは違う様子を他職種の記載から知ることがしばしばあります．またわれわれが考えていること，予定していることを他職種に向けて可視化できる場でもあります．せっかくカルテ記載に時間を割くなら，看護師が測定した体温や血圧をわざわざ書き写すよりも，**主治医だからこそ書けること**に労力を使いたいものです（あえて主治医としてバイタルサインを書くならば，診察時の臥床時・会話時・食事時の SpO_2 と呼吸数など，経時的に変化する所見には意味があります）．英語や略語の使用は控え，**他職種に伝わりやすい表記**を心がけます．

筆者は，SOAP の O には特にその患者さんの経過で重要な身体所見（呼吸様式や痰の性状）や，食事中のどのようなことに着目しているか（本日は一口につき追加嚥下が 2 回ほどみられた，一口量が多くなりやすかったなど）を書きます．A には治療や処置の理由もわかるように記載し，P には略語を使わずに今後の予定を具体的に羅列するようにしています．例えば日勤の担当看護師とは口頭で相談していても，夜勤の多い看護師とはなかなか直接話せなかったり，栄養士からすればなぜこんな食事を出すのだろうと思っていたり，ソーシャルワーカーはどう介入すればよいかを悩んでいたりするかもしれません．

カルテに理由を書いておけば，必要性が伝わり，対策の幅も広がります．

例えば昼食時にはキザミ食が食べられるものの，朝は覚醒度が悪いためにミキサー食にしているという理由が看護師にきちんと伝われば，朝は食事介助をいつも以上に気をつけるようにしようと心がけたり，朝の覚醒度を改善するために夜間に鎮静剤をできるだけ使わないようにしたりするでしょう．また，朝の覚醒度が改善してきたので主治医に食上げを相談してみる，施設でもそういった対応ができるかどうかを聞いてみるなどと，どの職種も診療に主体的に加わろうとしてくれます．そして，こうした他職種の努力により得られた良いこともカルテで共有すると，チームの自信や原動力になります．

3 カンファレンス

嚥下に関わる職種のうち，中心となる人たちで定期的に話し合いの場をもつようにします．同じ患者さんでも職種が異なれば診ている視点が異なります．その多様な視点は診療の計画を立てるのに必要な情報です．

ケアをしている職員の感じていることも重要です．食べさせるのが怖い，ご家族と患者さんの意向が合わないような気がする，口腔ケアを嫌がるので大変などといった現場の声です．患者さんとの関わり方や，遭遇する場面が異なると，感じ方もまったく異なります．他職種の感じていることは，退院などを考える際にも，重要になります．ケアは，一方通行では成り立ちません．他職種や患者さん，ご家族と認識をともにすることが，良いチーム医療の第一歩です．病棟や部門としての方針や日常診療を再確認し，変えていくきっかけにもなります．

しかし，ただでさえ忙しいスタッフが誤嚥性肺炎のためだけに集まることは容易ではありません．すでに定期的に開催しているカンファレンスのうち 10 分間を誤嚥性肺炎に当てるとか，他職種のカンファレンスに少し加わらせてもらう方法もあります．

また，毎回，全員が参加することは難しいでしょう．大事な話し合いのときには，関連するスタッフに事前に知らせて参加できるよう配慮します．**事前に必要な情報収集や評価を行い**，効率よく協議できるよう心がけます．医師から他職種へ一方的に指示を出す形式にならず，互いに気になるところをあげたり，意見を出し合い，**相談や問題解決ができる場**であってほしいと願います．もちろん，主治医として最終的に責任をもって判断をする姿勢は必要です．

4 回 診

嚥下を議論する上で大事なのは，**食事の場面をともに観察する**ことです．この食事場面の回診をミールラウンドとも呼びます．見どころは巻頭の付録を参考にしてください．同じ場面をみていても，気づくことは専門性により異なります．例えば，筆者は呼吸様式が食事の終盤にかけて変化していくのが気になり，理学療法士がみれば枕の使い方を工夫すればもっと楽な姿勢で摂取できることに気がつき，歯科衛生士は咀嚼の異常に気づくことがあります．

そこで，嚥下のチーム医療において理想的なのは，多職種で食事の時間に回診をすることです．しかし，食事時間中は言語聴覚士や看護師にとって最も忙しい時間帯であり，回診は現実的には難しいことが多々あります．忙しい現場では，完全な形を求め過ぎず，無理なく継続できる形を考えましょう．時間のとれる職種だけで回診をする，あるいは回診対象者は食事時間を少しずらしてもらう（食べずに待っておいてもらう），食事中の動画をカンファレンスで共有する，食事を観察したスタッフがその様子を共有する，などといった方法から始めてみてもよいでしょう．その際，見忘れがないように，巻頭の**付録6**を携帯してみてください．

5 KT バランスチャートの活用

多職種での介入が望ましいとはわかっていても，どのような連携や介入方法がよいのかがわからず苦しんでいるチームもあるかと思います．実際，筆者の施設でもチームの在り方は模索中です．そんなときに活用できるツールとして「口から食べる（Kuchikara-Taberu）バランスチャート」（KT バランスチャート）[1] というものがあります．嚥下の専門家でなくても，多様な視点から摂食嚥下に介入できるように，観察のポイントがわかりやすく提示されています．食べる様子へ意識が向きがちですが，**医学的視点**，**姿勢・活動的視点**，**食形態・栄養的視点**に分かれて，それぞれで重要な項目が明示されています．これらを確認していくうちに，多職種でバランスよく介入していける，大変有用なツールです．ぜひ調べてみてください．

6 勉強会の開催

誤嚥性肺炎の診療を頑張ろうとすると，チームメンバーとある程度の知識や感覚を共有しておきたいので，その手段として勉強会を企画したくなります．短時間で多くの知識を得るには有用な方法ですが，「勉強した気になった」，「知識が増えた」だけでは，明日からの診療を変えられるとはいえません．例えば，嚥下の解剖生理から始まる学術的な講義を 1 時間聞いても，そのうち明日から使う知識は 1 つか 2 つかもしれませんし，「やっぱり嚥下って難しい」と苦手意識が芽生えてしまえば逆効果です．主催者側もエネルギーを注ぎ込み，参加者も大事な時間を使って参加してくれるのです．「いかに誤嚥性肺炎の診療が重要課題か」，そして「自分自身も，チームの重要な一員である」ことが伝わり，そして**行動変容**を起こせるのかが，勉強会には問われている気がします．

一例として，筆者が職場で開催していた「えんげ塾」を紹介します．

A 飯塚病院 呼吸器内科流「えんげ塾」

コンセプトは「五感で学ぼう」

参加したくなり，楽しめて，かつ記憶に定着して診療場面ですんなりと出てくるように，五感を活用することを大前提としました．図や実演をみて，わかりやすい説明を聞き，訓練や介助を経験し，嚥下食やとろみ水を嗅ぎ，味わうなど，介護者と患者さんの両方の立場を経験してもらうことも有用でした．

誰でも気軽に参加できるように

月に 1 回，曜日を変えて開催しました．最大でも 1 時間以内に終わることとし，初めの 10 分ほどは，必要最小限の知識を動画や図を用いて伝えます．

参加するきっかけとなるように

当院では医療安全に関係する講習に，毎年，規定の回数参加するよう定められています．医療安全の関係者と相談し，当勉強会も医療安全管理室の認定を得られたことも，参加の原動力の一つとなったようでした．

臨床に応用できるように

テーマは，職種問わず活用できるものを選びました（**表 10-2**）．講義スライドのうち実践的なものを小さく印刷し，もち歩けるよう配布しました．

学んだことが定着するように

知識が定着するように（そして主催者としてもそれを確認できるように），参加者には参加前後で簡単な質問紙に答えていただきました．一例を示します．

表 10-2　えんげ塾の内容（3 つを繰り返し行う）

第1回	**座学**：誤嚥性肺炎の重要性，嚥下食の使い分け，困ったときのレベルの下げ方 **実習**：院内で提供している嚥下食の試食会（栄養士や言語聴覚士の解説付き）
第2回	**座学**：食事介助のポイント，困ったときの対処法，とろみの必要性 **実習**：食事介助の実践，とろみ水の作成と試飲
第3回	**座学**：日常生活で行える嚥下訓練，口腔ケアの重要性とポイント **実習**：訓練（パタカラ体操，パタカラの歌，嚥下おでこ体操），口腔ケア

〈概要〉

1. 窒息は高齢者の不慮の事故における死因の第 3 位である：×（1 位）
2. 高齢者の肺炎で，誤嚥性肺炎の割合はおよそ 50%である：×（80%）
3. 加齢だけでは，嚥下機能は低下しない：×　老嚥とも呼ばれる
4. 口から食事をしていない患者では，誤嚥の心配は少ない：×
5. 嚥下食は，硬さを考慮して調理する：×　まとまり，味，温度も重要

〈嚥下食〉

6. ゼリーは大量にすくうと危険なため，細かく砕くとよい：×
7. ゼラチンゼリーは，室温では溶けにくく，安定性が良い：×
8. 寒天は，嚥下障害患者にとって窒息などのリスクが高い：○
9. 嚥下食は，薄味がよい：×　味が濃いほうが，嚥下が起こりやすい

〈食事介助〉

10. 湿性嗄声があれば，嚥下障害を疑う：○　喉頭侵入や誤嚥を示唆
11. 食物が声帯を越えて気管内に入ると，喉頭侵入と呼ぶ：×　誤嚥
12. 食事中に声がガラガラした印象に変わったら，咳払いを促す：○
13. 眠っている患者は食事直前まで休息がとれるよう配慮する：×
14. 肺炎を繰り返すが，むせない場合，食事を同じ方法で継続する：×

〈訓練 / 口腔ケア〉

15. 唾液を誤嚥している場合は直接訓練の良い適応である：×　間接訓練
16. 義歯は夜間も装着する：×
17. 口腔ケアの効果は口をきれいにすることのみ：×　保湿や口の運動も目的
18. 口腔内の観察をするときは頸部を後屈させる：×　誤嚥のリスクとなる

（参考資料：日本摂食嚥下リハビリテーション学会 e-ラーニングより）

B 勉強会を継続できるように

できるだけ多くの職員が学べるよう，3つのテーマを1セットとして，年間を通じて繰り返し開催しました．「同じテーマでも繰り返し参加したほうが定着しやすい」と言ってくださるリピーターもいました．継続できるよう，準備や当日の運営を，事務職も含めた多職種で分担しました．

そして，関連各科の医師や言語聴覚士，摂食嚥下認定看護師，歯科衛生士にも内容を一緒に練ってもらい，当日の実習や質疑応答でも活躍いただきました．おかげで毎回60人ほどが参加し，大好評でした．しかし，2,000人以上いる病院職員への啓蒙活動は容易ではなく，病棟ごと，職種ごとへの取り組みを行うなど，形を柔軟に変え，現在も模索しているところです．

7 地域連携

誤嚥性肺炎の診療は肺炎が治ったら終わりではありません．栄養療法やリハビリは長期的に行うことで効果を発揮しますし，再発予防策も続けていく必要があります．退院後も患者さんやご家族が安心して生活できるようなケアが続けられるよう，スムーズな移行を手がけるのも主治医の責務です．自分自身の主治医としての役割は退院とともに終わるのではなく，退院後には別の医師へお願いするのだということを自覚しましょう．

A 診療情報提供書

他施設の医療者とやり取りをする手段として最も頻繁に利用するのが診療情報提供書です．採血結果や抗菌薬治療に関しては詳細に書いているものの，なぜそういった治療を選択したのか，退院後にどういったことに気をつける必要があるのか，などといったことは書き忘れてしまっていることがよくあります．今後，主治医として診ていく相手側の視点に立つと，必要な情報が自ずとわかってきます．例えば誤嚥のリスクになる薬剤を減量・中止した場合には，そのことを明示します．また，新たな疾患が見つかって通院先が増えた場合もそうです．**表10-3**をみながら，記載事項を確認していきましょう．

表 10-3　診療情報提供書に記載すること：誤嚥性肺炎版

・入院契機 ・重要な診察所見や検査結果 ・診断名 ・入院中の簡潔な経過 ・退院時の身体機能，認知機能 ・退院時の嚥下機能，嚥下評価の結果 ・退院先とその理由 ・退院時の処方内容 　内服期間（抗菌薬など） 　処方理由と注意事項 　入院前処方との比較（変更，中止，開始）とその理由	・退院時の食事内容とその理由 　主食・副食の形態 　水分のとろみの有無と程度 　摂取時の姿勢や介助の有無，注意点 　退院後に食事を調整する場合の目安 ・ワクチン接種の状況と退院後の接種の要否 ・退院後の受診予定の科と目的 ・想定される問題や介入方法 ・患者教育と理解度 ・患者，家族の意向，意思決定 ・家族背景，関係性や協力体制 ・介護保険，障害者手帳などの申請状況

（Halasyamani L, et al: J Hops Med, 1:354-360, 2006より作成）

B 地域連携パス

誤嚥性肺炎はこれまで，急性期病院で治療および急性期のリハビリを行い，2 週間程度での退院あるいは後送病院への転院を目安としていました．厚生労働省の方針のもと，今後は急性期病院を担う機関も超急性期と亜急性期に分かれていきます．多くの若手医師が研修している超急性期病院では，在院日数をこれまで以上に減らすことを求められるため，誤嚥性肺炎についてはより早期に後送病院へ転院する他，そもそも初めから亜急性期病院へ入院する症例も増えてくると予想されます．転院が滞りなく行えるようにと，病院間の地域連携パスを導入しているところも増えてきています．誤嚥性肺炎で入院後，数日して病状が悪化していなければ転院し，嚥下評価や食事調整は後送病院の役割となります．急性期病院側は入院日数が短縮されて転院先が確保されるため，一見，役割が減る印象があるかもしれませんが，そうではありません．**より短い入院期間に，責任が凝縮**されたことになります．誤嚥や肺炎の原因疾患をきちんと診断し，初期治療を軌道に乗せることや，回復に向けて早期離床，早期からの栄養管理，転院先の立場に立った面談や診療情報提供の重要性が増すことになります．転院先が確保されている状況に甘んじることなく，主治医として求められていることを認識して全力を尽くします．

C えんげパスポート

退院時に食形態をかかりつけ医に申し送るだけで退院後も安全に食事ができるとは限りません．その食形態となった疾患や嚥下機能など，理由もあると意図が伝わります．また実際に食事を摂る様子を想像すると，一口量，摂取時の姿勢，介助の有無や方法，特に注意する食材などの情報も必要になることがわかります．必要な栄養量や水分量，退院時の体重なども，退院後に低栄養や脱水をきたさないために重要です．

さらに，患者さんが食事をするのは自宅や施設だけではありません．**デイサービス**，**透析時**，**ショートステイ中**，**他院入院時**にも同じ条件で安全に食事が摂れるように，こうしたところへも**情報を漏れなく提供**する必要があります．そのためにつくられたのが，えんげパスポートです．今や当たり前となったお薬手帳と同じように，えんげパスポートも，誤嚥性肺炎の患者さんを地域でみていく上で，なくてはならない存在です．記載しながら，自身の診療を振り返るきっかけにもなります．

監修者の藤島一郎先生が院長を務める浜松市リハビリテーション病院のホームページよりダウンロードできます（http://hriha.jp/enge-passport.pdf）．冊子の形に作成して何冊か準備しておくと，すぐに使えて便利です．

D 摂食嚥下関連医療資源マップ

患者さんの住所を入力すると，摂食嚥下の診療に対応している医療機関が地図上で確認できます．訪問診療，嚥下訓練，嚥下内視鏡，嚥下造影など，医療機関ごとの対応範囲が一目瞭然です．摂食嚥下に関して，他施設での精査を勧めるときや，退院後も嚥下訓練を継続してもらいたいとき，有用です．さらに，摂食嚥下障害に対応している飲食店一覧や，嚥下困難者向けリンク集は便利な食品なども紹介しています．こうした情報をお伝えできると，患者さんの希望につながります（http://www.swallowing.link）．

現場の声 心療内科医　大武陽一先生（伊丹せいふう病院）

回復期・慢性期の医師から急性期の医師へのメッセージ

誤嚥性肺炎の治療・ケアには「継続性」が欠かせません．誤嚥性肺炎の治療は急性期だけで終わるものでは決してなく，回復期・慢性期へとつながっています．特に「誤嚥性肺炎の主治医力」を磨くには，**治療経過の全体像を俯瞰**して，**自分が今どの部分の治療を担当しているかを意識**しておく必要があります．急性期病院における治療は，感染症の抗菌薬治療に最も重きが置かれています．しかし，回復期・慢性期に移るにつれ，感染症診療だけでない，多角的・包括的な介入が求められます．特に急性期病院から回復期・慢性期病院に患者さんが移るとき，ぜひ気をつけていただきたいことが3つあります．

①過不足のない診療情報提供書

特に情報が不足していることが非常に多いものです．また診療情報提供書だけでなく，画像データ・培養結果なども漏れなくつけましょう．

②予後や見通しの説明

急性期病院で食事が無理と判断されても，実は転院後の再評価で食事ができることも少なくありません．

③アドバンス・ケア・プランニングの伝達

患者さん・ご家族と医療者との話し合いで希望や価値観が抽出されている場合には，それも含めて伝達いただきたいと思います．診療情報提供書に記載していただいても構いませんが，行間などがうまく伝えにくい場合には，直接電話で連絡することを検討してもよいかもしれません．

シームレスな連携のために，お互いがお互いを知ることが非常に大切です．

現場の声 ソーシャルワーカー 桂木瞳さん（飯塚病院）

誤嚥性肺炎の患者さんの退院に向けて，気をつけたいこと

患者さんやご家族とお話ししていると，とろみ水は飲めるのにジュースはだめなのか，少しでもいいから食べたい，と言われることがあります．慢性期病院に転院する場合は，急性期の7:1看護とは違って20:1看護のところもあるので，細やかな対応は難しくなります．あまり期待させてしまうと相手先の先生方へ負担になるので，病院は安全第一なんですよと伝えています．

食べる幸せを優先するときは，自宅や施設を提案することも一つの選択肢ですね．ただ，それにはさまざまな調整が必要です．介護保険の申請には1ヵ月ほどかかりますし，さらにサービスを導入するまでにも時間が必要なので，早めに連絡をいただけると助かります．一番ネックになるのが吸引です．施設では対応できないことが多く，できたとしても日中のみ，食後のみです．自宅で吸引をするなら家族指導にも時間がかかるので，吸引がどれぐらい必要かを気にかけておくとよいでしょう．食事も，施設では対応できない形態もありますし，家族も調理できるとは限りません．宅配食となると金銭的な負担もかかります．食形態を再検討していただかないといけないこともあるので，確認が重要です．点滴も，施設では対応できないことが多いですし，自宅で点滴をするなら訪問診療や訪問看護が必要になります．酸素投与は施設では自己管理となる場合もあるので，患者さんが一人で一連の動作をできるかどうかが問われます．

参考文献

1) 小山珠美 編：口から食べる幸せをサポートする包括的スキル 第2版　KTバランスチャートの活用と支援．医学書院，2017.
2) Halasyamani L, et al: J Hops Med, 1:354-360, 2006.

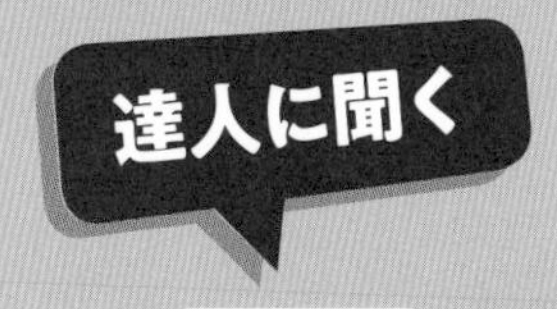

今回の達人
淀川キリスト病院 看護部
摂食・嚥下障害看護認定看護師
内田明子 さん

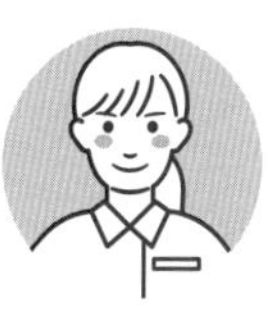

第14回

認定看護師の視点

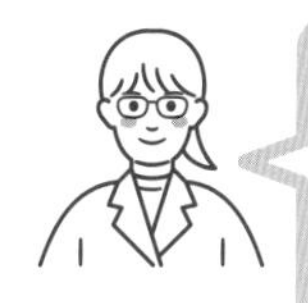

摂食・嚥下障害看護認定看護師の専門性を生かし，急性期病院で活躍しています．多職種連携の欠かせない誤嚥性肺炎のケア．いつも優しく相談に乗ってくださいます．看護師さんたちとよりよいチーム力を発揮する秘訣をお聞きしました．

吉松 **誤嚥性肺炎の診療を担う医師に診てほしいところはどこですか？**

内田 とにかく患者さんのもとへ来てほしい，**生活をみてほしい**ですね．食事だけじゃないんです．どれだけしゃべれるのか，声が出るのか，どのくらいの時間座っていられるのか，身の回りのことをしている様子はどうなのか．食事をするには，そのような力を見極めるのも大切です．歯があるのか，すりつぶせるのか，口の中が乾燥していないかどうかもみるとよいですよ．マスクで酸素を投与していたり，眠剤の作用が残っていて眠そうにしていたら，嚥下がどうとかじゃなくて，そもそも食事という段階じゃないですよね．食事の介助をみてもらえたら，そこで看護師との会話も生まれるし，忙しいと思うのですが，ぜひ顔を出してみてください．

吉松 **認定の資格を取得後も，あえて病棟で働き続ける理由は何ですか？**

内田 他のことがいろいろあっての嚥下なんです．生活の中でどうやって食べるかが大事．看護師は採血や点滴，他の患者さんのケアもしつつ，食事をみてる．患者さんも，治療やリハビリ，入浴もしながら，食事を摂っている．それを忘れたらだめなんです．だから，病棟に居続けたい．**食事は大事だけれども，生きていくには，嚥下だけじゃない**．どうやったら楽しく生きて食べられるかを考えたいです．誤嚥性肺炎を予防して食べ続けてもらうのが看護の醍醐味と思います.

吉松 **多職種がいる中で，摂食・嚥下障害看護認定看護師の役割は？**

内田 **みんなで一緒にやることが本当に大事**．ST の訓練や，指定してくれる細やかな姿勢は重要です．NST が考えてくれる栄養の計画や，栄養士さんの食事指導もね．看護師としては，こうやってみんなで考えた方法を，日常生活に落とし込んでいくのが役割かなと思います．退院して実際にやっていくには，誰がどうやってその食事を作るの，継続できるの，というところを責任もって考えたいですね．**日常生活も含めて全体をみている**のが看護師の役割だと思っています．

吉松 **看護師さんがいつも患者さんのそばにいるのも専門性ですね.**

内田 それを生かして，倫理的なことや，精神面にも配慮できたらと思います．医師はどうしても治療がメインでしょう．でも状態が悪くなってもとにかく食べたいという患者さんもいる．それは常食を食べたいのか，ゼリーをちょっとでも口にできたらよいのか，それとも他に食べたいものがあるのか．それを食べさせてあげることはできなくても，それに近いものはないか，そのために姿勢はどうしたらよいか，一口量はどうしたらよいか，どんな練習をしたらよいかとかを考えます．**食べることは，この人にとってどういう意味があるんだろう**，というのを大切にしています．みんなで協力しながらやってる中で，私の役割はそこかなと思うんです．

吉松 **身体面も倫理面も，こうやって一緒にみてもらえると心強いです.**

内田 身体面でいうと，医師は炎症反応が上がったら食事は中止しようとなりがちだけれども，じゃあ食事中の様子はどうか，炎症はもしかして尿路感染かな，他に原因はあるかな，と一緒に考えられるとよいなと思います．いったん中止するのは仕方ないときも，**早めに再開できるように考えたり，次はどういうことに気をつけようと話し合ったり**．ここも，**みんなで一緒に考えたい**ですね．

逆に，積極的に食事を出してくれる医師もいる．まだ高熱が出てたり，酸素をマスクで投与しているのに常食が安全とはいえません．食事の開始が早いに越したことはないけれども，無理なときは無理．

早く食べられるように，食べられる口にするマウスケアを頑張ります．

吉松 **食べられる口にするため，と聞くと口腔ケアに気合が入りますね．**

内田 看護師ができることとして，どうやって食べさせるかという技術も必要だし，マウスケアもすごく大事．でも実際は二の次になっている印象があります．それより目の前にある点滴をしないといけない，処置がある，と言い訳しがちになっています．マウスケアが1回ぐらい飛んでも気にしなかったり，義歯のケアができてなかったりね．絶食中でも後回しにせずに，看護師としてそこは頑張りたいです．

吉松 **確かに点滴を1回投与しなかったら大騒ぎですが，口腔ケアとなると……**

内田 そう，気づいたら口の中がすごく乾燥していることもあります．**継続が大事**なんですよね．誰か一人が一生懸命きれいにしても，次の勤務帯へ続かなかったら結局乾燥して，汚染して．唾液も出なくて，ますます食べられなくなる．先生がさあ食べられるよ，と言っても舌が動かない，味がわからない，口腔内の汚れを誤嚥する，誰もがきちんと口腔内を評価してきれいにできるようにしたいですね．

吉松 **口が汚いと，嚥下機能にも味覚にも悪影響ですね．**

内田 そう，口が汚くて乾燥していて，舌を動かせないので食べられないということがよくあります．こうしたことを整えてあげたら食べられるのに，たった1回の評価で食事が中止になるのは悲しいです．口をきれいにして，条件を整えてあげてからまた試してほしい．とはいっても食べさせるほうは不安なので，**ご家族に初めからリスクを説明**しておいてくれたら助かります．それでも本人やご家族が食事を摂ることを希望するなら，支援したいと思います．

吉松 **食事だけでなく内服も悩むことが多いのですが，どうでしょう？**

内田 **内服は難しい**んですよ．絶食なのになんで内服可なんだろうと思うことが多いですね．大きな錠剤があったり，粉やカプセルも混じっていたり．違うものが混在していると嚥下障害がある患者さんにとっては難しくなります．しかも薬は割とたくさんの水分をとらないと胃まで届きません．少しの水分で飲むと，上顎にくっついてる患者さんも多いですよ．**飲めるようになるまでは点滴に変えるほうが安全なときもある**かなと思います．OD 錠も一見良さそうですが，唾液がなかったら口腔内で崩壊しないので，結局錠剤と同じです．簡易懸濁にしてとろみをつけるのが安全かもしれないですね．簡易懸濁できない薬もあるので，そこは薬剤師との協同．**嚥下や服薬はいろいろな職種が協同できるところ**なので，みんなで話せたらよいですね．

吉松　**確かに，みんなでもっと話せば解決しそうなことが多いですね．**

内田　治療方針は話すけれども，食べる意味はあまり話さないでしょう．もっとみんなで一緒にしていけたらよいなと思います．看護師も他職種も，嚥下のことが業務だからやるんじゃなくて，患者さんにとっての食べることの支援ができてるという楽しみや喜びを，一人一人に感じてもらえたらなと思います．

吉松　**内田さんがそう思うようになった，きっかけはありますか？**

内田　入院後あまり活気がなくて，食事も食べないし，動いてくれない患者さんがいたのです．ご家族と相談したら，職場で毎朝絶対に缶コーヒーを飲んでいたと知ったので，いつも飲んでた缶コーヒーをもってきてもらったんです．すると，全然動かさなかった手を自分で動かして，缶コーヒーを取ろうとしたんです．飲みたいという自分の意思で手が前に出たんですよ．食べる意味とか，その人の価値観はすごく大事です．単に栄養を摂るだけの食ではない．「食」という字は人を良くするといわれています．この人にとって食べるってなんだろうというのを大事にしたいです．

達人の教え

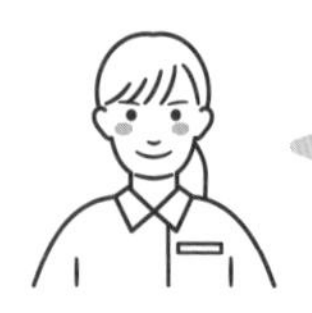

患者さんが大切にしていることを
かなえられるように，チームで一緒に考えよう！

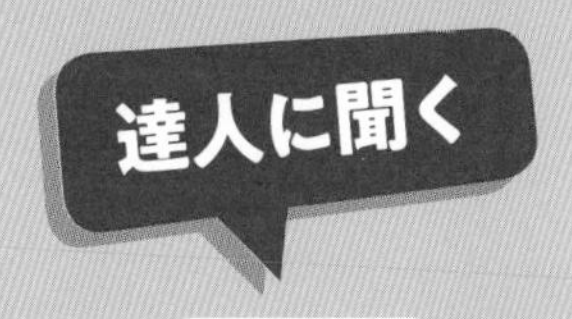

今回の達人
バルセロナ自治大学 外科学
Pere Clavé 先生

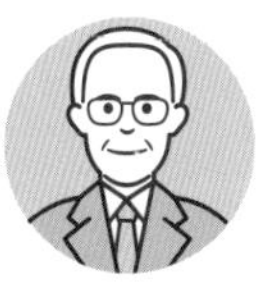

第15回

日本の診療を良くするために

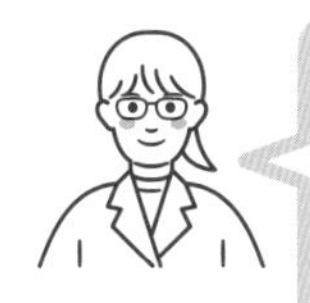

日本と並ぶ長寿国スペインで，嚥下障害の臨床研究と教育を率いる存在です．ヨーロッパ嚥下障害学会を設立し，私の修士研究の指導もしてくださいました．世界を知り，日本の事情にも詳しい臨床家として，日本で今どうすればよいのかを相談しました．

吉松 **日本の誤嚥性肺炎の診療には何が足りないのでしょうか？**

Clavé 日本では誤嚥性肺炎の病態生理に関する知識が，世界中のどこよりも詳しく知られています．口腔ケアや栄養，嚥下評価，嚥下食，リハビリ，肺炎の治療などそれぞれの専門家がいます．スープに例えると，材料はすべてそろっています．けれど，それだけでスープができあがるというわけではありません．おいしいスープを作るには，手元にある素材をうまく調理しなければいけません．

例えば南米は，材料が全然足りません．口腔ケアや栄養について，ほとんど知られていないのです．材料が足りないので，良いスープは作れません．材料を集めるところから始めなければなりません．

ヨーロッパや北米はこの間に位置します．材料はそれなりにそろっていますが，日本と比べると6割ほどで，口腔ケアや嚥下評価に関してはまだこれからです．われわれの施設では必要最低限の材料とその他の材料を分けて，より効率的にリスク集団に届ける方法を研究するとともに，うまく調理をできるよう多職種で協議を続けています．

吉松 **日本の現場でうまく調理するには，どうするとよいですか？**

Clavé 調理（調整）を担当するのは，一人の専門家でもよいですし，嚥下チームでもよいでしょう．ヨーロッパでは言語聴覚士や耳鼻咽喉科医が担当しますが，日本ではリハビリ医かもしれません．それぞれの分野の重要性を認識していることと，それぞれの専門家とのやりとりができる素質をもち合わせていることが重要です．

吉松　**では，個々に努力できることにはどんなことがありますか？**

Clavé　嚥下の分野では，Artist（芸術家）が多すぎて，Clinician（臨床家）や Scientist（科学者）は少ない傾向があります．われわれには，エビデンスに基づいた診療を行い，診療からまたエビデンスを作っていく使命があります．そもそも嚥下障害は，数ある機能障害の中で唯一，死に直結し得ます．致死率は癌よりもよほど高くなっています．スプーン 1 本が，恐ろしい凶器にもなりうるのです．

50% の規則というのがあります．脳卒中の 50%，神経疾患の 50%，老年内科の入院患者の 50% に嚥下障害がみられます．そのうち 50% は誤嚥や窒息のリスクがあります．さらにその 50% に誤嚥性肺炎が発症し，その致死率は 50% ともいわれます．

患者さんには嚥下障害をきちんと評価・診断される権利があり，臨床家はきちんと診断をつける義務があります．このことを肝に銘じて，診療に当たることです．

吉松　**なるほど．負の循環に陥る前にできることはないですか？**

Clavé　誤嚥性肺炎になる高齢の患者さんは，もうどんな治療をしても不可逆的な人生の最終段階へ差しかかっていることがあります．これはきちんと区別できるようになる必要があります．老年内科医が専門なので，相談するとよいですよ．不可逆的になるまでに予防的に介入できることが，われわれの研究でわかっています．Minimal-Massive Intervention（MMI）という取り組みで，①とろみと嚥下食，②栄養療法，③口腔ケアの指導を高齢の入院患者に導入することで，再入院，呼吸器感染症，死亡率を低下させました．文献を読んでみてください．

達人の教え

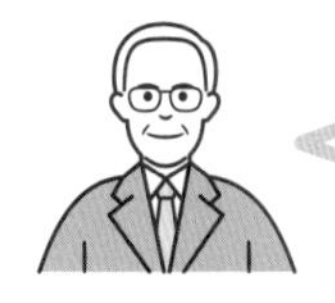

多職種がうまく連携し，
医学的に適切な評価と治療により
臨床家としての使命を果たすこと．

参考文献
Martín A，et al：J Nutr Health Aging, 22:739-747，2018.

ちょっと、ひと工夫

誤嚥性肺炎をもっと学んでみたくなったら

誤嚥性肺炎の見方が変わってくると，もっともっと知りたくなってきませんか．本書を入り口として，誤嚥性肺炎の熱い世界を覗いてみてください．

インターネットで情報を得てみよう

- **日本摂食嚥下リハビリテーション学会／日本嚥下医学会ホームページ**：嚥下調整食の学会分類など各種資料の他，コロナ禍における嚥下の診療に関する指針など最新情報も学べます．全国の研修会の情報も注目です．
- **在宅摂食・嚥下栄養研究会**：摂食嚥下に関する高度な議論や情報交換が交わされる，Facebook 上のグループです．
- **誤嚥性肺炎 .com**：医師による誤嚥性肺炎まとめサイトです．誤嚥性肺炎に関する最新のエビデンスが，日本語でわかりやすくまとめられています．
  https://aspiration-pneumonitis.com
- **日経メディカル Online 連載「誤嚥性肺炎，診療の知恵袋」**：私が毎月，実際の症例やそのときどきの話題を基に，急性期病院の呼吸器内科で模索している様子をご紹介しています．無料で会員登録ができ，他にもためになる記事が多数あります．
- **ツイッター**：臨床現場の実状や，学会の最新情報が得られます．特に海外は学術的な交流に活用されている傾向が強いです．私も慣れないながらも誤嚥性肺炎について発信を心がけていますので，探してみてください．

他の本も読んでみよう

- **『認知症患者の摂食・嚥下リハビリテーション』**（南山堂）：出会う頻度が多く，かつ評価や訓練，意思決定で悩むことの多い認知症患者の誤嚥性肺炎について，具体的なヒントが得られます．
- **『患者さんに伝えたい 摂食嚥下のアドバイス 55 のポイント』**（医歯薬出版）：患者さんやご家族に説明するときに困ったことはありませんか．よく聞かれる質問とその答え方が見開きでまとめられており，コピーして患者さんにお渡しすることも想定して作られた，ありがたい構成です．
- **『嚥下障害，診られますか？』**（羊土社）：神経内科医の谷口先生率いる嚥下チームによる，初学者にわかりやすい図や写真が豊富な一冊です．

・**『脳卒中の摂食嚥下障害』**（医歯薬出版）：脳卒中と書かれてはいますが，嚥下の診療の基本となる知識や知恵が豊富に詰まった良書です．
・**『嚥下障害ポケットマニュアル』**（医歯薬出版）：幅広い内容がポケットサイズにまとめられています．成書で読んだことのある内容を，ベッドサイドやカンファレンスでとっさに確認するのに便利です．
・**『終末期の肺炎』**（南山堂）：高齢者肺炎の診療全般，とくに終末期の難しい判断について，総合診療医の立場から書かれています．編著者の大浦先生のブログも必読（http://moura.hateblo.jp/）．

学会，勉強会に行ってみよう

・**日本摂食嚥下リハビリテーション学会**：世界的にみても大規模で，多職種が多様な発表をしています．初学者には最も参加しやすい学会ではないかと思います．演題の豊富さもさることながら，企業ブースも多岐にわたり，嚥下にまつわる食品や機器開発の最先端を楽しく学べます．
・**日本嚥下医学会**：耳鼻咽喉科から生まれた学会なので，解剖学的な異常や外科的治療が話題の中心になります．最も学術的な印象があります．内部障害や内科的な視点の演題も年々増えてきています．
・**日本嚥下障害臨床研究会**：上記より小ぢんまりとしており，参加者同士の交流を最も感じます．個々の発表に時間をかけて助言や意見交換が交わされます．なんと，熱い議論や症例相談は場所や形を変え，夜を徹して続きます．能動的に参加しているのを最も実感できる会です．
・**国内のその他の学会**：日本口腔ケア学会，日本老年医学会，日本臨床倫理学会，日本リハビリテーション栄養学会などでも誤嚥性肺炎が扱われます．また，学会ホームページなどで各地の勉強会情報が得られます．
・**国際学会**：国内とは違う視点から嚥下や誤嚥性肺炎を知ることができて新鮮です．毎年ヨーロッパで開催される European Society for Swallowing Disorders（ESSD）は，国民性も職種も含めて多様性豊かで教育熱心な学会です．アメリカの Dysphagia Research Society（DRS）はより研究志向で，英語や嚥下障害に慣れてきた頃に参加するのがよいようです．

索引

日本語

数字

あ

い

え

お

か

き

く

け

こ

さ

し

す

せ

み

め

も

や

ゆ

よ

り

れ

ろ

わ

外国語

略歴

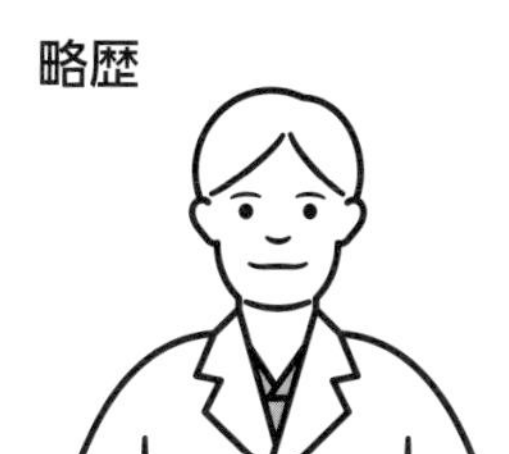

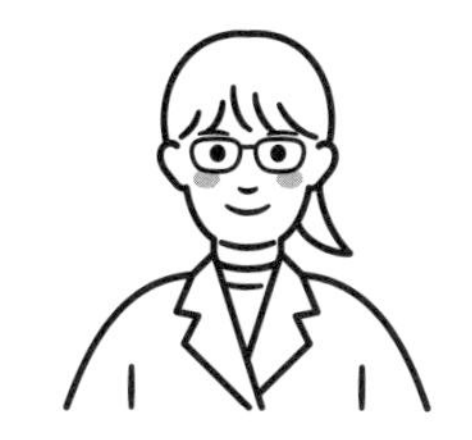

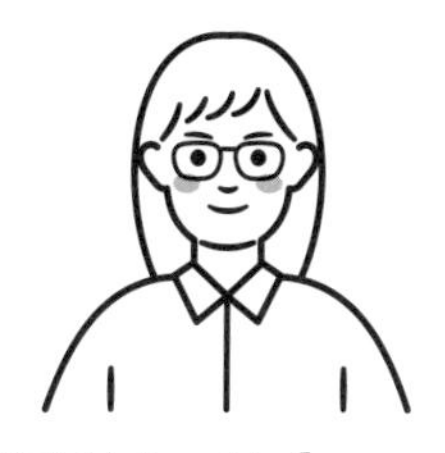

【監修】飛野 和則

飯塚病院呼吸器内科部長，同院呼吸器病センター長

2001 年 熊本大学卒．熊本大学医学部附属病院第二内科，順天堂大学医学部附属順天堂医院などで勤務．順天堂大学医学部大学院医学研究科呼吸器内科学で医学博士を取得．大阪大学医学部附属病院放射線医学統合講座特別研究生などを経て，2013 年より現職．

呼吸器専門医・指導医，認定内科医・総合内科専門医，気管支鏡専門医，がん治療認定医．

【著者】吉松 由貴

飯塚病院 呼吸器内科

2011 年 大阪大学卒．淀川キリスト教病院での初期研修，同院呼吸器内科での後期研修を経て，2016 年より現職．現職中に浜松市リハビリテーション病院 / 聖隷浜松病院へ国内留学，ヨーロッパ嚥下障害学会 / バルセロナ自治大学で嚥下障害修士号を取得，兵庫医科大学生理学講座生体機能部門研究生（博士号取得予定）．

呼吸器専門医，認定内科医・総合内科専門医，日本摂食嚥下リハビリテーション学会認定士，同会評議員，がん治療認定医．日経メディカル Online で連載：吉松由貴の「誤嚥性肺炎，診療の知恵袋」．Twitter は @yukiy0105.

【イラストレーター】

Yurika Hirano

医療系イラストや医学論文の図の作成などを手がける．

日経メディカル Online 連載 吉松由貴の「誤嚥性肺炎，診療の知恵袋」の挿絵を担当中．

誤嚥性肺炎の主治医力

2021 年 5 月 10 日　1 版 1 刷
2024 年 10 月 25 日　　3 刷

監修者　著 者
飛野和則（とびのかずのり）　吉松由貴（よしまつゆき）

発行者
株式会社 南山堂　代表者 鈴木幹太
〒113-0034　東京都文京区湯島 4-1-11
TEL 代表 03-5689-7850　www.nanzando.com

ISBN 978-4-525-24961-8

A 2 4 9 6 1 3 0 1 0 3 - A